A. Gächter F. Freuler A. Nidecker C. Gückel
Schulterdiagnostik

Springer
Berlin
Heidelberg
New York
Barcelona
Budapest
Hongkong
London
Mailand
Paris
Santa Clara
Singapur
Tokio

A. Gächter
F. Freuler
A. Nidecker
C. Gückel

Schulter-diagnostik

Mit 202, teilweise farbigen Abbildungen
in 715 Einzeldarstellungen

Springer

Professor Dr. André Gächter
Chefarzt, Klinik für Orthopädische Chirurgie
Kantonsspital St. Gallen, CH-9007 St. Gallen
ehemals: Kantonsspital Basel, Universitätskliniken
Petersgraben 4, CH-4031 Basel

Dr. Franz Freuler
Rümelinbachweg 16, CH-4054 Basel

Priv.-Doz. Dr. Andreas Nidecker
Röntgeninstitut Nidecker, Benz, Barczay und Burckhardt
Untere Rebgasse 18, CH-4058 Basel

Dr. Claudius Gückel
Institut für Diagnostische Radiologie
Kantonsspital Basel, Universitätskliniken
Petersgraben 4, CH-4031 Basel

ISBN 3-540-58462-5 Springer-Verlag Berlin Heidelberg New York

Die deutsche Bibliothek – CIP-Einheitsaufnahme
Schulterdiagnostik/A. Gächter ... – Berlin; Heidelberg; New York; Barcelona; Budapest; Hongkong; London; Mailand; Paris; Santa Clara; Singapur; Tokio: Springer, 1996
ISBN 3-540-58462-5
NE: Gächter, André

Gesamtherstellung: Appl, Wemding

SPIN: 10098940 24/3135-5 4 3 2 1 0 – Gedruckt auf säurefreiem Papier

Geleitwort

Der Fortschritt in der Medizin verläuft nicht kontinuierlich, sondern eher sprunghaft. Gewisse Entdeckungen und Innovationen rufen Quantensprünge hervor und vermögen so Diagnostik und Therapie in einem oder mehreren Spezialgebieten bisweilen zu revolutionieren. Die Fortschritte entstehen dabei nicht nur durch neue Methoden im eigenen Fachbereich, sondern sie werden gewissermaßen von den Nachbardisziplinen her induziert. Wenn sich zwei Fachgebiete wie die orthopädische Chirurgie, die sich in den letzten Dekaden durch besondere Innovationsfreude hervorgetan hat, und die Radiologie, die durch Einführung neuer bildgebender Verfahren neue Horizonte aufgestoßen hat, zusammentun, so sind für Diagnostik und Therapie, und damit schließlich zum Wohle der Patienten, grundlegende Verbesserungen zu erwarten.

Im orthopädischen Interessengebiet betrafen die Quantensprünge in den 60er Jahren v.a. die operative Frakturbehandlung und die Hüftendoprothetik, in den 70er Jahren die Kniegelenkendoprothetik sowie ganz allgemein Knierekonstruktionen. In den 80er Jahren war ein steiler Anstieg an neuen Erkenntnissen und therapeutischen Ansätzen in der Wirbelsäulen- und Schulterchirurgie zu verzeichnen. Für das Kniegelenk mitbestimmend waren die Entwicklungen auf dem Gebiet der Arthroskopie, vorerst nur diagnostisch, später auch als therapeutische Maßnahme. Die detaillierten Einsichten in die Gelenke wurden noch ergänzt durch die immer höher auflösende Schnittbildanatomie von Computertomographie und Magnetresonanztomographie. Mit der Arthroskopie und den Schnittbildverfahren standen neue, außerordentlich differenzierte Methoden zur Verfügung, die zum Teil miteinander konkurrieren, sich im ganzen gesehen aber ideal ergänzen. So lassen sich Skelettveränderungen überlegen von der hochauflösenden Computertomographie darstellen, während Weichteile und Bänder am übersichtlichsten von der 3D-Magnetresonanztomographie gezeigt werden; Knorpelläsionen können am differenziertesten arthroskopisch beurteilt werden. Diese Palette erlaubt es dem orthopädischen Chirurgen, gezielt die Informationen einzuholen, die für die therapeutischen Entscheidungen relevant sind.

Im Gegensatz zum Kniegelenk, wo intraartikuläre Strukturen wie die Menisken und Kreuzbänder von jeher im Zentrum des Interesses standen, wurden Schulterschmerz und Schulteraffektionen über lange Zeit fast ausschließlich als extraartikuläres Geschehen interpretiert. Mit der Einführung der Arthroskopie, der Computertomographie und der Magnetresonanztomographie wurde das Augenmerk mehr auf das Innere des Schultergelenkes gelenkt: Labrum glenoidale, Bänder der Schultergelenkkapsel und andere Binnenraumstrukturen wurden geradezu neu entdeckt.

Dieses Buch zur Schultergelenkdiagnostik ist das Ergebnis einer beispielhaften Zusammenarbeit von erfahrenen klinischen Diagnostikern und Arthroskopikern einerseits und erfahrenen Radiologen andererseits.

Der Erstautor, A. Gächter, hat dabei als orthopädischer Chirurg nicht nur neue Erkenntnisse über morphologische Veränderungen an den Strukturen des Schultergelenkes gewonnen, sondern mit der Arthroskopie auch neue Wege für eine bessere Planung operativer Eingriffe gezeigt. Die beiden Radiologen im Team, A. Nidecker und C. Gückel, haben ihrerseits die morphologische Interpretation der in den Schnittbildern dargestellten Strukturen perfektioniert und insbesondere die für die Ergebnisse der Magnetresonanztomographie so wichtige Meßsequenztechnik zielgerichtet auf die Fragestellungen verfeinert. F. K. Freuler schließlich, als praktizierender Orthopäde, hat seinerseits die vielschichtigen täglichen Probleme der Schulterdiagnostik eingebracht und mit zeichnerischer Begabung und orthopädisch-chirurgischem Verständnis die Illustrationen eigenhändig ausgeführt.

Dieses Buch ermöglicht damit einen handlungsrelevanten, aber auch vertieften Einblick in die Techniken und Strategien zur Diagnostik und Behandlung von Affektionen des Schultergelenkes.

Professor Dr. Erwin Morscher

Professor Dr. Wolfgang Steinbrich

Vorwort

In den letzten Jahren hat sich die Schulterdiagnostik sehr gewandelt. War früher die Arthrographie nach der konventionellen Röntgendiagnostik des Schultergelenks die Methode zur Abklärung von Rotatorenmanschette und Labrum, stehen heute die modernen Schnittbildverfahren Sonographie, Arthro-CT und (Arthro-)MRT im Vordergrund der radiologischen Schulterdiagnostik. Mit diesen neuen diagnostischen Verfahren der Radiologie ist es möglich, den früher bei Schulterschmerzen häufig verwendeten Ausdruck der Periarthropathia humeroscapularis durch genaue, strukturbezogene Diagnosen zu ersetzen. Parallel zu den radiologischen Verfahren hat sich am Schultergelenk auch die Arthroskopie rasant entwickelt. Als diagnostische Methode wird sie direkt vor dem geplanten Eingriff durchgeführt und ermöglicht eine morphologische, vor allem aber auch eine funktionelle Beurteilung der Gelenkstrukturen. Diese funktionellen Untersuchungsaspekte haben viel zum besseren Verständnis des Schultergelenks beigetragen und geholfen, die klinischen Tests für die Schulteruntersuchung zu verfeinern. Daneben etabliert sich die Schulterarthroskopie aber zunehmend auch als neue operative Möglichkeit.

Die neueren radiologischen Verfahren sind trotz aller Fortschritte kein Ersatz für eine gute klinische Untersuchung. Es gilt, die technischen Abklärungsmöglichkeiten sinnvoll einzusetzen. Andererseits sind Sonographie, Arthro-CT und (Arthro-)MRT hinsichtlich ihrer Aussagemöglichkeiten untersucherabhängige Methoden. Ihre Durchführung und die Interpretation ihrer Befunde setzen Erfahrung und klinisches Verständnis voraus. Ein weiteres Erfordernis ist eine gemeinsame Sprache, die der Kliniker und der klinische Radiologe bei der Beurteilung der diagnostischen Untersuchungen sprechen sollten. So ist es das Ziel dieses Buches, von der klinischen Untersuchung über das Röntgenbild und die modernen Schnittbildverfahren bis zur Arthroskopie Brücken zu schlagen, in der Absicht, eine effiziente und qualitativ gute Schulterdiagnostik möglich zu machen.

Für die Arthroskopien und arthroskopischen Abbildungen wurden Weitwinkelarthroskope der Firma Karl Storz GmbH, Tuttlingen, verwendet. Die fotografischen Aufnahmen wurden mit einer Olympus OM2-Kamera gemacht unter Verwendung eines Kodak Ektachrom Films ASA 400.

Dieses Buch konnte nur dank der unermüdlichen Freizeitarbeit von Frau Heliane Badjelan, Sekretärin von Professor Gächter, erstellt werden. Ein großer Dank gebührt unseren Ehegattinnen, Partnerinnen und Kindern, denen wir während der Erarbeitung des Buches noch mehr auf die Schulter geladen haben und die in dieser Zeit häufiger auf uns verzichten mußten. Dankbar sind wir auch dem Springer-Verlag und seinen Mitarbeitern, die sich für eine ansprechende Ausstattung des Buches eingesetzt haben. Wir haben alle von unseren medizinischen Lehrmeistern viel gelernt und möchten zum Schluß nicht vergessen, diesen für das vermittelte Wissen zu danken.

Basel und St. Gallen im August 1995 — Die Autoren

Inhaltsverzeichnis

Abkürzungsverzeichnis

α	Flipwinkel
AC-Gelenk	Akromioklavikulargelenk
a.-p.	anterior-posterior: Bezeichnung für Strahlengang oder Instabilitätsrichtung
Arthro-CT	Computertomographie mit intraartikulärer Kontrastmittelapplikation
Arthro-MRT	Magnetresonanztomographie mit intraartikulärer Kontrastmit-telapplikation
B_0	externes Magnetfeld
CT	Computertomographie
2D	zweidimensional
3D	dreidimensional
FLASH	Fast Low Angle Shot (GE-Sequenz)
FOV	Field of View: Größe des Bildausschnitts
Gd-DOTA	Gadolinium-N-Methylglucamin-Tetraazacyclododecane-tetraessigsäure, paramagnetisches MRT-Kontrastmittel (Dotarem Guerbet)
Gd-DTPA	Gadolinium-Di-N-Methylglucamin-Diäthylentriamin-pentaessigsäure, paramagnetisches MRT-Kontrastmittel (Magnevist Schering)
GE	Gradientenecho
gg.	Gauge
HE	Hounsfield-Einheiten
HWZ	Halbwertszeit
KM	Kontrastmittel
MRT	Magnetresonanztomographie
p.-a.	posterior-anterior: Bezeichnung für Strahlengang oder Instabilitätsrichtung
PHS	Periarthropathia humeroscapularis
SE	Spinecho
SLAP	Superior Labrum Anterior Posterior
T1	longitudinale Relaxationszeit
T2	transversale Relaxationszeit
T2*	T2*-Relaxationszeit (effektive transversale Relaxationszeit)
TE	Echozeit
TR	Repetitionszeit
TSE	Turbospinecho

1 Einleitung

Das Spektrum therapeutischer Möglichkeiten am Schultergelenk ist immer noch im Zunehmen begriffen. Entsprechend sind auch die Anforderungen an die Schulterdiagnostik gewachsen. Bei der Vielzahl diagnostischer Methoden ist die Versuchung groß, die apparativen Untersuchungsmethoden umfassend, aber auch ungezielt einzusetzen.

Es kann nicht genügend betont werden, daß eine genaue Anamnese und die klinische Untersuchung von größter Wichtigkeit sind und vielfach dazu beitragen, unnötige und teure Abklärungsuntersuchungen zu vermeiden. Die ***konventionelle Röntgendiagnostik*** des Schultergelenks ist nach Anamnese und klinischer Untersuchung immer noch die erste Abklärungsmethode. Bei der Überweisung an den Radiologen genügt es nicht, lediglich einen „Schulterstatus" in Auftrag zu geben. Bereits vor der Röntgenuntersuchung sollte die Differentialdiagnose eingegrenzt werden, damit entsprechend der Fragestellung Spezialprojektionen angefertigt werden können. Im Kap. 2 des Buches, das sich mit den einzelnen Abklärungsmethoden beschäftigt, nimmt daher die konventionelle Röntgendiagnostik einen breiten Raum ein. So wird die Einstelltechnik der verschiedenen Aufnahmen an Hand von Schemazeichnungen erläutert, und die mit der jeweiligen Aufnahme am besten beurteilbaren anatomischen Strukturen und pathologischen Veränderungen werden aufgeführt. Dagegen kommt der ***Arthrographie*** am Schultergelenk als alleinige Untersuchung keine wesentliche Bedeutung mehr zu. Dennoch werden die untersuchungstechnischen Aspekte dieser Methode im Hinblick auf die intraartikuläre KM-Applikation im Rahmen von Arthro-CT und Arthro-MRT besprochen. Auch die ***Szintigraphie*** spielt bei der Abklärung der Schulter keine große Rolle, sie ist jedoch gelegentlich bei entzündlichen und tumorösen Erkrankungen indiziert.

Die ***Sonographie*** ist das kostengünstigste der modernen Schnittbildverfahren. Sie erlaubt auch eine funktionelle Beurteilung. Allerdings ist die Sonographie sehr untersucherabhängig und setzt moderne Ultraschallgeräte mit hochauflösenden Schallsonden voraus. Bei der Bewertung der Sonographie muß außerdem die eingeschränkte und schwer reproduzierbare Bilddokumentation berücksichtigt werden. Während die Sonographie weitgehend auf die Diagnostik der Rotatorenmanschette beschränkt bleibt, erlauben ***Computertomographie (CT)*** und ***Magnetresonanztomographie (MRT)*** eine umfassende Abklärung sämtlicher Strukturen und krankhafter Veränderungen des Schultergelenks. Welchem der beiden Verfahren der Vorzug zu geben ist, muß von der jeweiligen Fragestellung abhängig gemacht werden. Dies veranschaulicht wiederum die Bedeutung der klinischen Untersuchung, die mit Hilfe einer Reihe differenzierter Tests eine exakte Fragestellung ermöglichen sollte. Neben den untersuchungstechnischen Grundlagen wird daher bereits an dieser Stelle die Wertigkeit von CT und MRT bei den verschiedenen Fragestellungen erläutert. Die Interpretation computer- und magnetresonanztomographischer Untersuchungen stellt große Anforderungen an Radiologen und behandelnde Ärzte. Bei adäquater Untersuchungstechnik und Bilddokumentation sollte es dem Radiologen und dem behandelnden Arzt möglich sein, die einzelnen Befunde unter Berücksichtigung der klinischen Untersuchung richtig zu gewichten.

Die ***Arthroskopie*** ist auch am Schultergelenk die direkteste Abklärungsmethode. Neben einer auch funktionellen Diagnostik sind mit der Arthroskopie zunehmend auch therapeutische Eingriffe möglich. In den letzten Jahren wird vielerorts die Arthroskopie nur noch selten rein diagnostisch durchgeführt. Als großer Nachteil ist ihre Invasivität zu nennen, da zur Durchführung der Arthroskopie meistens eine Narkose oder Plexusanästhesie notwendig ist.

Kapitel 3 ist in Form eines Atlas der ***Normalanatomie*** gewidmet, die an anatomischen Präparaten, mit Schnittbildverfahren und der Arthroskopie dokumentiert wird. Die Schnittbildanatomie wird in den 3 Hauptebenen axial, frontal und sagittal erläutert. Dabei werden gleichzeitig Referenzebenen definiert, auf die im Kap. 5 in den Abbildungen jeweils Bezug genommen wird. Da die CT nur eine axiale Schichtorientierung erlaubt, wurde für die Darstellung der axialen Schnittbildanatomie eine Arthro-CT Untersuchung gewählt, während für die Frontal- und Sagittalebene eine MRT Untersuchung dokumentiert wurde. Den arthroskopischen Bildern, die

auch einige Normvarianten zeigen, ist jeweils eine Situationszeichnung beigefügt, die die Interpretation durch den Betrachter erleichtern sollte.
Da bei den täglichen Befunden und Berichten, aber auch in der Fachliteratur meist keine einheitliche Nomenklatur verwendet wird, werden im Kap. 4 die wesentlichen ***Begriffe*** ihrer Verwendung im Buch entsprechend definiert. Damit soll auch die Verwendung einer gemeinsamen Sprache angeregt werden. Unter anderem werden hier die verschiedenen Arten von Rotatorenmanschettenläsionen und Labrumveränderungen gegeneinander abgegrenzt.
Das Hauptgewicht liegt auf den ***Fallbeispielen*** im Kap. 5. Neben einigen Normvarianten wird die gesamte Palette von Verletzungen und Erkrankungen des Schultergelenks behandelt, lediglich die Frakturen wurden ausgeklammert. Gründlich eingegangen wird auf die ***Instabilität***, ein relativ häufiges Problem am Schultergelenk. Die Kombination eines außerordentlich großen Bewegungsumfangs bei reduzierter ossärer Führung prädisponiert dazu. Das große Spektrum von ***Manschettenverletzungen*** reicht von der Intervalläsion bis zum überstrapazierten Begriff des Impingements. Letztlich werden auch Tumoren und eine beschränkte Anzahl ungewöhnlicher Fälle aufgeführt. Bei den meisten Fallbeispielen wurden verschiedene Abklärungsmethoden eingesetzt, die erklärt, interpretiert und korrelierend dargestellt werden. Der Text zu den Legenden wurde schematisiert und bewußt knapp gehalten. Am Ende jedes Falles wird eine Beurteilung abgegeben.
Im Kap. 6 wird über die ***Auswertung von 850 Schulterarthroskopien***, die an der orthopädisch-traumatologischen Abteilung des Kantonsspitals Basel durchgeführt wurden, berichtet. Sie zeigt die Häufigkeit bestimmter pathologischer Veränderungen und gibt Hinweise auf die Indikationen zur Arthroskopie. Als Hilfe für die tägliche Praxis ist das in Kap. 7 am Schluß des Buches aufgeführte ***Abklärungskonzept*** gedacht. Dabei werden für die verschiedenen klinischen Fragestellungen Abklärungsschemata vorgeschlagen.

2 Abklärungsmethoden

2.1 Konventionelle Radiographie

Es wird eine Reihe von Standard und Spezialprojektionen unterschieden, die eine umfassende und genaue Beurteilung der ossären Gelenkstrukturen und mittels indirekter und direkter Befunde auch der Weichteile erlauben. Gelegentlich kann so der Einsatz aufwendigerer Methoden vermieden werden. Die Aufnahmen, die i. allg. heute noch häufig angewendet werden, sollen unten besprochen werden. Sie datieren meistens aus einer Zeit, in der dem Diagnostiker moderne Schnittbildverfahren noch nicht zur Verfügung standen und deshalb mit Recht die Möglichkeiten der Radiographie ausgeschöpft werden mußten. Heute praktisch nicht mehr verwendete Spezialprojektionen werden aus diesem Grund nur noch am Rand erwähnt. Wichtig erscheint uns die Einhaltung des Prinzips, daß zur Diagnostik pathologischer Prozesse Röntgenaufnahmen stets in mindestens 2 Ebenen angefertigt werden sollten. Ebenfalls zu berücksichtigen ist, daß Weichteilstrukturen besonders am mobilen Schultergelenk hinsichtlich Stabilität und Funktion ganz wesentliche Bedeutung haben, und daß demzufolge unter allen Verletzungen an diesem Gelenk diejenigen der Weichteile bei weitem überwiegen.

2.1.1 Schultergelenk – Skapula a.-p.

Aufnahme	Beurteilbare Strukturen
a.-p. mit gedrehtem Patienten	Gelenkspalt, Glenoid im Profil, Skapula, Humeruskopf

Indikationen. Luxationen, Frakturen, Rotatorenmanschettenrupturen, Impingement, Entzündungen, Tumoren (Standardeinstellung für jegliche Pathologie).

Durchführung. Der Patient ist um 30–45 ° zur betroffenen Seite gedreht (alternativ Zentralstrahl 30–45 ° mediolateral geneigt) und der Zentralstrahl um 20 ° kraniokaudal gekippt. Die Kassette befindet sich hinter der Schulter (Abb. 2.1 a, b). Bei Verwendung einer Kassette des Formats 24 × 30 cm und entsprechender Zentrierung wird die Skapula dargestellt. Die kraniokaudale Röhrenkippung kann für die Darstellung der Skapula entfallen.

Wertung. Da das glenohumerale Gelenk und die Skapula eine 30 ° bis 45 °-Neigung zur Sagittalebene aufweisen, kann eine echte a.-p.-Aufnahme dieser Strukturen nur mittels einer mediolateral gekippten Projektion oder durch Drehung des Patienten zur betroffenen Seite erzielt werden. Dadurch legt sich die Skapula flach gegen die Röntgenkassette. Der Vorteil dieser Aufnahme liegt darin, daß das Glenoid ohne Überlage-

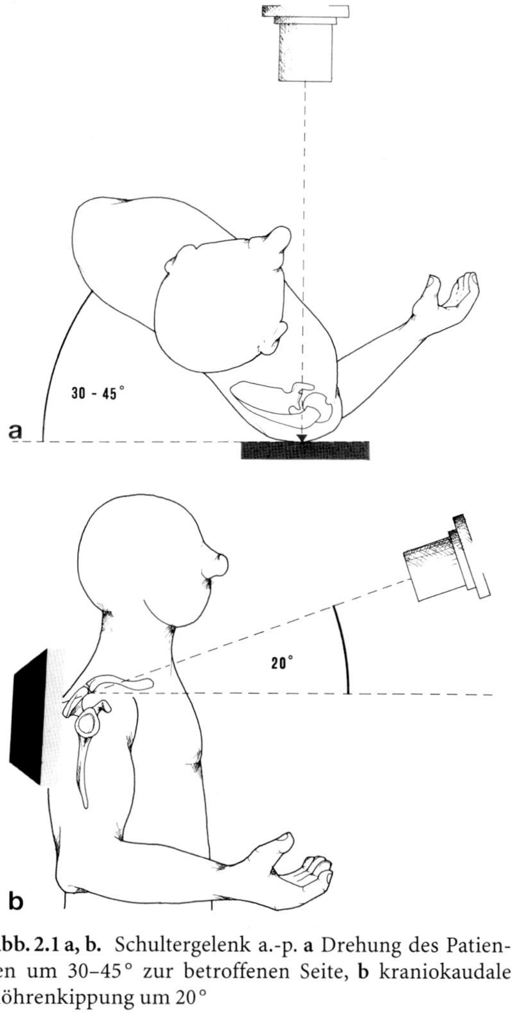

Abb. 2.1 a, b. Schultergelenk a.-p. **a** Drehung des Patienten um 30–45 ° zur betroffenen Seite, **b** kraniokaudale Röhrenkippung um 20 °

rung durch den Humeruskopf im Profil gesehen werden kann, während es im Schwedenstatus (s. 2.1.4) vom Humeruskopf überlagert wird. Mit der a.-p.-Schultergelenkaufnahme können insbesondere Frakturen des Glenoidunterrandes und Luxationen nachgewiesen werden.

2.1.2 Schultergelenk axial

Aufnahme	Beurteilbare Strukturen
Axiale Projektion des Schultergelenks	Glenohumerales Gelenk, AC- Gelenk

Indikationen. Luxationen, Frakturen, Arthrose.

Durchführung. Der Arm des Patienten ist um 70–90° abduziert und der Zentralstrahl parallel der lateralen Thoraxwand kaudokranial in die Axilla gezielt, wobei die Kassette kranial auf der Schulter des Patienten ansteht (Abb. 2.2). Eine Modifikation dieser Aufnahme bei eingeschränkter Abduktionsfähigkeit ist die seitliche axilläre Projektion. Dabei wird der Zentralstrahl horizontal kaudokranial von unterhalb des elevierten Ellbogens auf das Glenoid gerichtet. Eine wesentliche Abduktion ist für diese Modifikation nicht nötig.

Wertung. Diese Aufnahme wird erst nach der a.-p.-Schulteraufnahme (s. 2.1.1) angefertigt. Ihr Vorteil liegt darin, daß die räumliche Beziehung von Humeruskopf und Glenoid wie in der a.-p.-Aufnahme des Schultergelenks optimal zur Darstellung gelangt und inbesondere Schultergelenkluxationen und Frakturen des vorderen und hinteren Glenoidrandes gut erkennbar sind. In einzelnen Instituten wird diese Projektion routinemäßig als Ersatz der Elevationsaufnahme beim Schwedenstatus verwendet. Bei frischen subkapitalen Frakturen ist diese Aufnahme kontraindiziert und die Y-Aufnahme anzuwenden (s. unten).

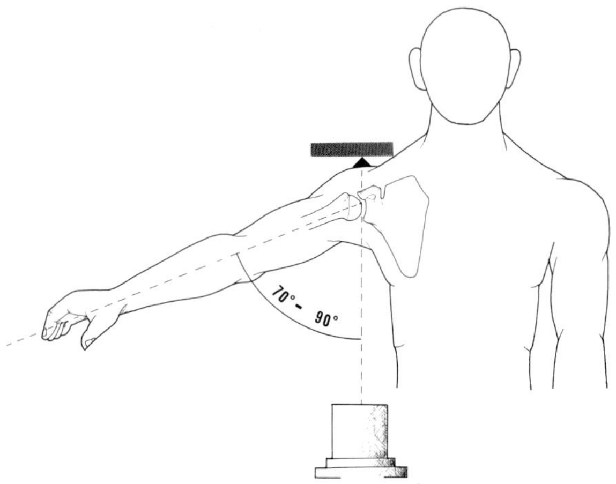

Abb. 2.2. Schultergelenk axial, Abduktion des Arms um 70–90° bei horizontalem, kaudokranialem Strahlengang

2.1.3 Schultergelenk – Skapula seitlich (Y- Aufnahme)

(Modifiziert als Aromionaufnahme nach Neer und Morrison)

Aufnahme	Beurteilbare Strukturen
Mediolaterale seitliche Skapulaaufnahme	Skapula (Spina, Akromion, Korakoid, Korpus), Humeruskopf

Indikationen. Luxationen, Frakturen, subakromiales Impingement, Korakoidimpingement.

Durchführung. Der Zentralstrahl wird parallel zur Skapulaachse von medial auf eine dem Schultergelenk lateral anliegende Kassette gerichtet. Der Patient steht oder sitzt am Wandstativ seitlich, etwas nach vorne gedreht, so daß sich die Skapula senkrecht zur Kassette befindet (Abb. 2.3). Bei den Modifikationen nach Neer und Morrison wird der von medial nach lateral projizierte Zentralstrahl noch zusätzlich 5–10° kraniokaudal geneigt. Soll speziell die Skapula dargestellt werden, muß der Arm der aufzunehmenden Seite über den Kopf angehoben werden.

Wertung. Bei dieser seitlichen Darstellung des glenohumeralen Gelenks wird der Buchstabe „Y" durch die Konfiguration des Processus coracoideus vorne, die Spina scapulae hinten und den Margo lateralis der Scapula gebildet. In dieser Aufnahme kann eine vordere oder hintere Luxation nachgewiesen werden. Die verletzte Schulter, vom Patienten oft in Innenrotation in einer Schlinge gehalten, muß nicht bewegt werden. Die

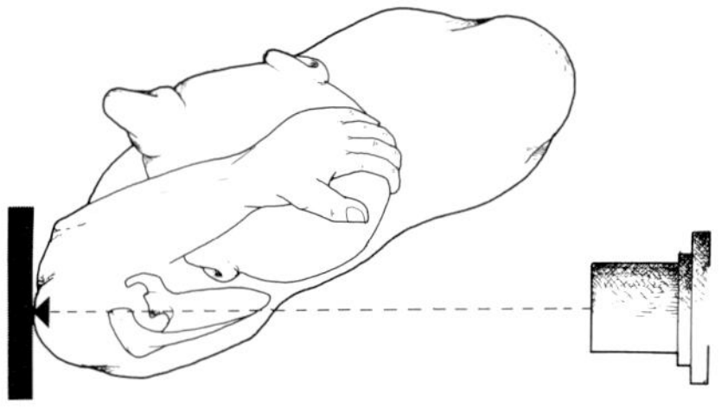

Abb. 2.3. Skapula seitlich, mediolateraler Strahlengang zur Darstellung der Skapula befindet sich der Arm der betroffenen Seite über dem Kopf

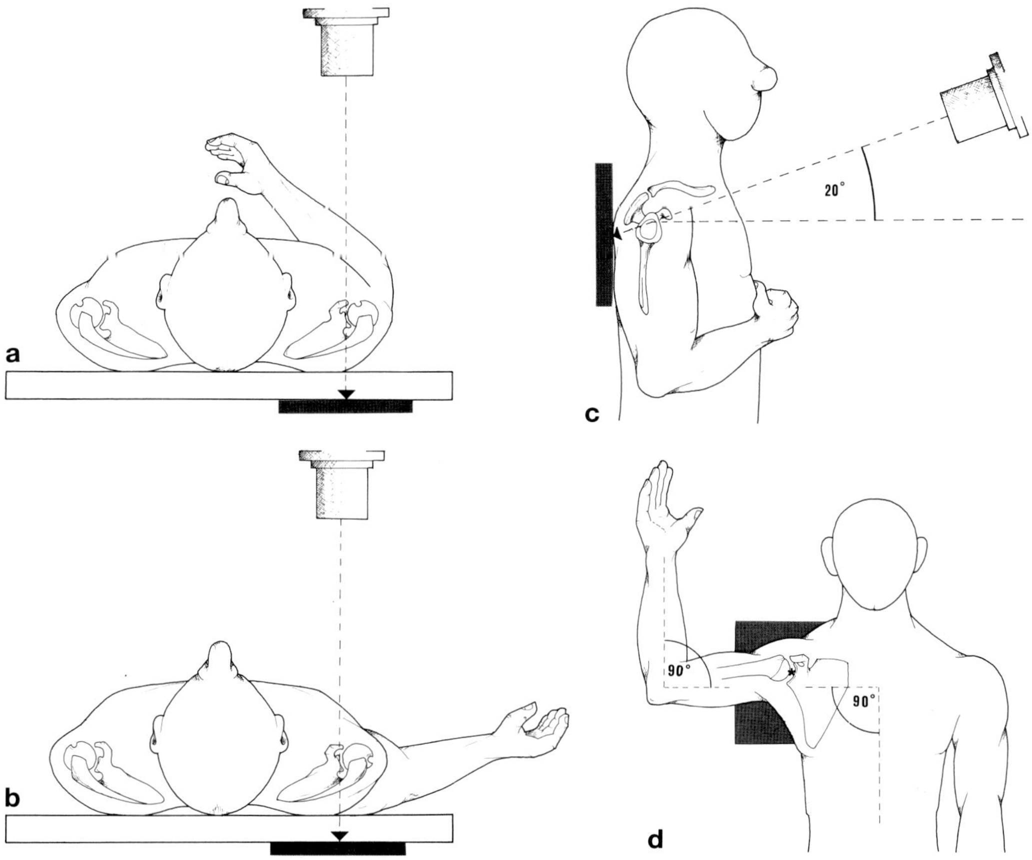

Abb. 2.4 a–d. Schwedenstatus. **a** Schultergelenk a.-p. in Innenrotation, **b** Schultergelenk a.-p. in Außenrotation, **c** Aufnahmen in Innen- und Außenrotation mit jeweils 20° kraniokaudaler Röhrenkippung, **d** a.-p.- Aufnahme mit 70–90° Abduktion

Aufnahmen nach Neer und Morrison erlauben eine bessere Beurteilung des Akromions, aber auch des gesamten Weichteilraumes unterhalb des korakoakromialen Bogens und können dort Osteophyten und Verkalkungen lokalisieren. Mit dieser Aufnahme wurden verschiedene Typen des Akromions beschrieben, die unterschiedlich häufig mit einem Impingement verbunden sind.

2.1.4 Schwedenstatus

Aufnahme	Beurteilbare Strukturen
a.-p. in Außenrotation	Tuberculum minus und majus, Glenoid, Humeruskopf anteromedial, Skapula, Akromion, laterales Klavikulaende
a.-p. in Innenrotation	Tuberculum majus, Humeruskopf posterolateral, Glenoid, Akromion, Klavikula
a.-p. mit abduziertem Arm	Sulcus intertubercularis, Glenoid, AC-Gelenk

Indikationen. Unklarer Schulterschmerz, Periarthropathia humeroscapularis (PHS), periartikuläre Verkalkungen, AC-Gelenkarthrose.

Durchführung. Für Aufnahmen in Innen- und Außenrotation: Zentralstrahl wird a.-p. im rechten Winkel zur Frontalebene des Thorax und 10–20° kraniokaudal gekippt. Der Humeruskopf ist innen- und außenrotiert, die Kassette befindet sich hinter der Schulter (Abb. 2.4 a-c). Für die Aufnahme in Abduktion wird der Zentralstahl senkrecht auf den Gelenkspalt gerichtet bei eleviertem Arm; die Kassette ist hinter der Schulter (Abb. 2.4 d).

Wertung. Obwohl die in etwa 45° zur Sagittalebene stehende Skapula und das glenohumerale Gelenk verkürzt abgebildet werden, war der Schwedenstatus wegen der relativen Einfachheit der Durchführung in der Praxis eine häufig verwendete Aufnahmeserie. Der Schwedenstatus ist geeignet für die Erkennung und Lokalisation von Verkalkungen der Rotatorenmanschette im Rahmen einer PHS. Ebenfalls sind zystoide und sklerotische Veränderungen sowie eine Abflachung des Tuberculum majus gut sichtbar. Ein Hochstand des Humeruskopfes, eine schwere AC-Gelenkarthrose und Osteophyten vom AC-Gelenk ausgehend, sowie ein tief positioniertes oder gekipptes Akromion weisen auf eine mögliche Einklemmung (Impingement) oder gar eine Ruptur der Supraspinatussehne hin. Posterolaterale Impressionsfrakturen des Humeruskopfes nach vorderer Luxation (Hill-Sachs-Defekt) können in der a.-p.-Aufnahme in Innenrotation, die seltenen anteromedialen Impressionsfrakturen nach hinterer Luxation (umgekehrter Hill-Sachs-Defekt) im a.-p.-Bild in Außenrotation gesehen werden. Die a.-p.-Aufnahme bei Abduktion erlaubt ergänzend eine Beurteilung des AC-Gelenks. Auf der a.-p.-Aufnahmen des Schultergelenks (s. 2.1.1) überlagern sich dagegen laterale Klavikula, Spina scapulae und Akromion, so daß das AC-Gelenk nicht befriedigend dargestellt wird. Bei Verdacht auf AC-Gelenksverletzung mit möglicher Dehiszenz können gelegentlich AC-Gelenksaufnahmen unter Zugbelastung (s. 2.1.5) indiziert sein.

2.1.5 a.-p.-Streßaufnahme der AC-Gelenke

Aufnahme	Beurteilbare Strukturen
a.-p. der AC-Gelenke verglichen mit Gewichten	AC-Gelenke

Indikation. AC-Gelenkluxationen und -subluxationen.

Durchführung. Der Zentralstrahl hat a.-p.-Richtung. Der Patient befindet sich mit dem Rücken an der Kassette. An beiden Armen hängen ca. 5–7 kg schwere Gewichte. Bei kleineren Patienten können beide AC-Gelenke auf einer Kassette dokumentiert werden (Zentralstrahl ist dann auf das Jugulum gerichtet), bei größeren muß jedoch jedes AC-Gelenk einzeln abgebildet werden (Abb. 2.5).

Wertung. Die a. p.-Streßaufnahme ist gelegentlich als Ergänzung notwendig zur Dokumentation einer AC-Gelenkfehlstellung nach Luxation oder bei Frage nach einer stummen Subluxation im AC-Gelenk. Die Aufnahmen werden mit Gewichten von 5–7 kg, die um jedes Handgelenk gebunden werden, angefertigt. Beurteilt wird sowohl das AC-Gelenk selbst als auch die Distanz

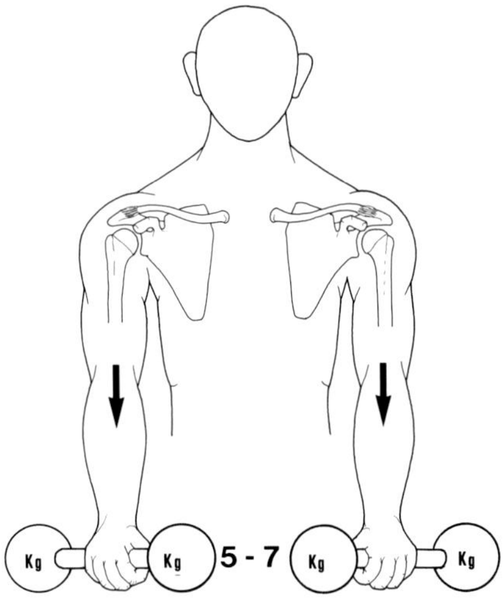

Abb. 2.5. Streßaufnahme der AC-Gelenke a.-p., 5–7 kg Zugbelastung beider Arme

zwischen Klavikulaunter- und Korakoidoberrand. Die Klassifikation nach Tossy unterscheidet je nach Weite des AC-Gelenkspaltes und Größe der korakoklavikulären Distanz 3 Luxationsgrade: Grad I: AC-Gelenk 0,3–0,8 cm , korakoklavikuläre Distanz 1,0–1,3 cm; Grad II: 1,0–1,5 cm, 25–50 % Zunahme; Grad III: > 1,5 cm, 50 % Zunahme. Die Befunde sollen mit dem Ausmaß der Verletzung der Ligg. acromioclaviculare und coracoclaviculare korrelieren.

2.1.6 Weitere, selten angewandte Aufnahmen

2.1.6.1 Aufnahme des Akromions mit 30 ° kraniokaudaler Röhrenkippung

Aufnahme	Beurteilbare Strukturen
a.-p. mit 30 ° kraniokaudaler Röhrenkippung	Akromionunterrand, Osteophyten, Verkalkungen im Lig. coracoacromiale

Indikation. Akromiale Osteophyten, Impingement.

Durchführung. Der Patient steht oder sitzt. Der Zentralstrahl ist mit 30 °-kraniokaudaler-Röhrenkippung zentriert auf das Akromion. Die Kassette befindet sich hinter dem Schultergelenk (Abb. 2.6).

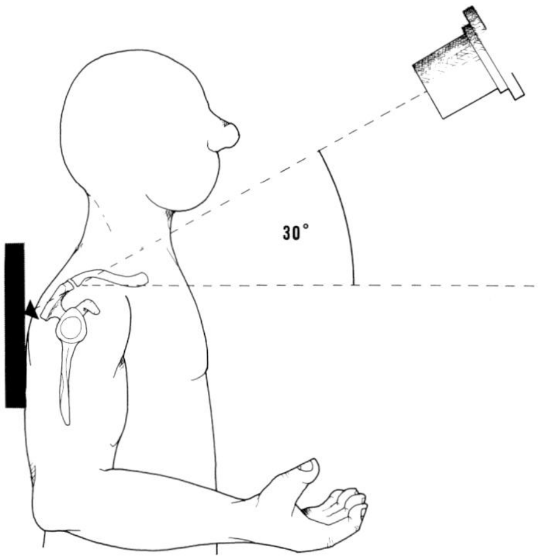

Abb. 2.6. Schultergelenk a.-p. mit 30° kraniokaudaler Röhrenkippung, Akromionunterfläche tangential dargestellt

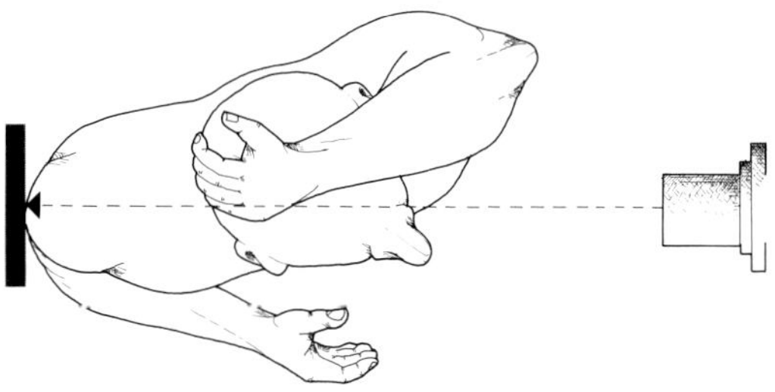

Abb. 2.7. Transthorakale seitliche Schultergelenkaufnahme

Wertung. Bei Zentrierung des Zentralstrahles auf das Akromion können mit dieser Technik am sitzenden Patienten vordere Osteophyten des Akromions, das AC-Gelenk sowie Verkalkungen des Lig. coracoacromiale sehr schön aufgezeigt werden. Die Aufnahme kann bei einer Impingementsymptomatik von Vorteil sein.

2.1.6.2 Transthorakale seitliche Aufnahme

Aufnahme	Beurteilbare Strukturen
Seitlich innenrotiert, transthorakal	Humerus in Relation zum Glenoid, Humeruskopf in Relation zum Humerusschaft

Indikationen. Subkapitale Humerusfrakturen, Luxationen.

Durchführung. Der Patient steht oder sitzt seitlich gegen das Rasterwandstativ gelehnt, der Arm ist angewinkelt und nach innen rotiert. Der gesunde Arm wird über dem Kopf gehalten. Der Zentralstrahl fällt senkrecht transthorakal auf Humeruskopf und Kassette (Abb. 2.7).

Wertung. Diese Aufnahme wird v. a. beim Traumapatienten gebraucht und erlaubt eine eingeschränkte Beurteilung von Luxationen und Frakturen des proximalen Humerus.

2.1.6.3 Sulcusaufnahme (Humeruskopf tangential)

Aufnahme	Beurteilbare Strukturen
Humeruskopf tangential	Sulcus intertubercularis

Indikationen. Sulcuskonfiguration, osteophytäre Veränderungen an Tuberculum majus und minus.

Durchführung. Der Patient liegt mit dem Arm parallel zum Körper. Die Kassette ist senkrecht auf dem Tisch an die Schulter gestellt und fixiert. Der Arm liegt in Neutralstellung. Der Zentralstrahl verläuft tangential entlang des Oberarms und parallel zum Sulcus. Die Aufnahme kann auch sitzend angefertigt werden, wobei der Patient dann die Kassette in der Hand hält und der Strahlengang kraniokaudal verläuft (Abb. 2.8).

Wertung. Die Aufnahme wird relativ selten zur Beurteilung der ossären Konfiguration des Sulcus intertubercularis eingesetzt. Flache Sulci ($<$ 3mm Tiefe) sollen häufiger mit einer Luxation der langen Bizepssehne assoziiert sein. Die Sulcuskonfiguration ist heute besser mit der CT, Arthro-CT oder der MRT zu beurteilen. Mit diesen Verfahren ist gleichzeitig auch eine Aussage über die Bizepssehne möglich.

2.1.6.4 West-point-Aufnahme

Aufnahme	Beurteilbare Strukturen
Axilläre Projektion in Bauchlage	Anterior-inferiorer Rand des Glenoids

Indikationen. Bankart-Läsionen.

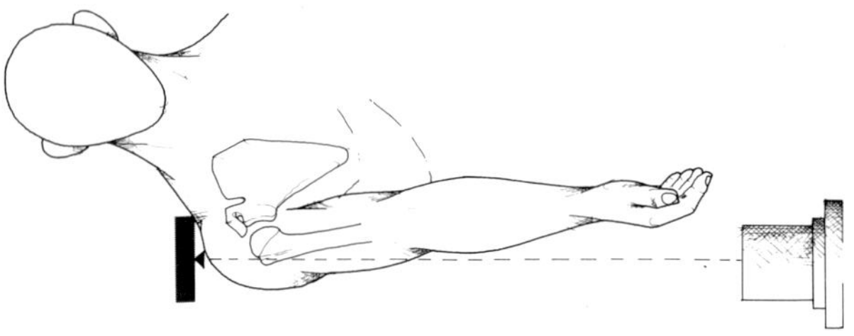

Abb. 2.8. Sulcusaufnahme mit tangentialer Darstellung des Humeruskopfes

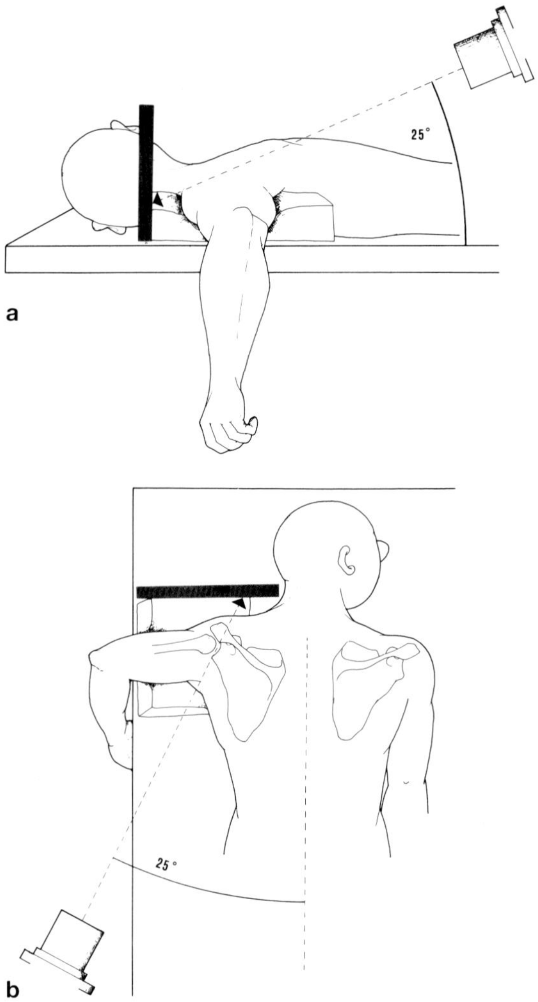

Abb. 2.9 a,b. West-point-Aufnahme, Kippung des Zentralstrahls um 25°, **a** von kaudal nach kranial, **b** Kippung von lateral nach medial

Durchführung. Der Patient liegt auf dem Bauch. Der auf das Schultergelenk zentrierte Zentralstrahl ist um 25° von kaudal nach kranial und um 25° von lateral nach medial gekippt. Das Schultergelenk ist mittels einer Unterlage einige Zentimeter von der Tischoberfläche angehoben, Kopf und Hals werden auf die Gegenseite gedreht (Abb. 2.9 a,b).

Wertung. Die Aufnahme zeigt Absprengungen oder Verkalkungen am vorderen unteren Glenoidrand. Sie kommt in der täglichen Praxis selten zur Anwendung.

2.1.6.5 Funktionsaufnahmen des Schultergelenks (z. B. nach Gerber)

Aufnahme	Beurteilbare Strukturen
Axiale Aufnahmen unter ventralem und dorsalem Streß, a.-p. mit Zug nach kaudal	Glenohumerales Gelenk

Indikationen. Instabilitätsrichtung.

Durchführung. Axiale Aufnahme unter Streß oder a.-p.-Aufnahme unter Zug nach kaudal.

Wertung. Die axiale Aufnahme unter Streß gibt Hinweise auf die Instabilitätsrichtung, wobei auch in der CT entsprechende Hinweise gefunden werden können. Eine Subluxation nach kaudal ist i. allg. nur bei multidirektionaler Instabilität nachweisbar.

2.2 Arthrographie

Die konventionelle (Monokontrast-) oder die Doppelkontrastarthrographie haben ihren größten Wert in der Bestätigung oder im Ausschluß von Rupturen der Rotatorenmanschette. Die Monokontrastarthrographie stellte jahrzehntelang die einzige Methode dar, um Risse der Rotatorenmanschette zu diagnostizieren. Heute ist die Arthrographie meist Bestandteil einer Arthro-CT und kommt allein seltener zur Anwendung. Eine Instabilität kann arthrographisch zusätzlich durch Manipulation des Schultergelenks abgeklärt werden.

2.2.1 Durchführung

Technisch wird die Arthrographie am liegenden Patienten durch Injektion von 10–15 ml eines 60%igen wasserlöslichen Röntgenkontrastmittels, bei der Doppelkontrastarthrographie mit 5ml KM und ca. 10–15 ml Raumluft durchgeführt. Der Patient ist 10–20° gegen den Untersucher gedreht, was in den meisten Fällen den parasagittal orientierten glenohumeralen Gelenkspalt in eine Sagittalebene einstellt. Dies erleichtert bei außenrotiertem Arm die Punktion des Gelenks von ventral. Nach einer Lokalanästhesie erfolgt die Gelenkpunktion unter Durchleuchtung im unteren Drittel des Gelenkspaltes. Außer bei ganz schlanken Patienten kommen Lumbalpunktionsnadeln (20 gg.) zur Anwendung. Auf den Zusatz von Adrenalin, das durch eine Vasokonstriktion die KM-Resorption verzögert, verzichten wir, da bei rascher Durchführung der Untersuchung auch ohne Adrenalin eine gute Kontrastierung der Gelenkhöhle erreicht wird. Das KM fließt bei korrekter Lage der Nadelspitze im Gelenkspalt rasch nach kranial und lateral über den Humeruskopf ab. Wir erachten die Anfertigung konventioneller Tomogramme in den wenigsten Fällen als nötig oder hilfreich. Wichtig ist jedoch die Durchleuchtung und Frühdokumentation des Gelenks unmittelbar bei KM-Injektion, da bei Rissen vielfach nur zu Beginn der Untersuchung die genaue Rupturstelle sichtbar ist, und später durch Füllung der Bursa nicht mehr eingesehen werden kann. Nach Beendigung der Injektion wird das Gelenk bewegt, da gelegentlich kleine verklebte Risse erst dann dokumentiert werden können.

2.2.2 Wertung

Mittels Arthrographie können v.a. Läsionen im Supraspinatusabschnitt der Rotatorenmanschette leicht zur Darstellung gebracht werden. Die ventral gelegenen aber ebenfalls häufigen Kapselläsionen, Intervallrisse oder Subskapularisrisse und Läsionen des dorsalen Kapselapparates sind schwieriger zu diagnostizieren. Immerhin weist eine Auswalzung der Kapselkontur zwischen Recessus subcoracoideus und axillaris auf eine Aufweitung der vorderen Gelenkkapsel hin. Diese wiederum impliziert in den meisten Fällen einen Zustand nach vorderer Luxation oder eine vordere Instabilität. Vollständige Sehnenrisse sind wesentlich einfacher zu erkennen als Partialrisse, da bei ersteren der KM-Austritt in die Bursae subacromialis und subdeltoidea einen konklusiven Beweis für einen Riß darstellt. Nach Meinung vieler Autoren erlaubt die Doppelkontrastarthrographie eine bessere Quantifizierung eines Risses als die Monokontrastmethode, obwohl letztere ebenso sensitiv eine Ruptur nachweisen kann. Außerdem kann im Doppelkontrast die Qualität der Sehne und des Gelenkknorpels besser evaluiert werden. Schließlich ist der intraartikuläre Anteil der Bizepssehne mit dieser Technik sehr schön sichtbar. Insgesamt ergibt die Doppelkontrastarthrographie bezüglich der Operationsindikation eine bessere Entscheidungsgrundlage.

Gelegentlich ist die Arthrographie hilfreich zur Bestätigung und Therapie einer Capsulitis adhaesiva, die klinisch als „frozen shoulder" imponiert. Hier kann arthrographisch ein kleines Gelenkvolumen im Rahmen einer Kapselschrumpfung dokumentiert werden. Häufig tritt ein iatrogenes Extravasat auf und der Recessus axillaris oder die Bizepssehnenscheide sind nicht darstellbar. Durch leichtes Überspritzen und gleichzeitige intraartikuläre Injektion von Kortikosteroiden und Lokalanästhetika kann oft eine sofortige Schmerzlinderung und eine verbesserte Motilität des Gelenks erzielt werden. Diese erleichtern wiederum die physiotherapeutischen Maßnahmen, die nach einer derartigen therapeutischen Arthrographie direkt angeschlossen werden sollten.

Wenig hilft die Arthrographie bei der Erkennung der Ursache eines Impingements. Eine Engstellung des subakromialen Raumes kann gelegentlich anhand eines Hochstands des Humeruskopfes bereits auf der a.-p. Röntgenaufnahme festgestellt werden. Ein vorderes Impingement durch enge Verhältnisse zwischen Korakoid und Humerusvorderfläche kommt dagegen nur bei Kombination der Arthrographie mit der CT gut zur Darstellung. Ebenso haben verschiedene Autoren zwar ihre guten Erfahrungen bei der Diagnostik von Labrumrissen durch Kombination der Arthrographie mit der konventionellen Tomographie publiziert, jedoch eignen sich unsrer Meinung nach axiale Schichten des Schultergelenks mittels CT oder MRT wesentlich besser zur Beantwortung dieser Fragen. Heute dürfte aus diesem Grund die Arthrographie nur noch selten mit konventionellen Tomogrammen kombiniert werden.

Arthrographien nach operativen Eingriffen an der Rotatorenmanschette sind offenbar nicht hilfreich. So kann trotz guten klinischen Verlaufs in vielen Fällen ein Extravasat in die Bursa subacromialis beobachtet werden, so daß dieses Kriterium für ein mögliches Versagen des Eingriffs oder eine Reruptur nicht verwertbar ist.

Neben der Gelenkkapsel kann auch die Bursa subacromialis durch direkte subakromiale Punktion dargestellt werden. Dies kann bei der Diagnostik eines Impingements, einer Bursitis oder bursaseitiger Risse der Supraspinatussehne hilfreich sein.

2.3 Sonographie

2.3.1 Apparative Voraussetzungen

Die Schultersonographie wird am günstigsten mit einem 7,5 MHz Schallkopf im „real-time-mode“ durchgeführt, wobei sich linear konfigurierte Schallköpfe am besten eignen. Der Vorteil gegenüber den niederfrequenten Applikatoren (5 MHz) besteht in einer näher am Schallkopf gelegenen Fokuszone, verbunden mit einer besseren Ortsauflösung. Die Abbildung applikatornaher Strukturen, wie sie bei der Schultergelenksonographie erforderlich ist, kann zusätzlich durch Verwendung einer Vorlaufstrecke verbessert werden, die insbesondere bei 5-MHz-Schallköpfen empfehlenswert ist. Dagegen wirkt sich die geringe Eindringtiefe höherfrequenter Ultraschallsonden am Schultergelenk nicht nachteilig aus.
Bei der Sonographie handelt es sich um ein Schnittbildverfahren. Überlagerungsprobleme wie beim Röntgenbild treten somit nicht auf. Allerdings muß auf die Möglichkeit artefaktbedingter Fehlbeurteilungen hingewiesen werden, wenn der Einschallwinkel nicht exakt rechtwinklig zum untersuchten Abschnitt der Rotatorenmanschette verläuft.

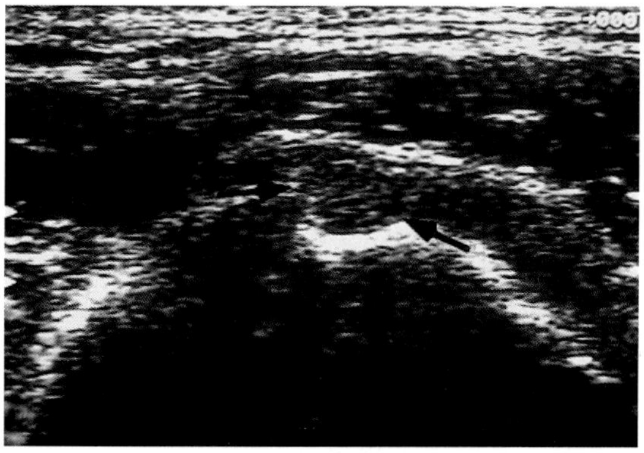

Abb. 2.10. Querschnitt der langen Bizepssehne im Sulcus intertubercularis *(Pfeile)*, lineare 7,5-MHz-Sonde

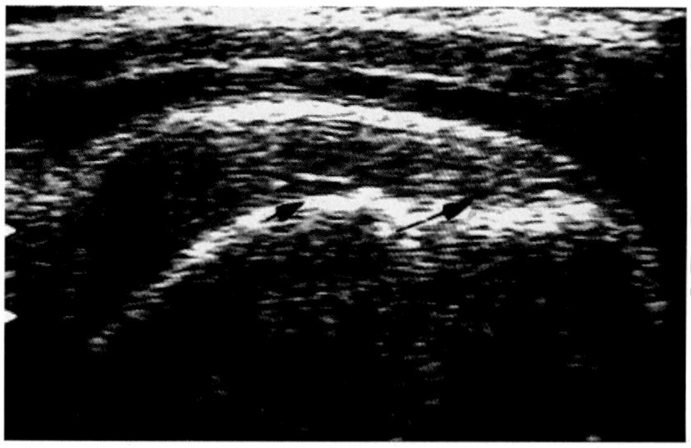

Abb. 2.11. Längsschnitt der Supraspinatussehne *(Pfeile)*, die bis zum Ansatz am Tuberculum majus dargestellt ist. Scharfe Abgrenzung zum M. deltoideus, keine Flüssigkeit in der dazwischen gelegenen Bursa subacromialis

2.3.2 Durchführung

Die Untersuchung wird am sitzenden Patienten durchgeführt, dessen im Ellenbogengelenk um 90° gebeugter Arm vom Untersucher geführt wird. Folgende Standardschnittebenen sollten eingestellt und dokumentiert werden:

- Längs- und Querschnitt (Abb. 2.10) der *langen Bizepssehne* im Sulcus intertubercularis. Der Schallkopf wird dazu ventralseitig dem Humeruskopf längs und quer aufgelegt. Zur Orientierung dienen die Tuberkula.
- Längsschnitt der Sehne des *M. subscapularis*, der ausgehend vom Querschnitt der Bizepssehne durch Medialverschiebung des Applikators eingestellt werden kann.
- Längs- (Abb. 2.11) und Querschnitt (Abb. 2.12) des *M. supraspinatus*, wobei sich beide Einstellungen am Akromion orientieren, unter dem die Supraspinatussehne hervortritt und das im Längsschnitt am Bildrand miterfaßt wird. Durch eine Dorsalbewegung und Innenrotation des Humerus (sog. Schürzengriff) treten gößere Anteile seiner Kalotte aus dem Schallschatten des Akromions hervor, wodurch die Supraspinatussehne besser und ausgedehnter abgebildet werden kann.
- Längs- (Abb. 2.13) und Querschnitt des *M. infraspinatus*, die durch weitere Dorsalverschiebung des Schallkopfes, ausgehend von der Untersuchung des M. supraspinatus, eingestellt werden können.

Neben der Darstellung der genannten Weichteilstrukturen, die natürlich auch den die Rotatorenmanschette überdachenden M. deltoideus und die Bursa subacromialis berücksichtigen sollte, kann auch die stark reflexgebende und schallschattenbildende Oberflächenkontur des Humeruskopfes hinsichtlich imprimierender Frakturen beurteilt werden. In Ergänzung des beschriebenen statischen Untersuchungsablaufes läßt sich das Schultergelenk sonographisch auch funktionell untersuchen. Bei ventraler oder dorsaler Schallkopfposition ist auf diesem Wege eine Beurteilung der Schultergelenkstabilität möglich.
Das kontralaterale Schultergelenk sollte zum interindividuellen Vergleich ebenfalls untersucht

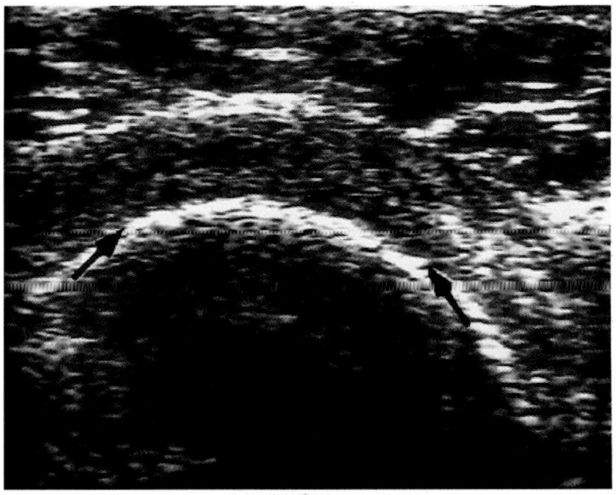

Abb. 2.12. Querschnitt der Supraspinatussehne *(Pfeile)* lateral am Ansatzbereich

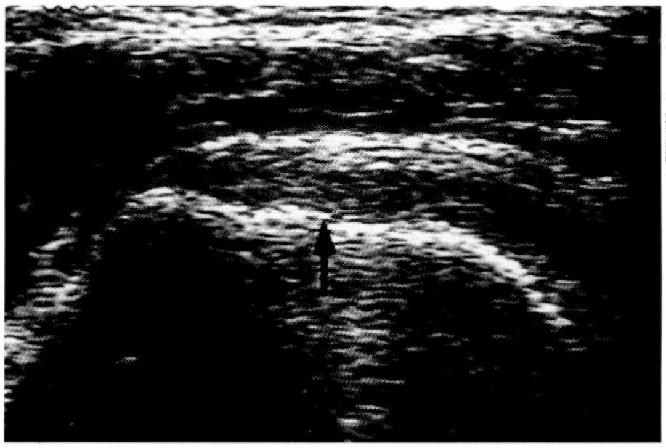

Abb. 2.13. Längsschnitt der Infraspinatussehne *(Pfeil)* mit dorsal aufgesetztem Schallkopf

und dokumentiert werden. Bei der Dokumentation empfiehlt sich ein einheitliches Vorgehen, wobei die Bildorientierung so zu wählen ist, daß man entsprechend der Schallkopfposition von vorne, von der Seite oder von hinten auf den Patienten schaut.

2.3.3 Wertung

Die in der Literatur publizierten Ergebnisse sonographischer Untersuchungen der Rotatorenmanschette sind sehr divergent. Entsprechend wird die Sonographie als geeignete Methode zur Diagnostik einer Rotatorenmanschettenläsion empfohlen oder als unzuverlässig abgelehnt.
Betrachtet man die nicht eben geringe Zahl von Beurteilungskriterien einer sonographischen Schultergelenkuntersuchung, so sind als zuverlässige Zeichen einer Läsion der Rotatorenmanschette die teilweise oder vollständig fehlende Abgrenzbarkeit einer Sehne und ihre umschriebene Verdünnung verwendbar. Die diskontinuierliche Darstellung einer Sehne mit Einlagerung hypo- oder hyperechogener Areale ist unter Berücksichtigung des Seitenvergleichs mit dem kontralateralen Schultergelenk zu interpretieren. Bei den hyperechogenen Veränderungen müssen außerdem untersuchungstechnisch bedingte Artefakte und Verkalkungen des Sehnengewebes berücksichtigt werden. Noch problematischer ist die Beurteilung voroperierter Rotatorenmanschetten, die per se schon eine erhöhte Echogenität aufweisen. Feine Längsrisse ohne Sehnenretraktion oder Partialrisse, die nicht alle Schichten der Rotatorenmanschette betreffen, können nur mit eingeschränkter Sensitivität diagnostiziert werden.
Bizepssehnenluxationen und -rupturen sind sonographisch beurteilbar. Angaben über die Zuverlässigkeit der Diagnostik von Labrumläsionen sind zur Zeit noch spekulativ. Die Sonographie erlaubt eine seitenvergleichende, funktionelle Beurteilung des Schultergelenks.
Ein grundsätzlicher, nicht nur für das Schultergelenk geltender Nachteil der Ultraschalluntersuchung gegenüber anderen bildgebenden Methoden ist ihre ausgeprägte Abhängigkeit von der Qualität und Erfahrung des Untersuchers. Außerdem ist die nur ausschnittweise und subjektiv vorgenommene Dokumentation schlecht nachvollziehbar. So könnte man zusammenfassend schlußfolgern: „... that sonography of the shoulder can be a very useful screening modality for those few individuals with a combination of ultrasound expertise, motivation, large volume of patients, and available follow-up" (Hall 1989).
Diese Voraussetzungen sollten erfüllt sein, wenn die Sonographie nach klinischer Untersuchung und konventioneller Röntgendiagnostik als Methode der ersten Wahl zur Beurteilung der Weichteile, speziell der Rotatorenmanschette und der langen Bizepssehne, durchgeführt wird. Andernfalls wird aus einer nichtinvasiven, kostengünstigen Untersuchungsmethode ein zeitaufwendiges Verfahren, das lediglich Folgeuntersuchungen verursacht.

2.4 Arthrocomputertomographie (Arthro-CT)

Unter Arthro-CT versteht man die Kombination einer Doppelkontrastarthrographie mit einer CT. Die Arthro-CT stellt gegenüber der Arthrographie mit konventioneller Tomographie eine erhebliche Verbesserung der Diagnostik dar. Die Vorteile liegen in der überlagerungsfreien Abbildung und dem besseren Weichteilkontrast der CT. Außerdem ist die axiale Schichtführung bei der CT für die Darstellung der Ligg. glenohumeralia einschließlich der Gelenkkapsel, der Subskapularis- und Infraspinatussehne und des Labrum glenoidale geeigneter.

2.4.1 Durchführung

Nach konventionellen Röntgenbildern und einer Doppelkontrastarthrographie (s. 2.2.1) wird das Schultergelenk im CT in Innen- und Außenrotation mittels kontinuierlicher 3 bis 4-mm-Schichten untersucht. Bei Innenrotation beginnt die Darstellung in Höhe des AC-Gelenks, bei Außenrotation erst in Höhe der kranialen Kuppe des Humeruskopfes. Nach kaudal reichen die CT-Schichten bis in den Recessus axillaris. Der Bildausschnitt wird so gewählt, daß nur das betroffene Schultergelenk abgebildet ist. Damit wird die Ortsauflösung verbessert und störende Bildartefakte werden reduziert. Die Bilddokumentation erfolgt mit Knochenfenster und großer Fensterbreite. Nur so können die Grenzflächen der intraartikulären Luft mit den röntgendichten artikulären Strukturen, insbesondere den Knochen und dem intraartikulären Kontrastmittel, exakt abgegrenzt werden. Eine große Fensterbreite ist auch für die Beurteilung der Knochenspongiosa erforderlich. Filtertechniken können die Bildqualität durch Kantenanhebung zusätzlich verbessern. Eine ergänzende Dokumentation mit kleiner Fensterbreite zur kontrastreicheren Darstellung der Weichteile ist fakultativ.

2.4.2 Wertung

Die Arthro-CT verbindet die Sensitivität der Schultergelenkarthrographie bei Läsionen der Rotatorenmanschette mit der guten Beurteilbarkeit der ventralen und dorsalen Schultergelenkweichteile. Die intraartikuläre KM-Injektion ist dafür obligat, gestattet aber auch eine subtile Diagnostik der bei der Schultergelenkinstabilität häufig anzutreffenden Labrumläsionen. Die Arthro-CT ist deshalb die Methode der Wahl zur Abklärung einer Instabilität und der MRT bei dieser Fragestellung ebenbürtig, nach Meinung vieler Autoren sogar überlegen.
Die routinemäßige CT mit innen- und außenrotiertem Arm hat den Vorteil, daß die vorderen und hinteren Abschnitte der Rotatorenmanschette in 2 funktionell unterschiedlichen Stellungen untersucht werden. Dies erhöht die Sensitivität der Methode v. a. bei Labrumläsionen und Partialrissen der Subskapularis- und Infraspinatussehne. Eine weitere gute Indikation ist die Frage nach einer Bizepssehnenluxation mit begleitender Subskapularisverletzung. Ein vorderes Impingement der Subskapularissehne durch eine reduzierte korakohumerale Distanz ist mittels funktioneller Arthro-CT gut abzuklären.
Die Nativ-CT kann indiziert sein zur genaueren Darstellung einer Fraktur, bei frischer hinterer Luxation und zum Staging eines Knochentumors. Aus den 2D-Axialschnitten können Schichtrekonstruktionen in frei wählbaren Ebenen und 3D-Bilder errechnet werden. Die Ortsauflösung der rekonstruierten Bilder hängt von der Schichtdicke der axialen Ausgangsschichten ab. Vor allem mit den neuen Spiral-CT Geräten sind trotz dieser Einschränkung gute Rekonstruktionsbilder möglich.

2.5 Magnetresonanztomographie (MRT)

2.5.1 Physikalisch-technische Grundlagen

Die Magnetresonanztomographie (MRT) hat in der Diagnostik muskuloskelettaler Erkrankungen große Bedeutung erlangt. Dies liegt in erster Linie an dem hohen Weichteilkontrast dieser Methode, wird doch gerade am Schultergelenk die Stabilität ganz überwiegend durch Weichteilstrukturen gesichert.
Verglichen mit den Röntgenverfahren und der Sonographie ist die MRT durch grundlegend andere Mechanismen der Bildentstehung charakterisiert. So bestimmen nicht die Röntgendichte oder der Schallwellenwiderstand, sondern die 3 Gewebeparameter Protonendichte, longitudinale (T1) und transversale (T2) Relaxationszeit der Protonen die Grauwerte des MRT-Bildes. Die Bildentstehung beruht auf der Ausrichtung der im Körper unterschiedlich dicht verteilten Protonen durch ein externes Magnetfeld, in das der Patient hineingelegt wird. Aus dieser Vorzugsrichtung werden die Protonen durch Einstrahlung von niederenergetischen elektromagnetischen Radiowellen (im Gegensatz zur hochenergetischen, ionisierenden Röntgenstrahlung), die ihnen Energie zuführen, ausgelenkt. Die Rückkehr der ausgelenkten Protonen in ihre Ausgangslage erfolgt entsprechend ihrer longitudinalen (T1) und transversalen (T2) Relaxationszeiten unterschiedlich. Sie führt zur Aussendung der zugeführten Energie wiederum in Form niederenergetischer Radiowellen. Diese Radiowel-

len können mittels einer Empfangsantenne gemessen und rechnerisch als Bild, das Informationen über Höhe und Ortslokalisation der Signale enthält, dargestellt werden.
Die Grauwerte des MRT-Bildes werden aber nicht nur von den beschriebenen Gewebeparametern, sondern auch von der Stärke und zeitlichen Abfolge der eingestrahlten Radiowellenimpulse bestimmt. So gibt es unterschiedliche Meßsequenzen, die den Bildeinfluß eines der aufgeführten Gewebeparameter besonders hervorheben, man spricht dann auch von einer Bildgewichtung (z. B. T1-gewichtet). Die derzeit unverändert am häufigsten eingesetzte Meßsequenz ist die Spinechosequenz, mit der T1-, Protonendichte- und T2-gewichtete MRT-Bilder erstellt werden können. Am Schultergelenk sind aber auch Gradientenechosequenzen von Bedeutung, die herstellerspezifische Eigennamen (z. B. FLASH) besitzen und durch kleinere Auslenkwinkel der Protonen (Flipwinkel α) gekennzeichnet sind.
Durch den Einsatz verschiedener Meßsequenzen mit ihren unterschiedlichen Gewichtungen können also die Gewebe und Strukturen am Schultergelenk signalreich, d. h. hell, oder auch signalarm, d. h. dunkel, dargestellt werden. Ergußflüssigkeit und Ödemzonen in Muskelsehnen und Knochenmark erscheinen auf T2-gewichteten Aufnahmen signalreich und lassen sich damit am besten darstellen und charakterisieren. Hyalines Knorpelgewebe zeigt auf bestimmten Gradientenechoaufnahmen (FLASH) eine hohe Signalintensität und gute Beurteilbarkeit. Normales Muskelgewebe ist weitgehend unabhängig von der Meßsequenz durch eine mittlere Signalintensität gekennzeichnet. Aufgrund ihres geringen Protonengehaltes werden die Knochenkortikalis, Verkalkungen, bindegewebige Strukturen wie Sehnen und Bänder sowie Faserknorpel im MRT als signalarme, dunkle Strukturen abgebildet. Für die Diagnostik des Schultergelenks bedeutet dies, daß intra- und periartikuläre Verkalkungen nicht zuverlässig nachgewiesen werden können.

2.5.2 Vorbereitung, Aufklärung, Lagerung, Kontraindikationen

Eine spezielle Vorbereitung ist für die MRT des Schultergelenks nicht erforderlich. Wichtig und für die Untersuchung hilfreich ist allerdings eine informative Aufklärung des Patienten über die relativ enge Untersuchungsröhre (Klaustrophobie!) und den zeitlichen Rahmen der Untersuchung von etwa 30–45 min. Der Patient wird in Rückenlage auf dem Untersuchungstisch in der Untersuchungsröhre gelagert, wobei auf eine möglichst angenehme Lagerung des Armes in leichter Außenrotation neben dem Körper zu achten ist.
Kontraindikationen zur MRT bestehen für Patienten mit elektromechanischen Implantaten (Herzschrittmacher, Insulinpumpen) oder ferromagnetischen Gefäßklips, die durch das statische und das dynamische Magnetfeld in ihrer Funktion beeinträchtigt oder disloziert werden können. Dagegen stellen Metallimplantate im muskuloskelettalen Bereich aufgrund der von ihnen ausgehenden Bildartefakte lediglich ein lokal umschriebenes Problem für die MRT-Diagnostik dar. Die geringsten Artefakte treten mit Titanimplantaten auf.

2.5.3 Durchführung

Grundsätzlich bedarf es zur MRT des Schultergelenks geeigneter Oberflächenspulen, die verglichen mit der Körperspule bei kleinerem Abbildungsumfang über ein deutlich besseres Signal-Rausch-Verhältnis verfügen und eine ausreichende räumliche Auflösung ermöglichen. Die seltenen Fragestellungen, die eine seitenvergleichende Beurteilung beider Schultergelenke sinnvoll erscheinen lassen, erfordern dagegen die Verwendung der Körperspule mit – entsprechend dem großen Bildausschnitt – reduzierter Ortsauflösung. Ein routinemäßige, seitenvergleichende Untersuchung beider Schultergelenke wie bei der Sonographie ist nicht nötig.
Die zur Anwendung kommenden Untersuchungssequenzen sind in Tabelle 2.1 zusammengefaßt. Die axialen Tomogramme erfassen den Bereich vom Oberrand des Akromions bis zum Unterrand des Glenoids, und dienen der Beurteilung des Glenoids, des Labrum glenoidale, der Gelenkkapsel, des Humeruskopfes und der langen Bizepssehne. Wahlweise können hierfür T2-gewichtete SE-Sequenzen oder – mit kürzerer Untersuchungszeit – GE-Sequenzen (Abb. 2.14) zum Einsatz kommen. An den axialen Aufnahmen erfolgt auch die Einstellung der schräg angulierten frontalen und sagittalen Aufnahmesequenzen. Zur Beurteilung der Rotatorenmanschette werden T2-gewichtete SE-Sequenzen in frontaler Schichtorientierung parallel zum Verlauf der Sehne des M.supraspinatus eingesetzt. Da diese Sequenz in Doppelechotechnik durchgeführt wird, werden für jedes Schichtniveau 2 Bilder gemessen. Das Bild mit kurzer TE (20 ms) wird als Protonendichte-gewichtetes Bild (Abb. 2.15) bezeichnet, dasjenige mit lan-

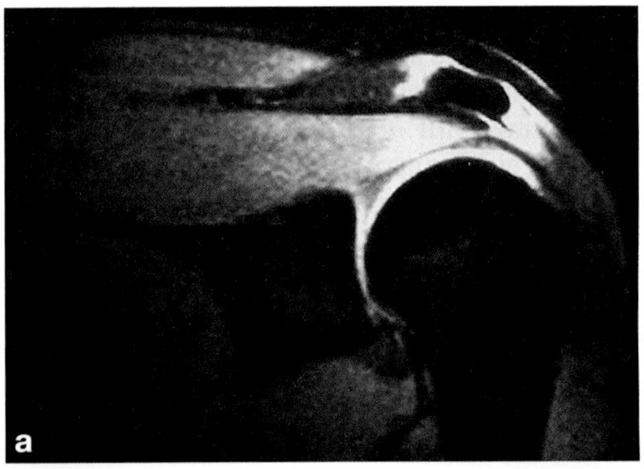

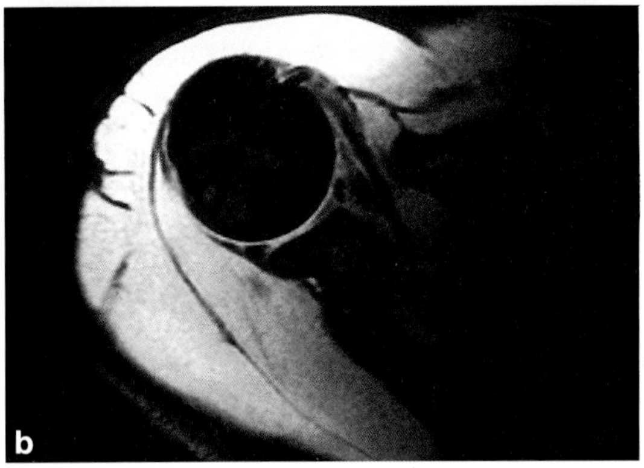

Abb. 2.18 a,b. Frontalschnitt 3 (**a**) und Axialschnitt 5 (**b**) (FLASH 830/10/90°, Fettsättigungspuls). Das subkutane Fettgewebe und das Fettgewebe im Knochenmarkraum weisen wegen des Fettsättigungspulses wenig Signal auf. Dagegen können die Protonen in wäßriger Umgebung, z. B. in Muskulatur und hyalinem Knorpel, regelrecht angeregt werden und ergeben ein hohes Signal. Protonenarmes Gewebe, wie Faserknorpel und Sehnengewebe, bleibt unverändert signalarm

2.5.6 Wertung

Die MRT stellt auch ohne intraartikuläre KM-Injektion ein sehr gutes und nichtinvasives Verfahren zur Diagnostik von Erkrankungen der Rotatorenmanschette dar. Die Ergebnisse für den Nachweis von Partialrissen oder teilweisen und vollständigen Sehnenab- oder durchrissen liegen zwischen 69–100 % Sensitivität, 84–95 % Spezifität und 84–95 % Treffsicherheit. Signalintensitätserhöhungen in typischer Lokalisation am ventrolateralen Ansatzbereich der Supraspinatussehne entsprechen, wenn sie nur auf Bildern mit kurzer TE nachweisbar sind, ödematös-entzündlichen oder auch degenerativen Veränderungen und können mit einer Verdickung der Sehne verbunden sein. Ist bereits eine Verdünnung der Sehne mit irregulärer Konturierung eingetreten, sind die entzündlich degenerativen Veränderungen fortgeschrittener, oder es kann sich bereits um einen Partialriß handeln. Problematisch ist aber in Einzelfällen auch die Differenzierung eines Partialrisses von einem Sehnenab- oder durchriß, obschon die Persistenz der Signalintensitätserhöhung der Sehne auf T2-gewichteten Aufnahmen mit langer TE und größere Flüssigkeitskollektionen subakromial mit Auslöschung der subakromialen Fettgewebelamelle als sekundäre Zeichen ganz überwiegend bei Ab- und Durchrissen der Rotatorenmanschette zu beobachten sind. Im sensitiveren und spezifischeren Nachweis von Partialrupturen dürfte entsprechend den genannten Einschränkungen der Nativ-MRT auch eine der Indikationen zur Arthro-MRT zu sehen sein, sofern sich die Einrisse auf der gelenkseitigen Oberfläche der Rotatorenmanschette befinden. Nach Zulassung der Kontrastmittel für die intraartikuläre Anwendung dürften sich hier Indikationen für eine primäre Arthro-MRT ergeben. Aussagen zum Grad der Muskelatrophie bei ausgedehnten, chronischen Rupturen erlaubt die MRT ebenfalls.

Auch für die MRT-Abklärung einer Instabilität werden zur Beurteilung des Labrum glenoidale einerseits die Erhöhung der Signalintensität des Labrums und andererseits morphologische Kriterien wie eine irreguläre Labrumkontur herangezogen. Die Kombination dieser Beurteilungskriterien erlaubt die Diagnose einer Labrumläsion mit einer Treffsicherheit, die derjenigen der Arthro-CT annähernd vergleichbar ist. Eine intraartikuläre KM-Gabe dürfte in Einzelfällen die Resultate verbessern. Auch funktionelle Aussagen, wie sie die bereits für die Arthro-CT empfohlene Untersuchung in Innen- und Außenrotation erbringen kann, sollten für die axiale MRT-Darstellung u. U. berücksichtigt werden. Die nicht immer einfache Abgrenzung von Insertionsvarianten der vorderen Schultergelenkkapsel am Glenoid gegenüber Kapselablösungen stellt eine weitere Analogie zur Arthro-CT dar.

Neben den Erkrankungen der Rotatorenmanschette und der Abklärung der Schultergelenkinstabilität lassen sich auch häufige Begleitpathologien der langen Bizepssehne, am Humeruskopf oder Glenoid mit der MRT diagnostizieren. Für die Diagnostik infektiöser oder rheumatischer Erkrankungen des Schultergelenks ist die MRT nach der konventionellen Röntgenuntersuchung die Methode der Wahl. Zur Beurteilung synovialer Proliferationen kann dabei die i. v.-Applikation eines paramagnetischen Kontrastmittels erforderlich sein.

Knochentumoren lassen sich hinsichtlich ihrer Dignität weiterhin am besten anhand konventioneller Röntgenaufnahmen, evtl. ergänzt durch

konventionelle Tomogramme, beurteilen. Nur bei gegebener Operationsindikation, im Regelfall handelt es sich dann um malignomsuspekte Befunde, besteht präoperativ die Indikation zur Ausdehnungsbestimmung mittels MRT.
Die Vielzahl der aufgeführten Indikationen und die dabei guten Resultate der MRT weisen auf einen ganz wesentlichen Vorteil der Methode hin: Die MRT erlaubt am Schultergelenk in den meisten Fällen in einem Untersuchungsgang nichtinvasiv die Abklärung eigentlich aller bildgebend zu diagnostizierenden Erkrankungen.

2.6 Skelettszintigraphie

Die Skelettszintigraphie mit 99mTc-Phosphatkomplexen kann gelegentlich bei der Abklärung von Schulteraffektionen hilfreich sein, z. B. wenn das biologische Verhalten eines ossären Prozesses im Schulterskelett zur Diskussion steht. Sie wird auch als Suchmethode eingesetzt bei Skelettmetastasierung oder einer sonstigen systemischen Knochenerkrankung.
Im weiteren steht heute eine Anzahl spezifischer Radiopharmaka zur Verfügung, die uns Informationen über Funktion und Pathophysiologie bei rein entzündlichen Prozessen geben. Dazu zählen 99mTc-markierte Nanokolloide und 99mTc- oder 111In-markierte Antikörper gegen Immunoglobuline. Der Prozess der Diapedese weißer Blutkörperchen in ein Entzündungsgebiet aufgrund der Chemotaxis ist die physiologische Basis für die Markierung von Leukozyten oder deren Vorstufen mit 111In-Oxin. Es handelt sich um die heute am meisten verwendete Methode.

2.6.1 Durchführung

Die Skelettszintigraphie wird als sog. Dreiphasenszintigraphie mit einem 99mTc-markierten Phosphatkomplex durchgeführt. Die Bildaufzeichnung erfolgt mittels einer Gammakamera. In der Frühphase kann bei vermutetem Weichteilprozeß während der ersten 30–60 s nach Injektion der Aktivität die Einströmung in einem bestimmten Körperabschnitt beobachtet und beurteilt werden. In der 2., sog. Weichteilphase wandert die Aktivität in das Interstitium innerhalb der ersten 2–3 min ab. In der eigentlichen Skelettphase nach 2,5–3 h werden die Phosphatkomplexe vorübergehend im Skelett angebaut und erlauben Auskünfte über den Knochenstoffwechsel. Während die biologische Halbwertszeit (HWZ) von Phosphatkomplexen Wochen beträgt, ist die physikalische HWZ von 99mTc 6 h. Dies hat Einfluß auf den Untersuchungsablauf und bedingt, daß der Patient nicht nur zum Untersuchungsbeginn, sondern wiederum nach 3 h zur Verfügung stehen muß. Besteht die Frage nach einer Metastasierung, wird i. a. auf die Aufzeichnung der Einströmungs- und Weichteilphasen verzichtet und lediglich die Skelettphase dokumentiert. Letztlich gilt es festzuhalten, daß die Knochenszintigraphie unspezifisch ist und eine Anreicherung sowohl durch eine verstärkte Durchblutung als auch durch einen erhöhten Knochenanbau erklärt werden kann. Die Entzündungsszintigraphie ist methodisch aufwendiger und setzt ein nuklearmedizinisches Labor voraus.

2.6.2 Wertung

Die Abklärung des Schultergelenks mittels Skelett- oder Entzündungsszintigraphie hat eine untergeordenete Stellung unter den Abklärungsverfahren. Sie wird eingesetzt, wenn bei unklarem ossärem Prozeß die Frage nach einer Metastasierung oder einem multifokalen Geschehen gestellt ist. Die Skelettszintigraphie wird außerdem gelegentlich zur Frühdiagnostik oder Aktivitätsbestimmung einer Arthritis eingesetzt. Schließlich kann in seltenen Fällen die Relevanz einer Arthrose oder Insertionstendinose überprüft oder der Verdacht auf eine okkulte Fraktur erhärtet werden. Zur Beantwortung der Frage einer Humeruskopfnekrose sollte heute die MRT der Skelettszintigraphie wegen ihrer höheren Sensitivität vorgezogen werden. Die Kombination einer Skelett- und einer Entzündungsszintigraphie ist von Vorteil, wenn Artefakte durch liegendes Osteosynthese- oder Prothesenmaterial bei der CT und MRT kein verläßliches Resultat ergeben, aber ein entzündlicher Prozeß ausgeschlossen werden soll.

2.7 Arthroskopie

Die Arthroskopie des Kniegelenks wird weltweit angewendet. Für die Schulter ist diese Methode noch wenig etabliert, ganz sicher auch, weil zusätzliche Kenntnisse und Erfahrung für die diagnostische Interpretation nötig sind. In den letzten Jahren sind auch zunehmend therapeutische Eingriffe unter arthroskopischer Kontrolle realisiert worden, dies v. a. dank neuer Techniken und ausgeklügelter Instrumente und Implantate.

Die Schulterarthroskopie hat in den letzten Jahren erheblich an Bedeutung gewonnen, interessanterweise gerade in einer Zeit, in der endlich neue und sehr aussagekräftige Untersuchungsverfahren, wie MRT, Arthro-CT und Sonographie zur Verfügung stehen.
Die Schulterarthroskopie ist ein invasives Verfahren und setzt in der Regel eine Allgemeinnarkose oder Plexusanästhesie voraus. Sie ist allen anderen Untersuchungsmethoden für die intraartikuläre Beurteilung überlegen. Zudem besteht die Möglichkeit, in der gleichen Sitzung die therapeutischen Konsequenzen zu ziehen.

2.7.1 Durchführung

Die Arthroskopie wird in der Regel in allgemeiner Intubationsnarkose oder in supraklavikulärer Plexusanästhesie durchgeführt. Selten kann auch eine Lokalanästhesie zur Anwendung kommen. Speziell hinderlich sind dabei die Muskelkräfte, die es zu überwinden gilt.

Für die Lagerung gibt es 2 unterschiedliche Verfahren: 1) Der Patient liegt auf der Seite, die zu arthroskopierende Schulter ist deckenwärts gerichtet (Abb. 2.19). Die sterile Abdeckung wird so gewählt, daß der Zugang an der Schulter von ventral und dorsal möglich ist. Der Arm wird entweder von einem Assistenten gehalten und gezogen (Abb. 2.20 a) oder durch ein Gewicht über einen Rollenmechanismus extendiert (Abb. 2.20 b). Dabei muß auf die Gefahr von Plexusläsionen durch übermäßigen Zug beim relaxierten Patienten hingewiesen werden. 2) Bei der sog. „beach chair position" ist der Patient bei überhängender Schulter in halb sitzender Stellung gelagert; auch so ist der Zugang von dorsal und ventral an der Schulter möglich. Das Eigengewicht des Armes bringt bereits eine gewisse Distraktion, zusätzlich kann aber auch eine aktive Extension angewendet werden. Es ist klar, daß diese Positionierung Probleme für die Anästhesie bringt.
Als Standardzugang für das Arthroskop gilt der dorsale Zugang. Nach Auffüllen des Gelenkes mit Ringer-Lactat-Lösung (Abb. 2.21) wird der Tro-

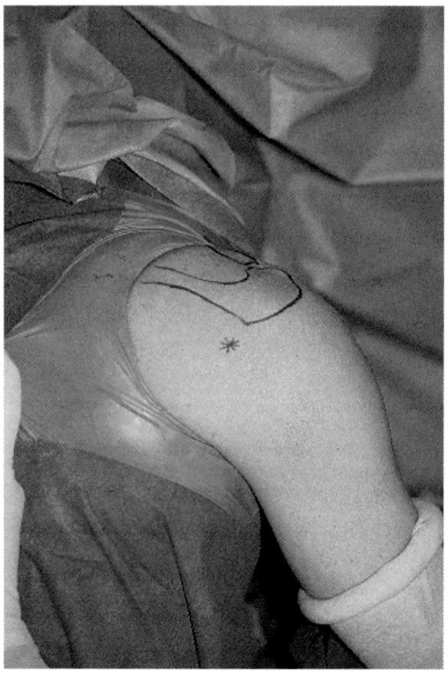

Abb. 2.19. Lagerung in Seitenlage (zu arthroskopierende Schulter deckenwärts) oder in „beach chair-position". Der Zugang ist markiert, und zwar knapp unterhalb der Akromionecke

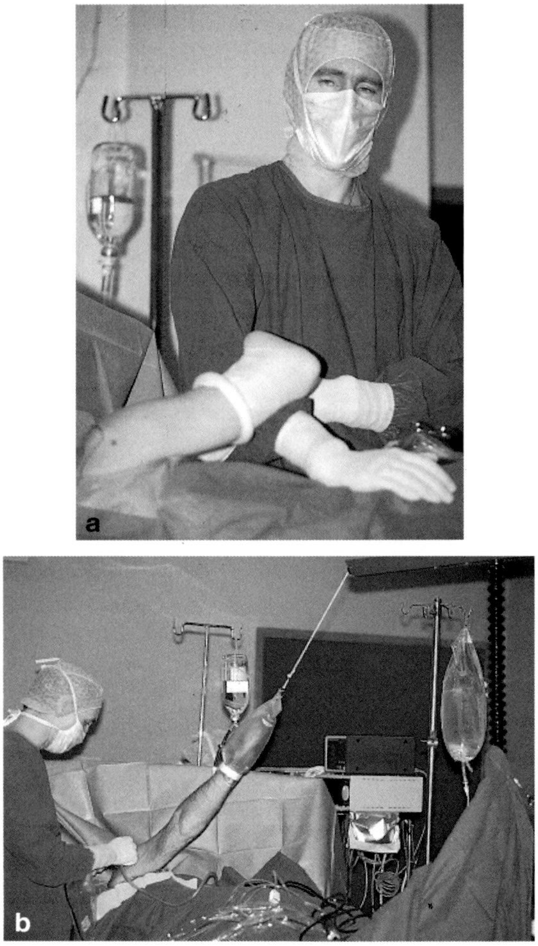

▶

Abb. 2.20 a,b. Der Zug am Arm wird entweder **a** durch einen Assistenten (bei gebeugtem Ellbogen) oder **b** durch einen regulierbaren Extensionsmechanismus durchgeführt

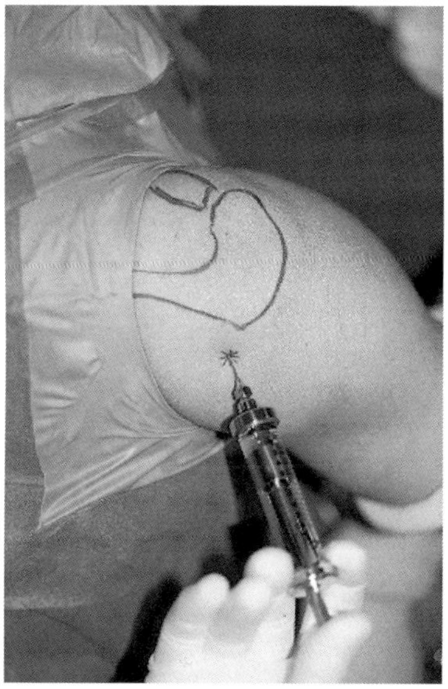

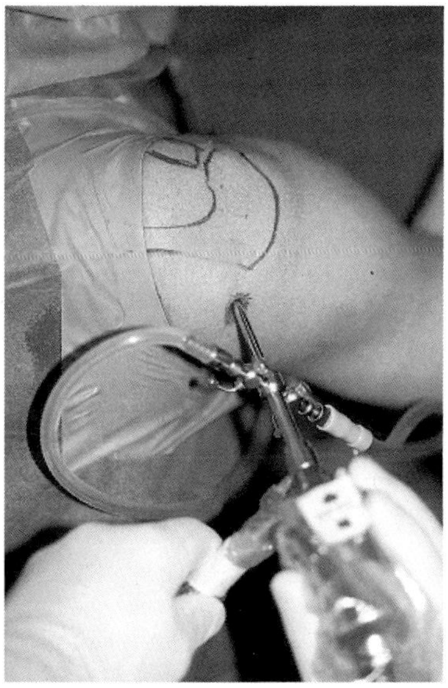

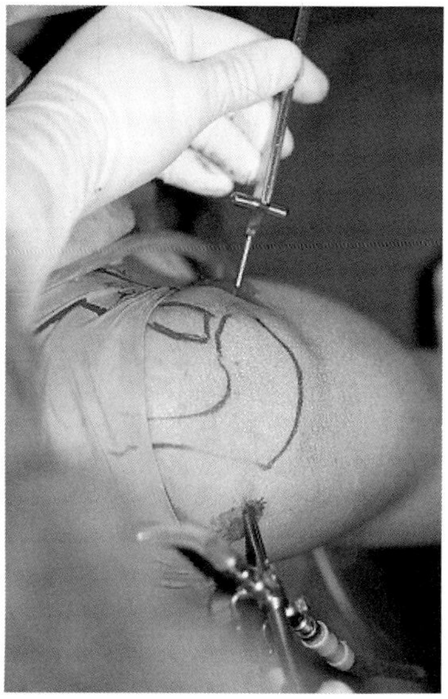

▲

Abb. 2.21 *(links).* Einfüllen von Ringer-Laktat-Lösung zur Distension der Kapsel

Abb. 2.22 *(Mitte).* Plazieren des Arthroskops ebenfalls von dorsal. Die Kamera ist mit einer Plastikhülle abgedeckt

Abb. 2.23 *(rechts).* Einführen des Tasthakens von ventral

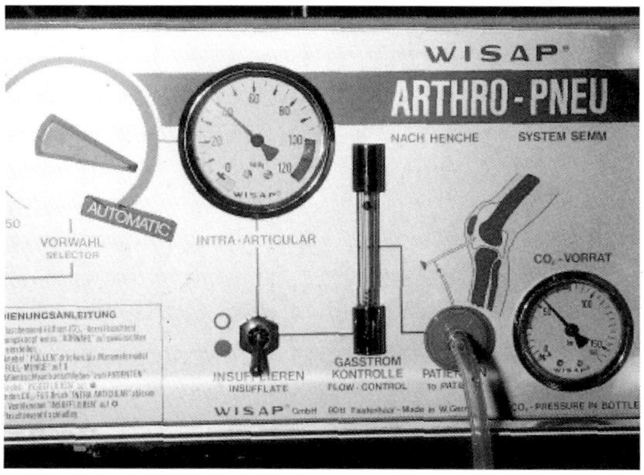

▶

Abb. 2.24. Zur Kapseldistension während des diagnostischen Teils der Arthroskopie kann CO_2 (mit Druckregelung) verwendet werden

kar im Bereich des palpierten Gelenkspaltes in Richtung der Korakoidspitze eingeführt (Abb. 2.22). Die Eintrittsstelle befindet sich ca. 1,5 cm unter dem Akromionhinterrand. Aus derselben Einstichstelle können dann sowohl das glenohumerale Gelenk als auch der Subakromialraum inspiziert werden.

Für operative Instrumente und den Taster können weitere dorsale, laterale oder ventrale Zugänge gewählt werden (Abb. 2.23). Bei entsprechender Vorsicht sind Verletzungen im Plexusbereich kaum möglich.

Das Schultergelenk wird während der Arthroskopie entweder mit Ringer-Lactat-Lösung oder mit CO_2 gefüllt (Abb. 2.24). CO_2 ist ungefährlich und hat gegenüber der Ringer-Lactat-Lösung den Vorteil einer realistischeren und klareren Darstellung (kein Aquariumeffekt). Bei anschließender offener Operation gibt es kein Flüssigkeitsödem des periartikulären Gewebes und damit keine zusätzlichen Erschwernisse. Die diagnostische Arthroskopie kann auch im Flüssigmedium ausgeführt werden, das für arthroskopische Operationen unverzichtbar ist. Dies gilt v. a. bei Verwendung motorisch betriebener Instrumente, wie Shaver etc., mit denen Bindegewebe oder Knochen abgetragen und in einem Arbeitsgang gleichzeitig abgesaugt wird.

2.7.2 Beurteilbare Strukturen

Von intraartikulär her kann das Glenohumeralgelenk betrachtet, und aus demselben kutanen Zugang kann das Arthroskop noch in den Subakromialraum gebracht werden. Damit läßt sich die Rotatorenmanschette auch von oben her einsehen, und es lassen sich subakromiale Probleme gut beurteilen.

2.7.2.1 Glenohumeral

Eingesehen werden die Knorpelüberzüge am Humeruskopf und am Glenoid, die lange Bizepssehne mit ihrem Abgang vom kranialen Glenoidalrand, das ganze Labrum und die Ligg. glenohumeralia, die einen wichtigen Beitrag für die Stabilität leisten. Gesehen werden auch die Subskapularissehne und die übrigen Anteile der Rotatorenmanschette wie Supra- und Infraspinatussehne.

2.7.2.2 Subakromial

Subakromial können die Bursa subacromialis, die Akromionunterfläche, der Akromionrand, die Unterfläche des AC-Gelenks, das korako-akromiale Ligament und die Oberfläche der Rotatorenmanschette gesehen werden.
Sehr wichtig ist die Möglichkeit einer funktionellen Beurteilung. Dies gilt sowohl für Probleme im Subakromialraum als auch für glenohumerale Instabilitätsprobleme.

2.7.3 Indikationen

Bei bisher über 1000 bei uns durchgeführten Schulterarthroskopien hat sich eine Reihe von Indikationen herauskristallisiert:

2.7.3.1 Präoperative Arthroskopie

Sie hat sich als wesentliche Indikation entwickelt. Bei geplanter Operation erfolgt in derselben Anästhesie zunächst die arthroskopische Untersuchung. Dies dient v. a. der besseren Planung von Zugangswegen für minimale Invasivität (die Inzision kann besser plaziert und minimal gehalten werden), evtl. kann auch ein Teil der geplanten Operation unter arthroskopischer Kontrolle erfolgen.

2.7.3.2 Arthroskopische Operation

Folgende arthroskopische Eingriffe können durchgeführt werden:

- Glenohumeral: Entfernung von Corpora libera, Plicaresektionen, Labrumteilresektionen, Débridement, Knorpelshaving, Entfernen von abgerissenen Bizepsstummeln, Synovektomien, Débridement bei Infekt und stabilisierende Eingriffe.
- Subakromial: Abtragen von Osteophyten am Akromionrand, Resektion des korako-akromialen Ligaments (Neer), Kalkentfernungen, Abtragung von Osteophyten im AC-Gelenkbereich (Teilresektionen des AC-Gelenks), subakromiales Débridement (Glättung der Rotatorenmanschette bei Teilruptur, Bursektomie etc.).

Die Arthroskopie verhilft also zu präziserer Diagnostik, erlaubt in der Regel eine schnellere Rehabilitation nach gezielteren offenen Eingriffen, und kann auch elegante Lösungen für arthroskopisch kontrollierte Eingriffe anbieten.

2.7.3.3 Verlaufskontrolle

Postoperative Zustände sind klinisch oft schwierig zu interpretieren. Bei MRT-Untersuchungen entstehen häufig Artefakte, die die Beurteilung erschweren. Die Arthroskopie gibt Auskunft über den aktuellen postoperativen Zustand, auch in funktioneller Hinsicht.

2.7.3.4 Unklare Schulterbeschwerden

Eine seltene Indikation zur Arthroskopie. Mit den heutigen technischen Möglichkeiten ist die Arthroskopie meist nur dann indiziert, wenn Divergenzen bestehen zwischen klinischem Befund und z. B. CT oder MRT etc.

2.7.3.5 Begutachtungsprobleme

Die Arthroskopie ist hier selten erforderlich.

2.7.4 Wertung

Wie MRT, Sonographie und Arthro-CT ist auch die Arthroskopie sehr untersucherspezifisch. Schulterverletzungen sind häufig komplexer Natur. Die Beurteilung ist entsprechend schwierig. Die Arthroskopie der Schulter muß – im Gegensatz beispielsweise zur Kniearthroskopie – wegen der notwendigen Muskelrelaxation in Plexusanästhesie oder Allgemeinnarkose durchgeführt werden. Die Arthroskopie ist invasiv, erlaubt aber andererseits therapeutische Eingriffe. Die rein diagnostische Arthroskopie (ohne anschließenden operativen Eingriff) wird nur noch selten angewendet.

3 Normalanatomie

Die Kenntnis der normalen Anatomie und ihrer Varianten ist Voraussetzung für die Diagnostik pathologischer Veränderungen. Daher wird die normale Anatomie des Schultergelenks zunächst an Hand anatomischer Präparate demonstriert. Anschließend wird die Schnittbildanatomie in den 3 Untersuchungsebenen: axial, frontal und sagittal dargestellt. Die dafür ausgewählten, repräsentativen Arthro-CT- und MRT-Bilder sind für die 3 Untersuchungsebenen fortlaufend numeriert. Im Kap. 5 (Fallbeispiele) wird auf diese Einteilung Bezug genommen, um eine einfache Orientierung zu ermöglichen.

3.1 Anatomische Präparate

Arthroskopisch stellt sich die Schultergelenkanatomie anfangs ungewohnt dar. Anatomische Präparate sollen daher die arthroskopische Darstellung der einzelnen Strukturen veranschaulichen (Abb. 3.1–3.7).

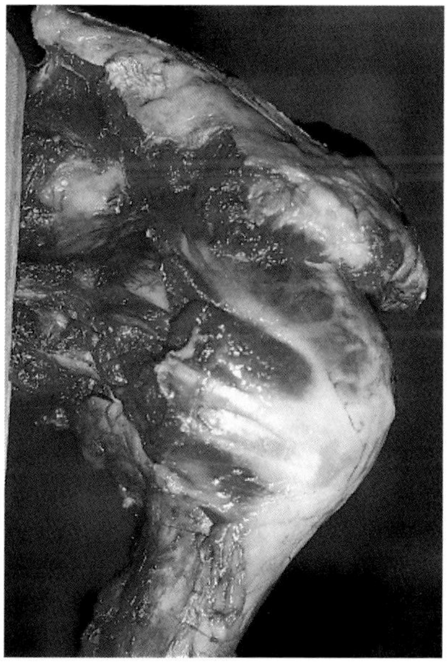

Abb. 3.1. Sicht auf eine rechte Schulter von dorsal, nachdem der M. deltoideus abpräpariert wurde. Schön sichtbar sind die Abgrenzungen zwischen M. supraspinatus, M. infraspinatus und M. teres minor, darüber liegend das Akromion

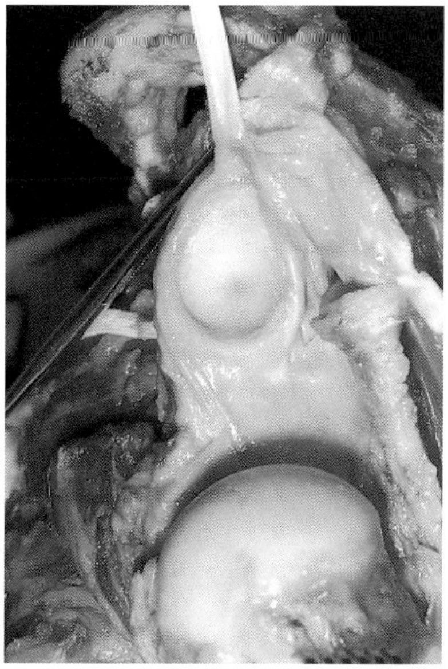

Abb. 3.2. Sicht auf Pfanne und Kopf eines anatomischen Präparates (rechte Schulter). Die lange Bizepssehne inseriert an der kranialen Labrumbegrenzung. Das Labrum geht direkt in die Kapsel und die Kapselverstärkungselemente über (Ligg. glenohumeralia). Die kleine zentrale Usur am Glenoid ist physiologisch und wird ab dem 40. Lebensjahr häufig angetroffen

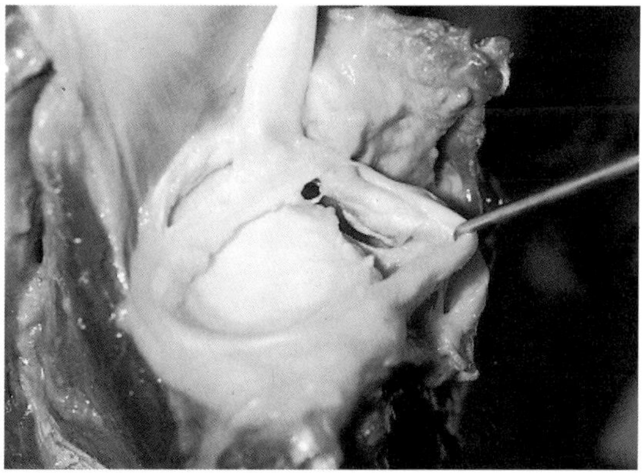

Abb. 3.3. Anatomisches Präparat einer rechten Schulter. Kranial abgehend die lange Bizepssehne, Labrumläsion dorsal und Abriß des Labrums ventral *(Tasthakenmarkierung)*

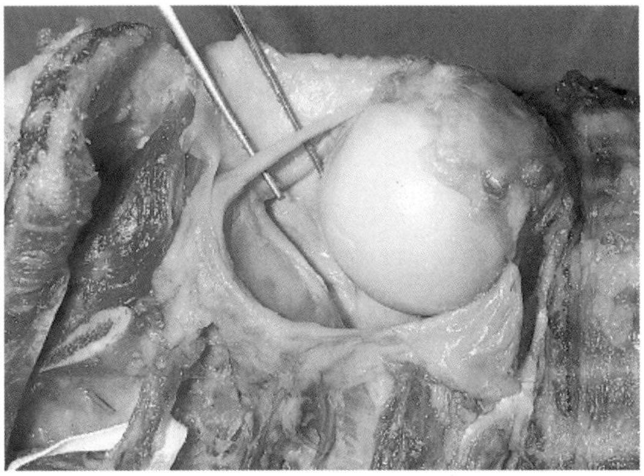

Abb. 3.4. Aufsicht auf ein anatomisches Präparat der rechten Schulter von dorsal. Das Akromion ist im Bereich der Spina osteotomiert und weggeklappt. Direkter Einblick auf das Glenoid mit dorsalem Labrum und gut sichtbarer Begrenzung des Oberrandes der Subskapularissehne *(Pinzettenmarkierung)*. Darüber läuft die lange Bizepssehne

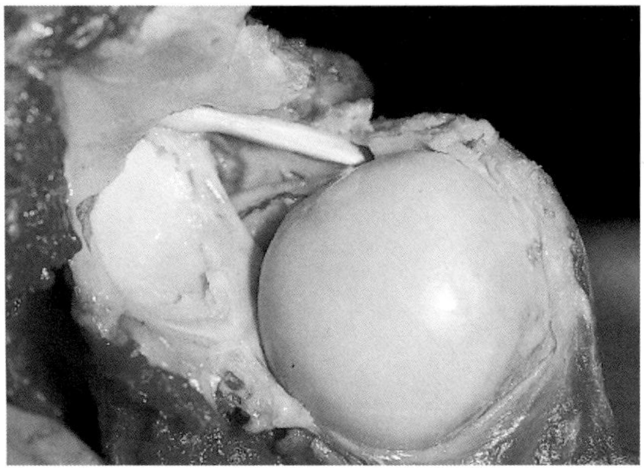

Abb. 3.6. Verlauf der langen Bizepssehne, abgehend vom Oberrand des Glenoids und Verschwinden im Sulcus

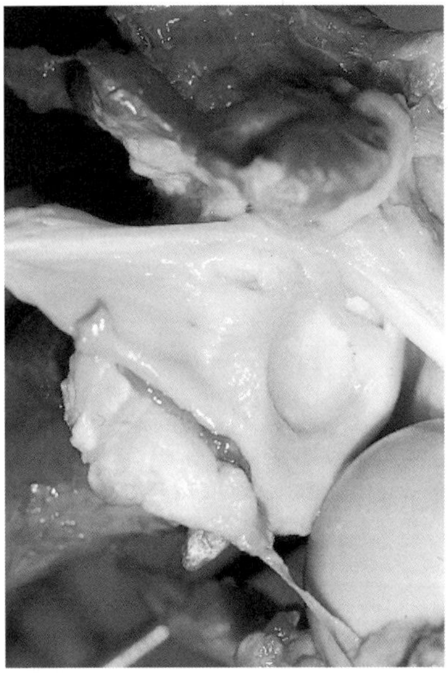

Abb. 3.5. Aufsicht auf die glenohumeralen Ligamente *(linke Seite:* ventral, *rechte Seite:* dorsal). Diese wurden vom Humeruskopf abpräpariert. Das obere, mittlere und untere glenohumerale Ligament ist nicht immer zu identifizieren

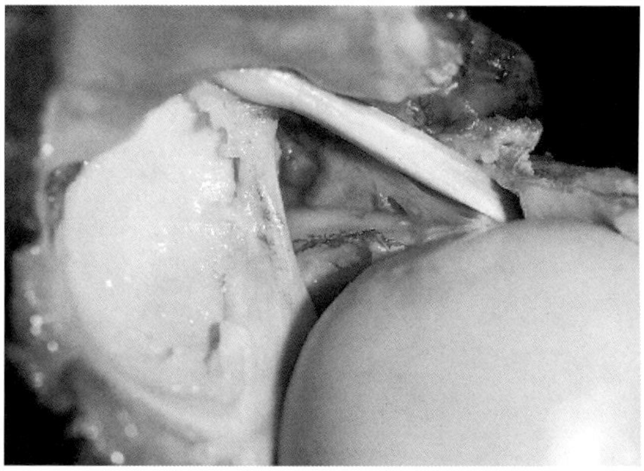

Abb. 3.7. Rechte Schulter, anatomisches Präparat von dorsal. Die Nahaufnahme zeigt v. a. die lange Bizepssehne und den Oberrand der Subskapularissehne markiert. Dazwischen liegt das Foramen Weitbrecht

3.2 Schnittbildverfahren

Für die Darstellung der Schnittbildanatomie bei axialer Schichtorientierung werden Arthro-CT-Bilder verwendet. Die Abbildung dieser Aufnahmen erfolgt in Knochenfenstertechnik mit einer breiten Fenstereinstellung. Dadurch ist zwar der Weichteilkontrast der CT-Bilder reduziert, sehr röntgendichte Strukturen wie Knochen und das intraartikulär injizierte Kontrastmittel sind aber besser beurteilbar. Die Untersuchung in frontaler und in sagittaler Schichtorientierung ist nur mit der MRT möglich. Es hat sich dabei als vorteilhaft erwiesen, die frontale und die sagittale Schichtebene nicht an den Körperachsen, sondern an den anatomischen Strukturen des Schultergelenks zu orientieren. Beide Schichtebenen werden dafür leicht anguliert. Die Frontalebene verläuft entlang der Sehne des M. supraspinatus, die Sagittalebene liegt parallel zum Glenoid (s. 2.5.3). Die frontalen MRT-Bilder wurden mit einer SE-Sequenz bei langer TR und kurzer TE gemessen (SE 2000/20). Die Sagittalschnitte sind T1-gewichtete SE-Aufnahmen (SE 600/15).

3.2.1 Axialschnitte (Arthro-CT)

Axialschnitte 1–6 (Abb. 3.8–3.14).

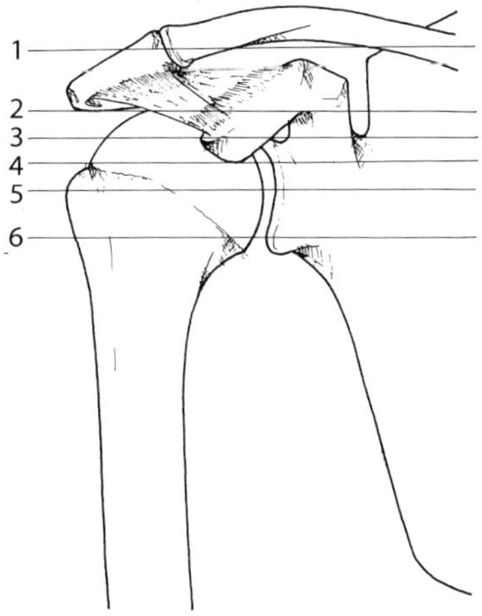

Abb. 3.8. Axialschnittebenen im Überblick *(1–6)*

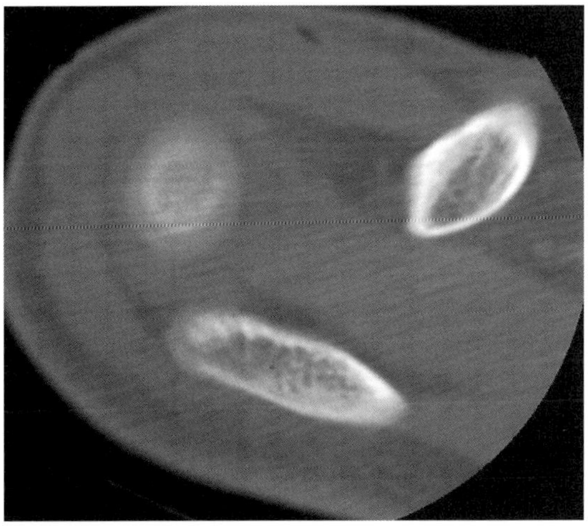

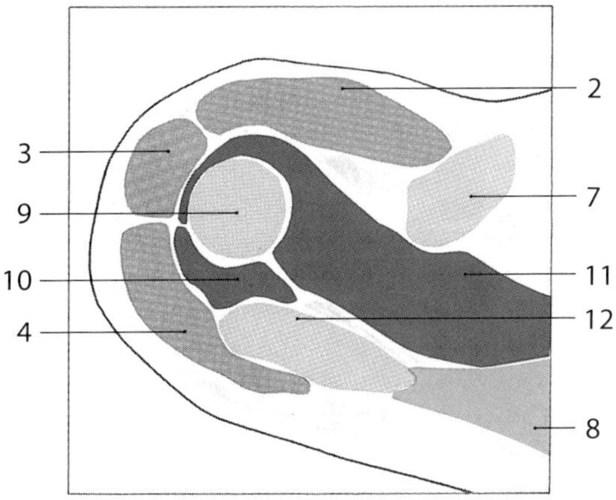

Abb. 3.10. Axialschnitt 2, Arthro-CT

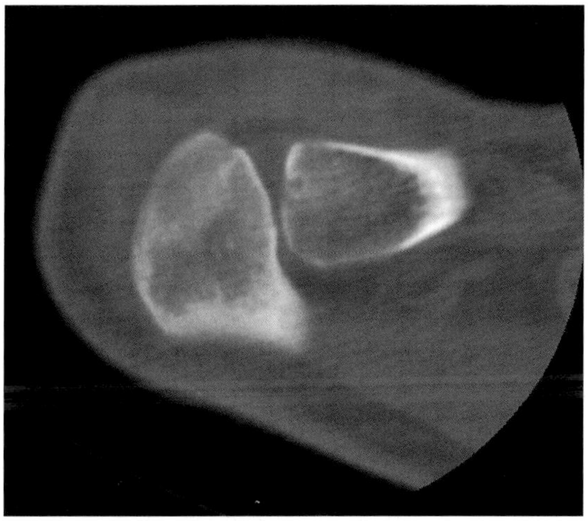

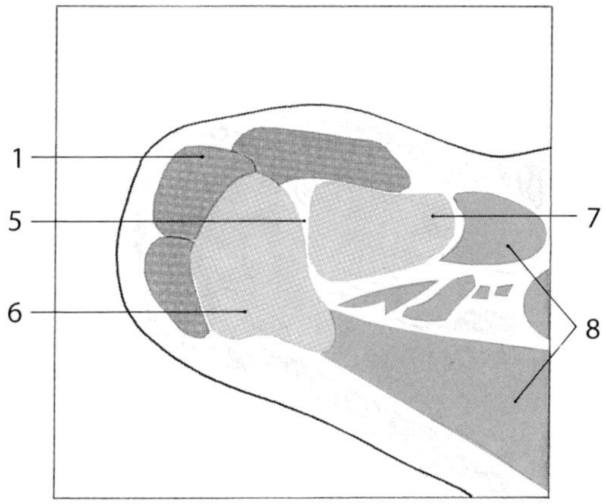

◀

Abb. 3.9. Axialschnitt 1, Arthro-CT. *1* M. deltoideus, *2* M. deltoideus anterior, *3* M. deltoideus lateralis, *4* M. deltoideus posterior, *5* AC-Gelenk, *6* Akromion, *7* Klavikula, *8* M. trapezius, *9* Humeruskopf, *10* M. infraspinatus, *11* M. supraspinatus, *12* Spina scapulae, *13* Schultergelenk, *14* Labrum glenoidale superius, *15* Korakoid, *16* lange Bizepssehne, *17* Labrum glenoidale, *18* Glenoid, *19* Labrum glenoidale posterius, *20* M. pectoralis, *21* M. coracobrachialis, *22* Labrum glenoidale anterius, *23* M. subscapularis, *24* Skapula, *25* Bizepssehne, *26* Labrum glenoidale, *27* M. teres minor, *28* M. biceps brachii, Caput breve, *29* Lig. coracoacromiale, *30* M. pectoralis major, *31* M. teres major, *32* M. triceps brachii, *33* M. pectoralis minor, *34* V. cephalica, *35* Gelenkkapsel, *36* M. biceps brachii, Caput longum

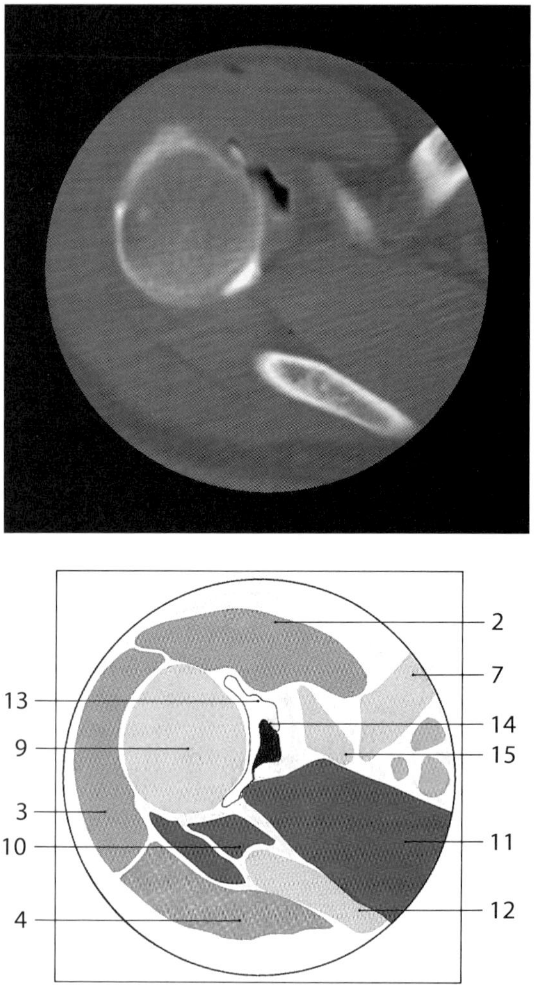

Abb. 3.11. Axialschnitt 3, Arthro-CT

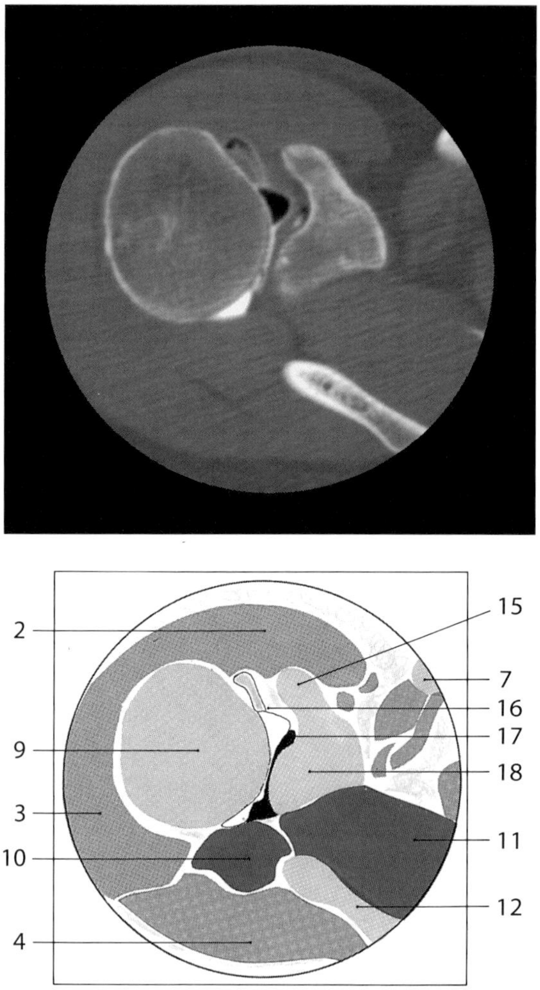

Abb. 3.12. Axialschnitt 4, Arthro-CT

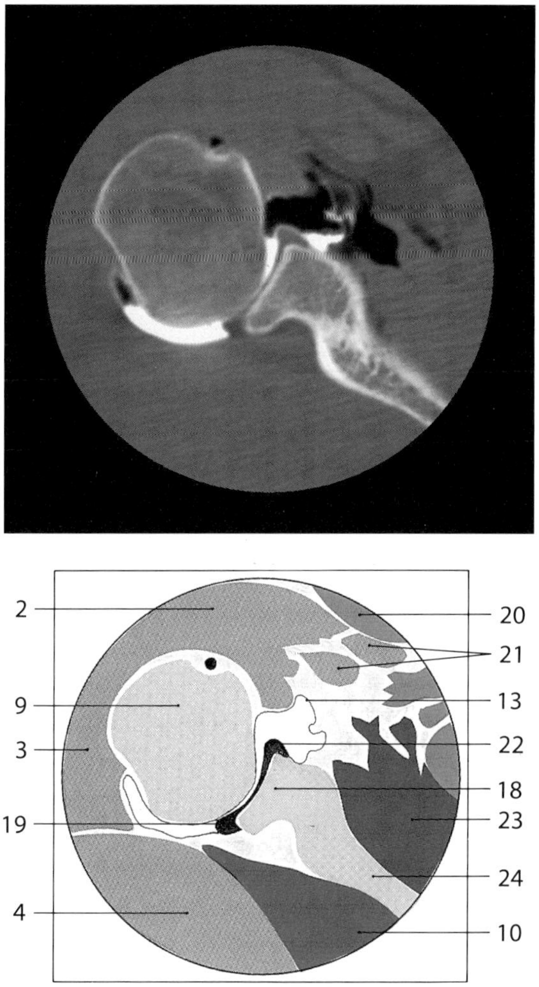

Abb. 3.13. Axialschnitt 5, Arthro-CT

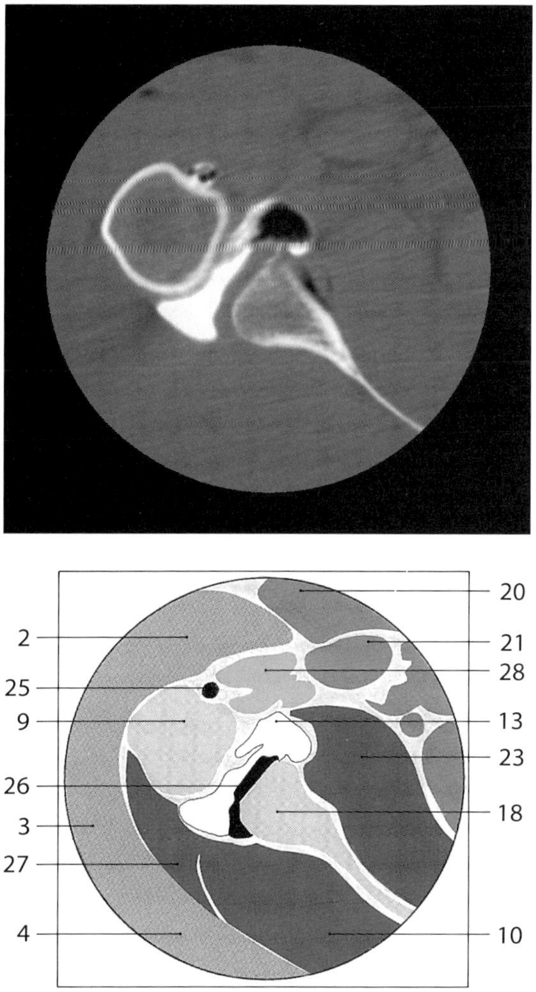

Abb. 3.14. Axialschnitt 6, Arthro-CT

3.2.2 Frontalschnitte (MRT)

Frontalschnitte 1–4 (Abb. 3.15–3.19).

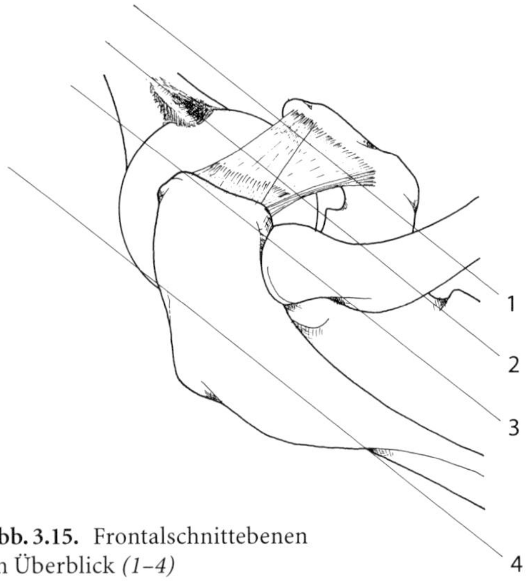

Abb. 3.15. Frontalschnittebenen im Überblick *(1–4)*

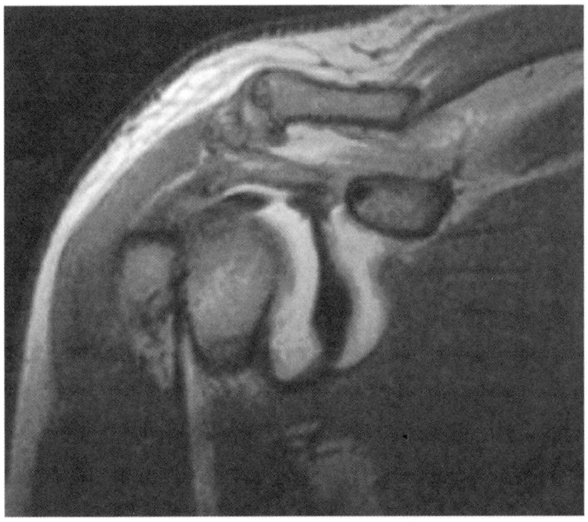

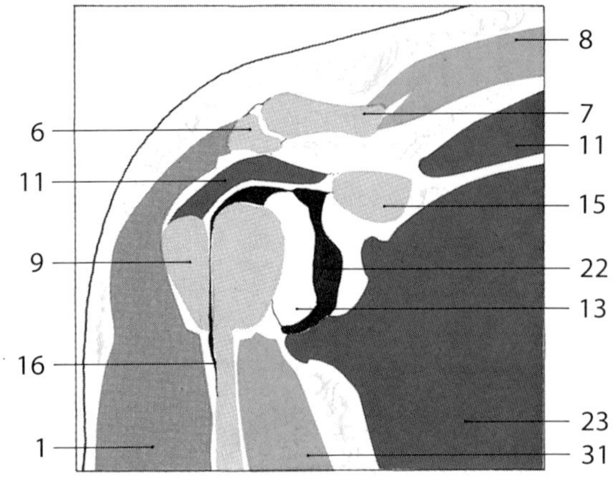

Abb. 3.17. Frontalschnitt 2, MRT

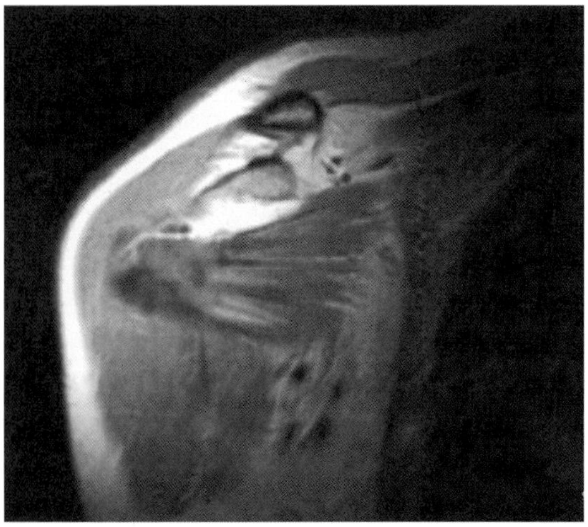

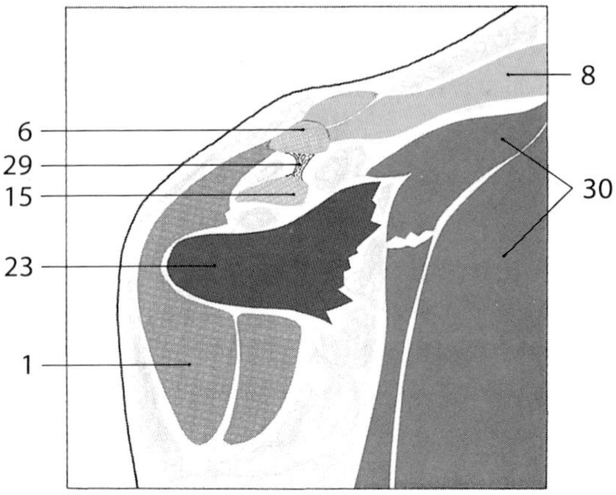

◀

Abb. 3.16. Frontalschnitt 1, MRT

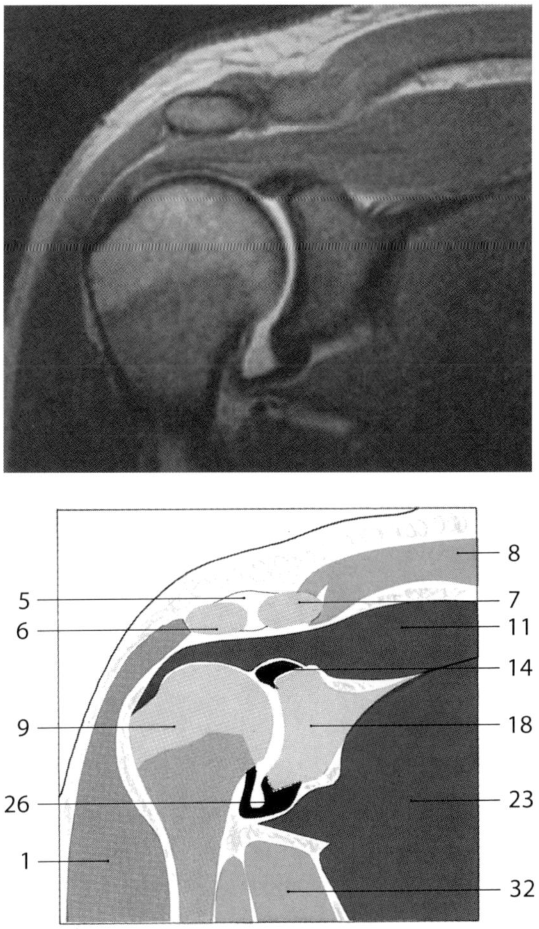

Abb. 3.18. Frontalschnitt 3, MRT

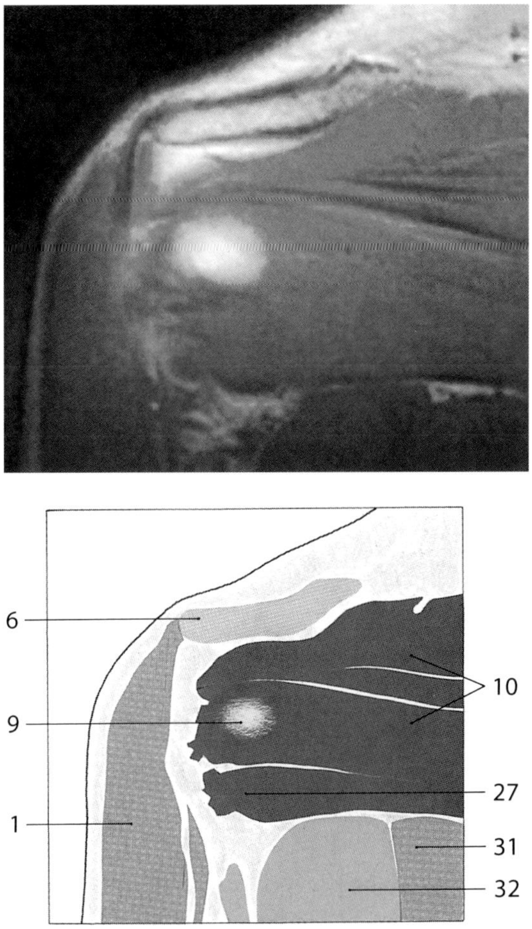

Abb. 3.19. Frontalschnitt 4, MRT

3.2.3 Sagittalschnitte (MRT)

Sagittalschnitte 1–5 (Abb. 3.20–3.25).

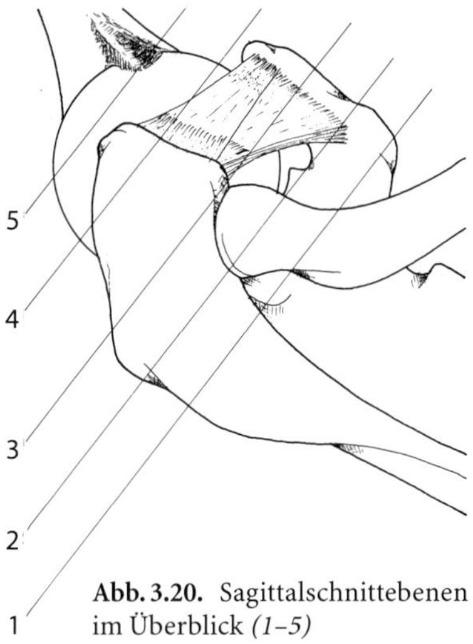

Abb. 3.20. Sagittalschnittebenen im Überblick *(1–5)*

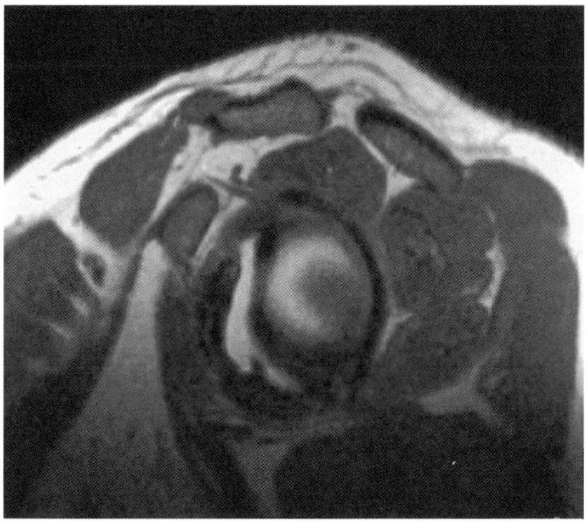

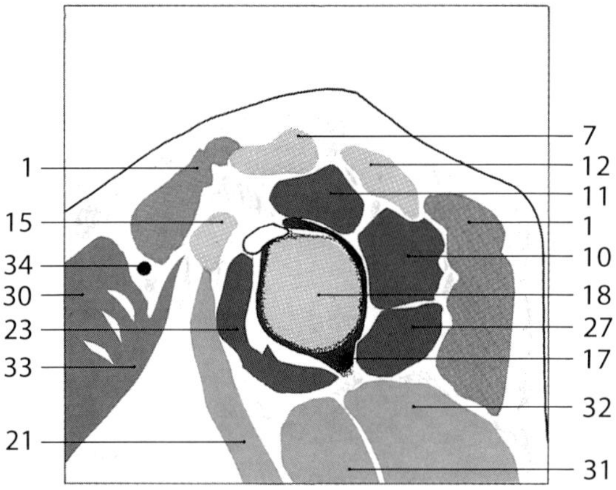

Abb. 3.22. Sagittalschnitt 2, MRT

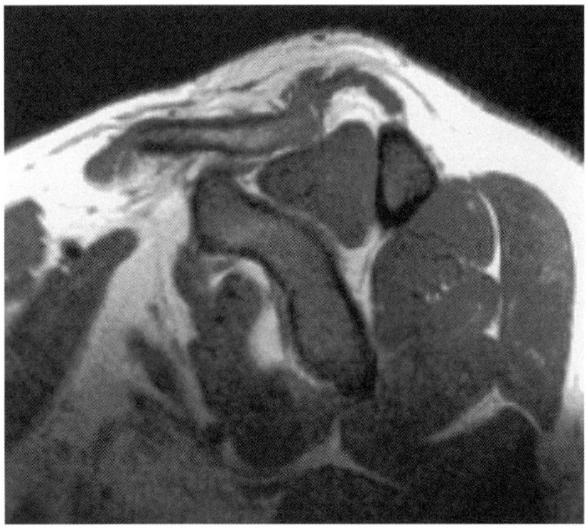

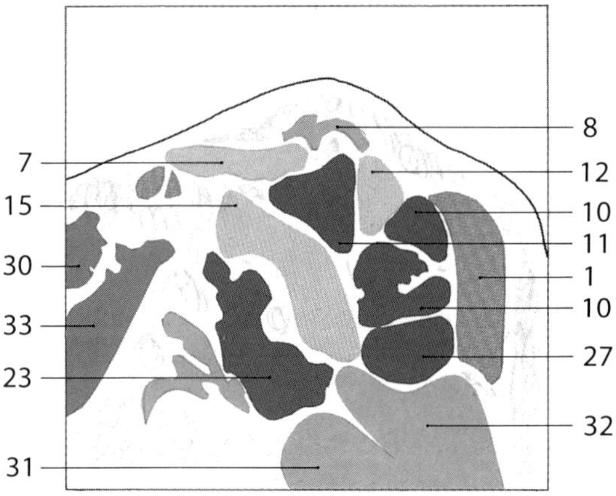

◀

Abb. 3.21. Sagittalschnitt 1, MRT

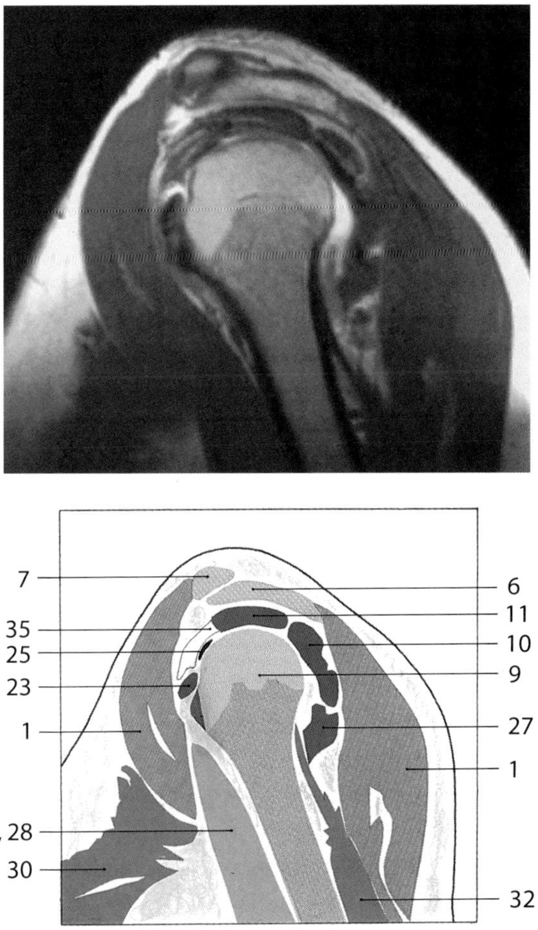

Abb. 3.23. Sagittalschnitt 3, MRT

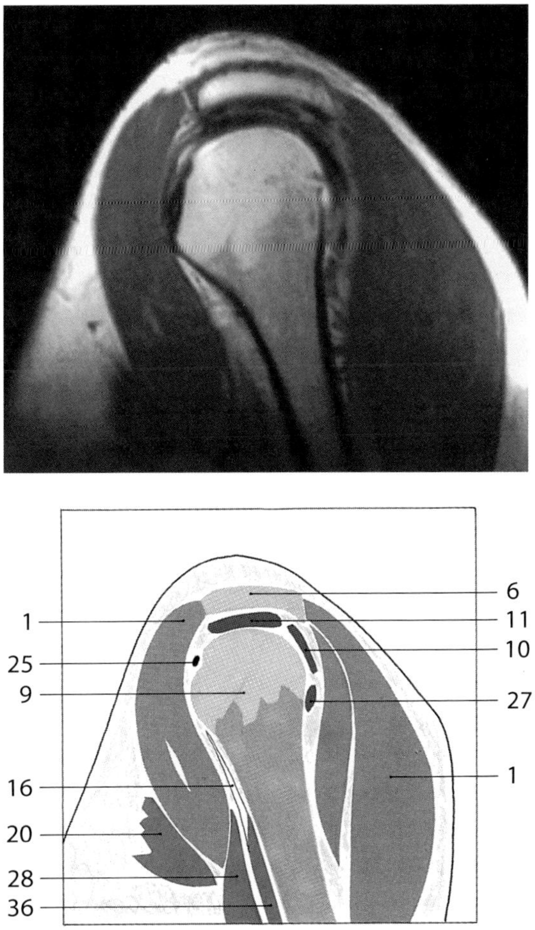

Abb. 3.24. Sagittalschnitt 4, MRT

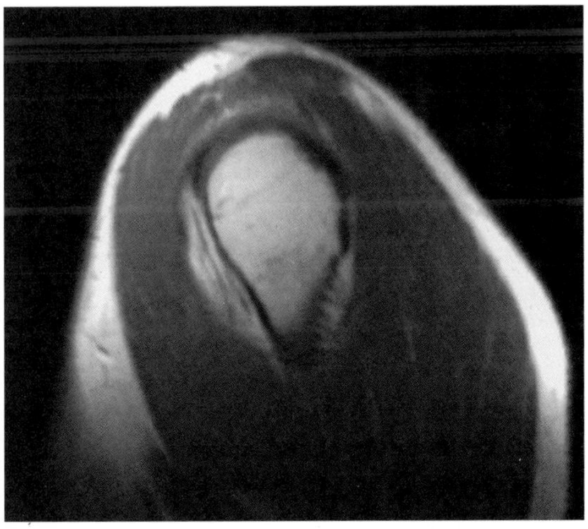

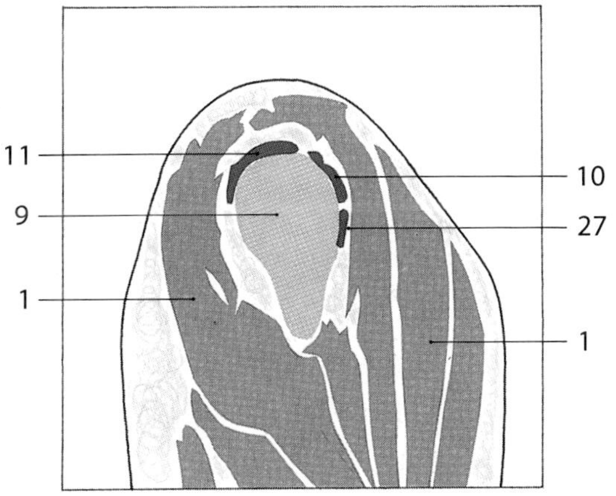

Abb. 3.25. Sagittalschnitt 5, MRT

3.3 Arthroskopie (Abb. 3.26–3.34)

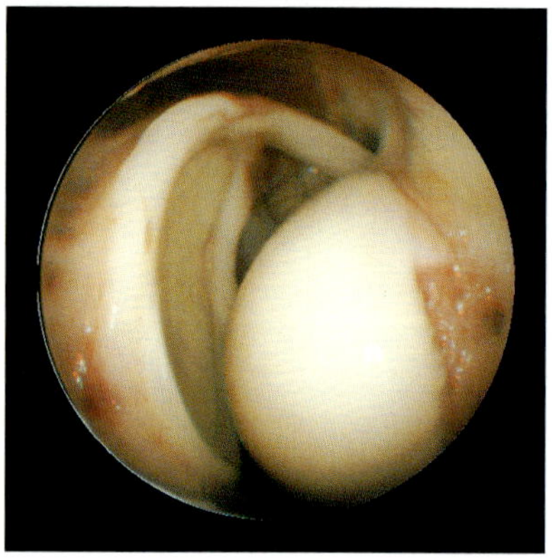

Abb. 3.26. Überblicksbild einer rechten Schulter. Das dorsale Labrum wird praktisch vollständig überblickt, ebenso die Pfanne und ein Teil des ventralen Labrums. Am Humeruskopf inserieren M. supra- und infraspinatus

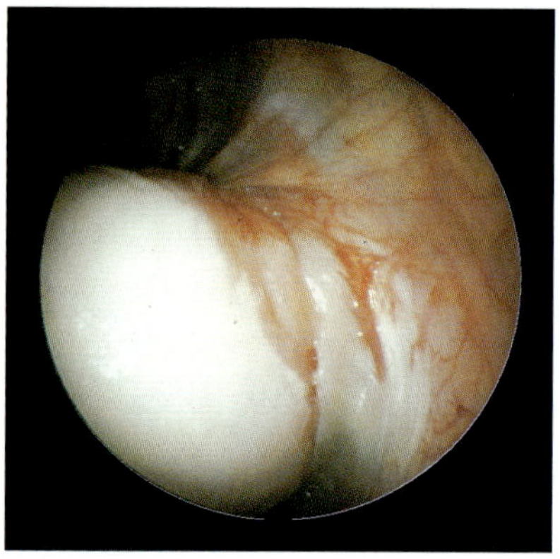

Abb. 3.27. Blick auf eine normale Rotatorenmanschette. Der sog. avaskuläre Bezirk ist hier deutlich abgrenzbar

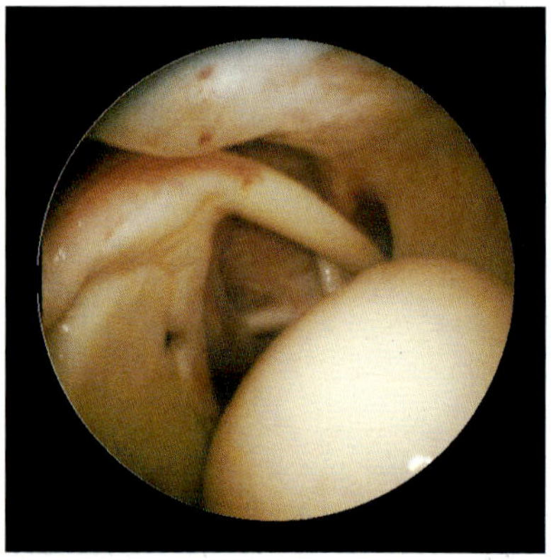

Abb. 3.28. Rechte Schulter: Pfanne, lange Bizepssehne, Rotatorenmanschette und Humeruskopf sowie Anteile des hinteren und des ventralen Labrums mit einem kleinen „sublabral hole". Dies ist eine Normvariante. Im Einzelfall ist die Abgrenzung zwischen Normvariante und instabilem Labrum oft nur schwierig abzuschätzen

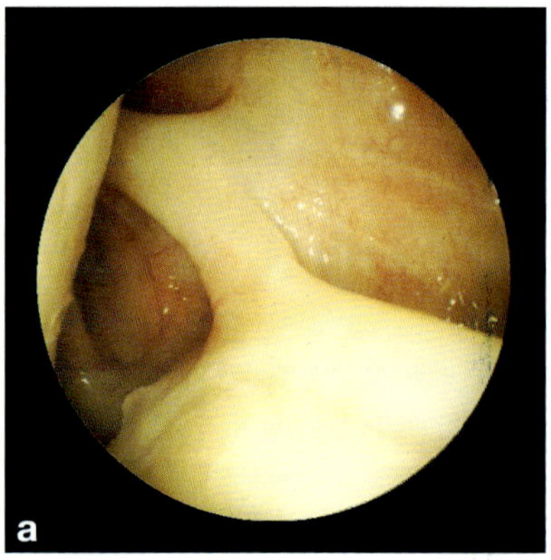

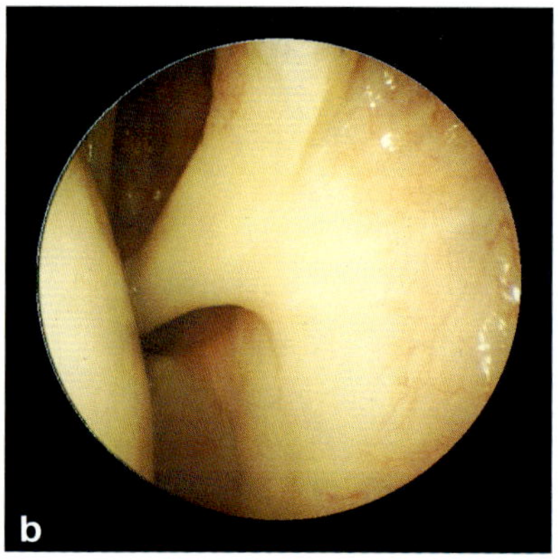

Abb. 3.29 a, b. Normvariante einer doppelt inserierenden langen Bizepssehne. **a** Ein Teil der langen Bizepssehne inseriert korrekt am Oberrand des Glenoids, ein 2. Ast direkt in der Rotatorenmanschette. **b** Detailaufnahme

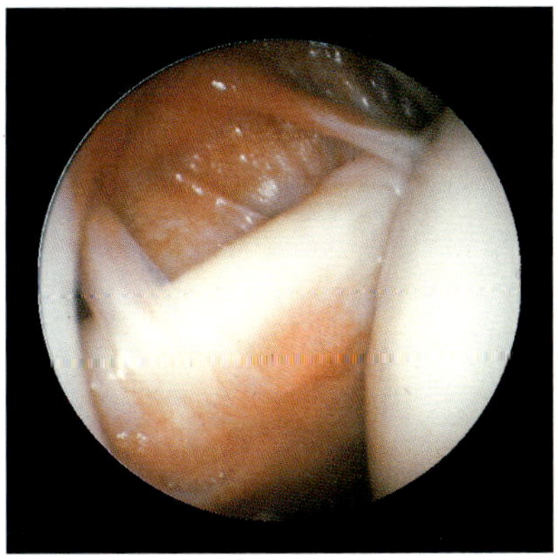

Abb. 3.30. Sicht auf die Subskapularissehne. Der kraniale Rand der Sehne ist weißlich. *Rechts:* Humeruskopf. Kranial des Oberrandes der Subskapularissehne findet sich das Foramen Weitbrecht

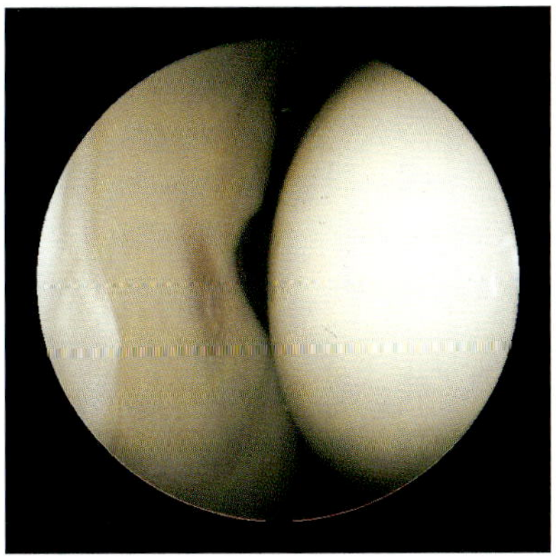

Abb. 3.31. Dreieckförmige Eindellung am ventralen Pfannenrand, wie sie häufig bei dysplastischen Schultergelenken gefunden wird

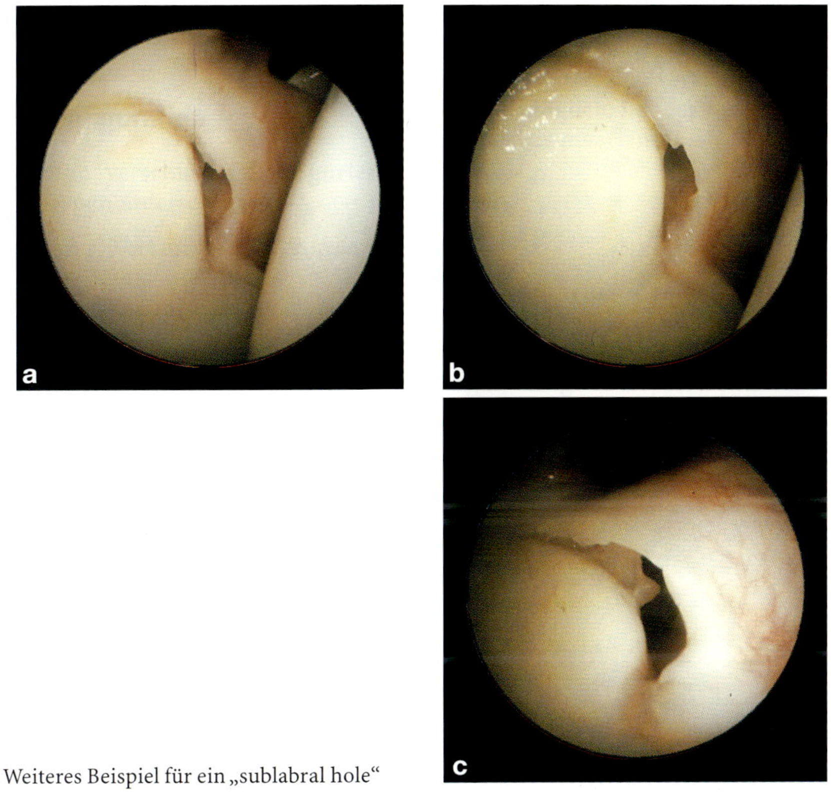

Abb. 3.32 a–c. Weiteres Beispiel für ein „sublabral hole“

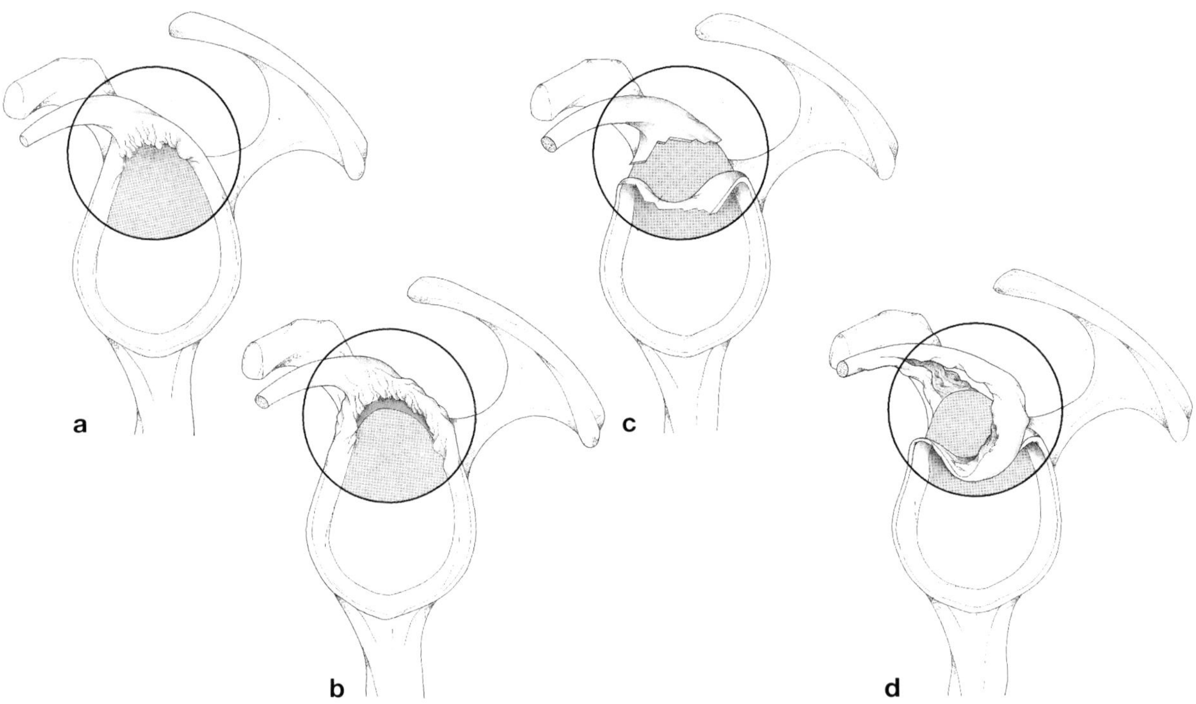

Abb. 4.2 a-d. Einteilung der SLAP-Läsionen: a *Typ 1:* Der obere Anteil des Labrums ist degenerativ verändert. Intakte Insertion der langen Bizepssehne am Labrum. b *Typ 2:* Die degenerativen Veränderungen entsprechen denjenigen vom Typ 1, doch ist der obere Anteil des Labrums zusammen mit der Insertion der langen Bizepssehne vom Glenoid abgelöst. c *Typ 3:* Der obere Anteil des Labrums ist korbhenkelartig abgelöst und ins Gelenk eingeschlagen. Die peripheren Anteile des Labrums sind mit der Bizepssehne noch am Glenoid fixiert. d *Typ 4:* Auch hier ist der obere Anteil des Labrums korbhenkelartig abgelöst, doch umfaßt die Läsion zusätzlich die lange Bizepssehne

- *Typ-1* besteht in einer Degeneration des oberen Labrums, ein Befund, der im MRT sehr schwierig zu diagnostizieren ist.
- *Typ-2*-Läsionen sind dadurch gekennzeichnet, daß Teile des oberen Labrums einschließlich der langen Bizepssehne von der Basis des Labrums oder direkt am ossären Glenoid abgerissen sind. Dieser Befund ist besonders gut bei angespannter Bizepssehne nachweisbar und demarkiert sich im MRT durch die Interposition von Gelenkflüssigkeit oder Kontrastmittel, das intraartikulär injiziert wurde. Als Normvariante muß eine kleine Taschenbildung am Labrumansatz im Bereich der Bizepssehneninsertion abgegrenzt werden.
- *Typ-3*-Läsionen weisen eine radiäre Rißkomponente mit Verlagerung von Labrumabschnitten ins Glenohumeralgelenk auf.
- *Typ-4*-Läsionen zeigen eine Ausdehnung des Risses in die lange Bizepssehne. Bei diesen Patienten findet sich eine funktionelle Instabilität.

4.5 Rotatorenmanschettenläsionen

Unter Rotatorenmanschette verstehen wir die Sehnen der das Schultergelenk rotationsstabilisierenden Muskeln (M. subscapularis, M. supraspinatus, M. infraspinatus, M. teres minor). Risse können durch einmalige traumatische Ereignisse, durch repetitive Traumatisierungen, durch degenerative Prozesse oder durch Entzündungen im Sehnenbereich entstehen. Die degenerativ bedingten Risse beginnen in der Regel an der kaudalen Oberfläche der Sehne. Osteophyten am Akromion oder am AC-Gelenk, ein sklerosiertes Lig. coracoacromiale oder ein vorderes Impingement bei verminderter korakohumeraler Distanz können aber auch zur Sehnenarrosion von kranial oder ventral führen. Wir unterscheiden folgende Läsionen der Rotatorenmanschette:

- Abriß: Ansatznahe vollständige Kontinuitätsunterbrechung einer Sehne. Es entsteht dabei meist eine Dehiszenz (Abb. 4.3).
- Durchriß: vollständige Kontinuitätsunterbrechung einer Sehne in ihrem Verlauf.
- Teilweiser Abriß und teilweiser Durchriß: Abriß und Durchriß betreffen eine Sehne nur teilweise.

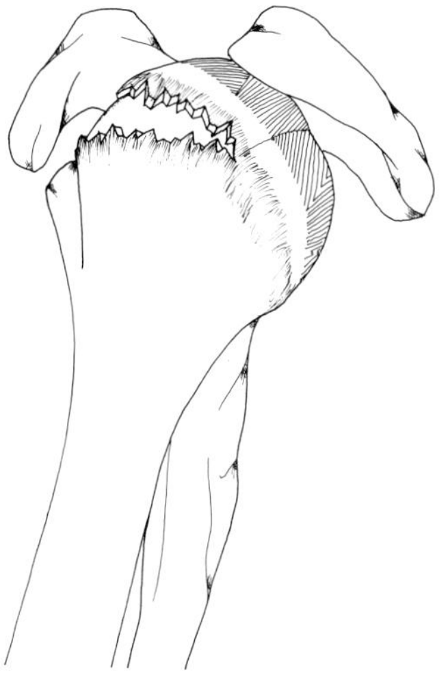

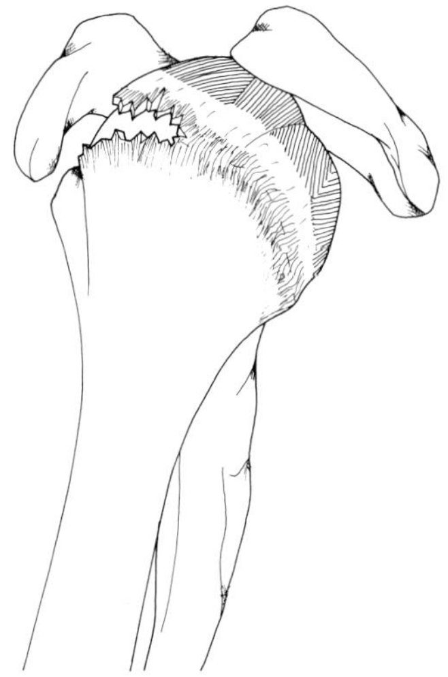

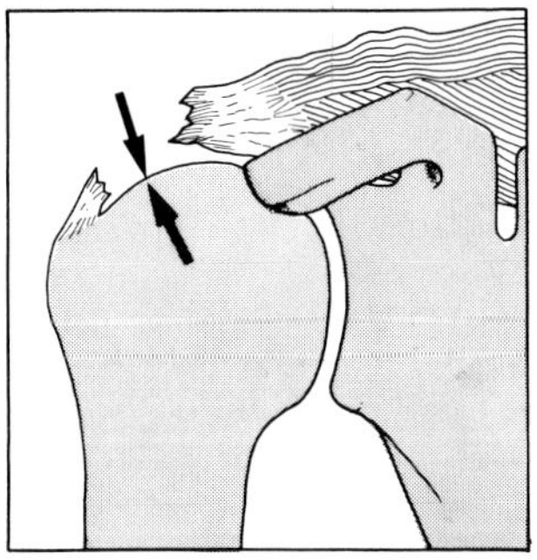

Abb. 4.3 *(links)*. Vollständiger ansatznaher Abriß bzw. Durchriß der Rotatorenmanschette (im vorliegenden Beispiel ist die Supraspinatussehne als Ganzes betroffen)

Abb. 4.4 *(Mitte)*. Teilweiser ansatznaher Abriß bzw. Durchriß der Rotatorenmanschette (im vorliegenden Beispiel ist die Supraspinatussehne nur zum Teil betroffen)

Abb. 4.5 *(rechts)*. Vollständiger Abriß bzw. Durchriß der Rotatorenmanschette. Zwischen dem Gelenkkavum und der Bursa subacromialis bzw. subdeltoidea besteht eine direkte Kommunikation *(Pfeile)*

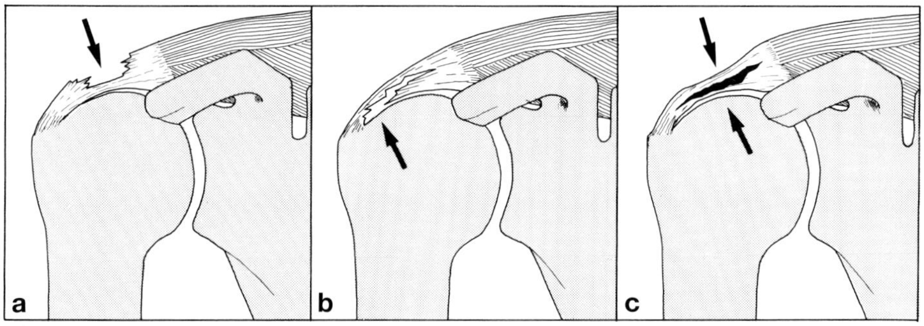

Abb. 4.6 a–c. Partialrisse ohne Verbindung zwischen Gelenkkavum und Bursa, **a** an der kranialen *(Pfeil)*, **b** an der kaudalen Oberfläche der Sehne beginnend *(Pfeil)*, **c** Horizontalriß *(Pfeile)*

Abrisse und Durchrisse entsprechen „full thickness tears" im angelsächsischen Sprachgebrauch. Es gibt Quer- und Längsrisse. Längsrisse zeigen oft keine Dehiszenz (Abb. 4.4). Durch einen Abriß oder einen Durchriß entsteht immer eine direkte Kommunikation zwischen dem Gelenkkavum und der Bursa subacromialis und subdeltoidea (Abb. 4.5).

- Partialriß: Ein Partialriß erstreckt sich nicht über den vollständigen Querschnitt einer Sehne. Man versteht darunter Einrisse, die an der kranialen (Abb. 4.6 a) oder der kaudalen (Abb. 4.6 b) Oberfläche einer Sehne beginnen. Partialrisse können aber auch zentral in einer Sehne gelegen sein und keinen Kontakt zur Sehnenoberfläche aufweisen (Horizontalriß, Abb. 4.6 c).

Partialrisse entsprechen den „partial thickness tears" des angelsächsischen Sprachgebrauchs. Sie führen nicht zu einer Verbindung zwischen Gelenkkavum und Bursa (Abb. 4.6 a – c).

4.6 Intervalläsion

Beim Intervall handelt es sich um eine physiologische Schwachstelle (Foramen Weitbrecht) zwischen den Rändern der Supraspinatus- und der Subskapularissehne. Vor allem bei Wurfsportarten entstehen dort Läsionen, die mit Luxationen oder Subluxationen der langen Bizepssehne verbunden sein können.

5 Fallbeispiele

5.1 Instabilität

5.1.1 Schultergelenkluxationen

Fall 1: 48 Jahre, männlich. Schultersteife links nach Trauma (Abb. 5.1).

Befunde

Röntgen

a) a.-p.: Fixierte Schonhaltung des Armes in Außenrotation und leichter Abduktion. Gute Aufnahmeeinstellung mit tangentialer Abbildung der glenoidalen Gelenkfläche. Die Überlagerung von Glenoid und Humeruskopf kann dabei nur durch eine vordere oder hintere Schulterluxation erklärt werden.
b) Axiale Aufnahme: Die 2. Aufnahmeebene erklärt die Luxationsrichtung nach ventral. Außerdem ist eine Hill-Sachs-Impressionsfraktur mit Verkeilung des Humeruskopfes am Glenoidvorderrand nachweisbar *(Pfeil)*.

Diagnose

Vordere Schultergelenkluxation mit Hill-Sachs-Impressionsfraktur.

Therapie

Reposition.

Bemerkungen

Die exakte Einstellung der a.-p. Schulteraufnahme ist insbesondere bei Verdacht auf eine Luxation von entscheidender Bedeutung. Wie das Beispiel zeigt, kann anhand der Überlagerung von Glenoid und Humeruskopf bei exakt tangentialer Abbildung des Glenoids bereits eine Luxation diagnostiziert werden.
Die luxationsbedingte Fixierung des Humerus in Außenrotation deutet auf eine ventrale Luxation hin. Die Darstellung in einer 2. Ebene ist dennoch zur Bestimmung der Luxationsrichtung unerläßlich. Die axiale Aufnahme ist der Aufnahme in Y-Projektion vorzuziehen, da sie auch Impressionsdefekte des Humeruskopfes dokumentiert. Andererseits erlaubt die Y-Aufnahme eine Diagnostik der Luxationsrichtung bei schmerzhafter Schulter und kann auch bei nur sehr geringer Abduktionsfähigkeit oder luxationsbedingter Fixation des Armes in leichter Abduktion – wie im vorliegenden Fall – durchgeführt werden.

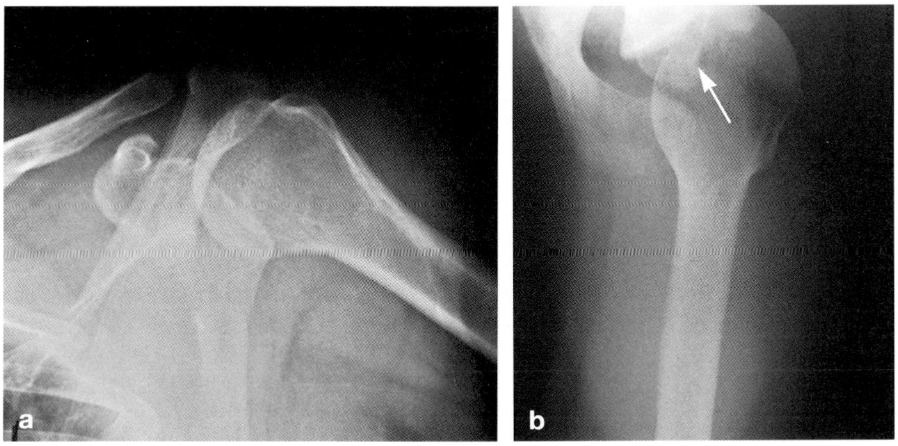

Abb. 5.1 a, b

5.1.1 Schultergelenkluxationen (Fortsetzung)

Fall 2: 73 Jahre, männlich. Sturz vom Fahrrad auf die linke Schulter (Abb. 5.2).

Befunde

Röntgen

a) a.-p.: Bei tangentialer Darstellung der glenoidalen Gelenkfläche wird diese partiell vom Humeruskopf überlagert. Außerdem ist ein großes, dreieckförmiges Knochenfragment in Projektion auf den Recessus axillaris zu sehen.
b) Y-Projektion: Dorsale Luxation des Humeruskopfes. Das dreieckige Knochenfragment läßt sich nicht eindeutig lokalisieren.

CT

c) Axialschnitt 4: Dorsale Schulterluxation mit ventraler Aussprengung eines großen Fragments aus dem Humeruskopf.

Diagnose

Posteriore Schultergelenkluxation mit reversed Hill-Sachs-Läsion.

Therapie

Offene Reposition und Rekonstruktion der reversed Hill-Sachs-Läsion.

Bemerkungen

Die hintere Schulterluxation ist vergleichsweise selten und wird häufig übersehen. Ein erster Verdacht ergibt sich in der konventionellen a.-p.-Aufnahme, auf der der Gelenkspalt bei tangentialer Darstellung des Glenoids nicht freiprojiziert ist. Die Y-Aufnahme bestätigt die Diagnose. Als bildgebende Methode der Wahl kann die CT bezeichnet werden. Sie gibt wertvolle Hinweise für die Operationsplanung (Restkalotte, Anzahl der Fragmente).

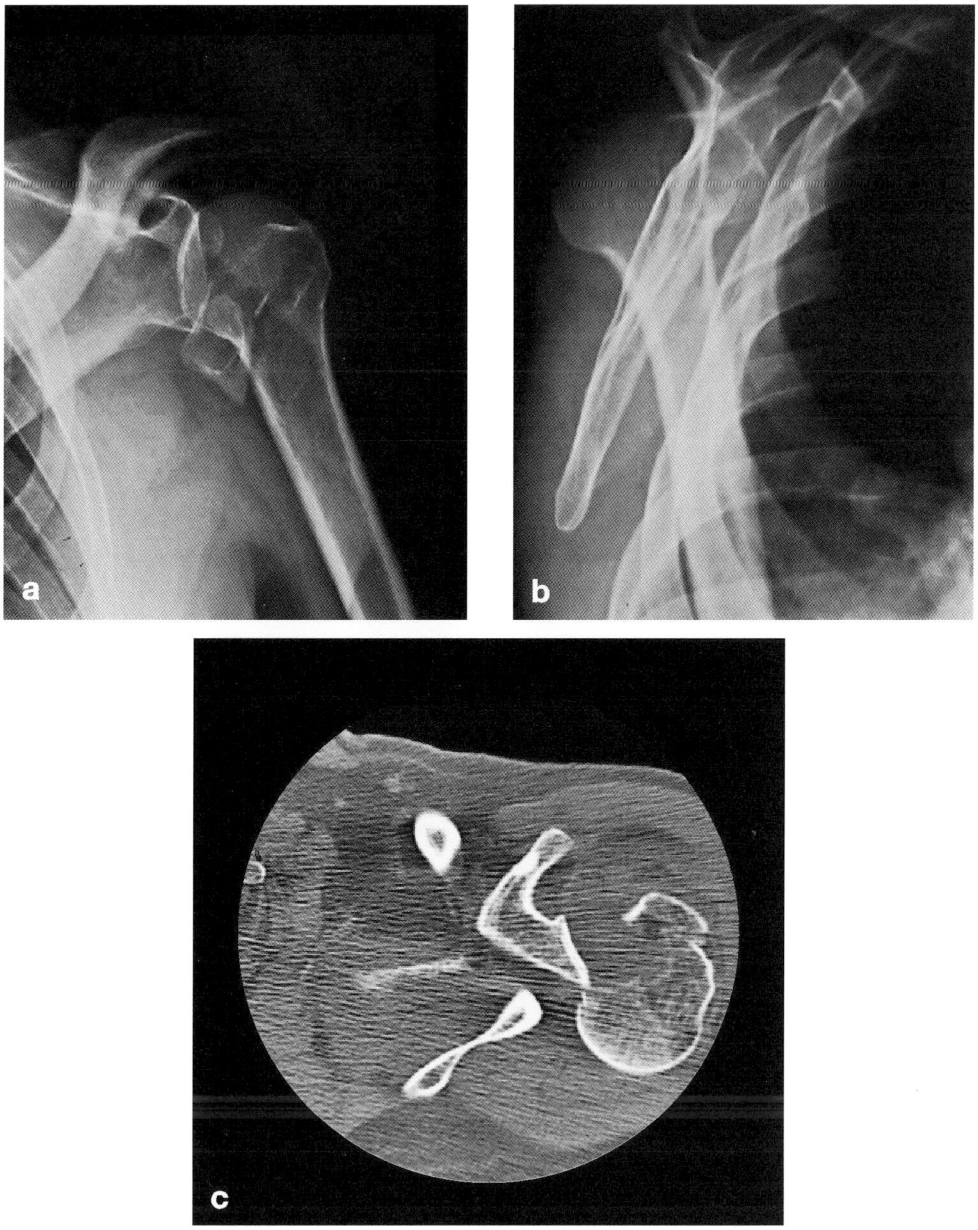

Abb. 5.2 a–c

5.1.1 **Schultergelenkluxationen** (Fortsetzung)

Fall 3: 59 Jahre, männlich. Sturz auf die rechte Schulter (Abb. 5.3).

Befunde

Röntgen

a) a.-p.: Trotz weitgehend tangentialer Darstellung des Glenoids besteht eine Überlagerung durch den Humeruskopf. Dieser erscheint verglichen mit dem Glenoid relativ klein und zeigt eine Doppelkontur mit angrenzend verdichteter Spongiosastruktur *(Pfeile)*.
b) Axiale Aufnahme: Die vermutete dorsale Luxation des Humeruskopfes mit anteromedialer Impressionsfraktur (reversed Hill-Sachs-Läsion) bestätigt sich.

CT

c) Axialschnitt 5 : Das Ausmaß der Impressionsfraktur und ein kleines abgesprengtes Fragment dorsal des Glenoids *(Pfeil)* werden vor offener Reposition computertomographisch dargestellt.

Röntgen

d) a.-p. in Innenrotation, postoperative Kontrolle: Reposition und Rekonstruktion der reversed Hill-Sachs-Impressionsfraktur mit Mitek-Ankern und Kleinfragmentschrauben.

Diagnose

Hintere Schultergelenkluxationsfraktur.

Therapie

Operative Revision mit Reposition und Rekonstruktion des Knochendefekts.

Bemerkungen

Die Diagnose einer hinteren Schultergelenkluxation wird an Hand eines gut eingestellten a.-p.-Bildes und einer 2. Aufnahmeebene (axiale oder Y-Projektion) gestellt. Wir führen eine präoperative CT- Untersuchung durch, um vor der oftmals schwierigen und daher meist offenen Reposition das Ausmaß der Impressionsfraktur des Humeruskopfes genau beurteilen zu können. Dieses Vorgehen erleichtert auch die Frakturrekonstruktion, die bei früher Diagnosestellung in den meisten Fällen ohne Einlagerung von Spongiosamaterial erfolgen kann.

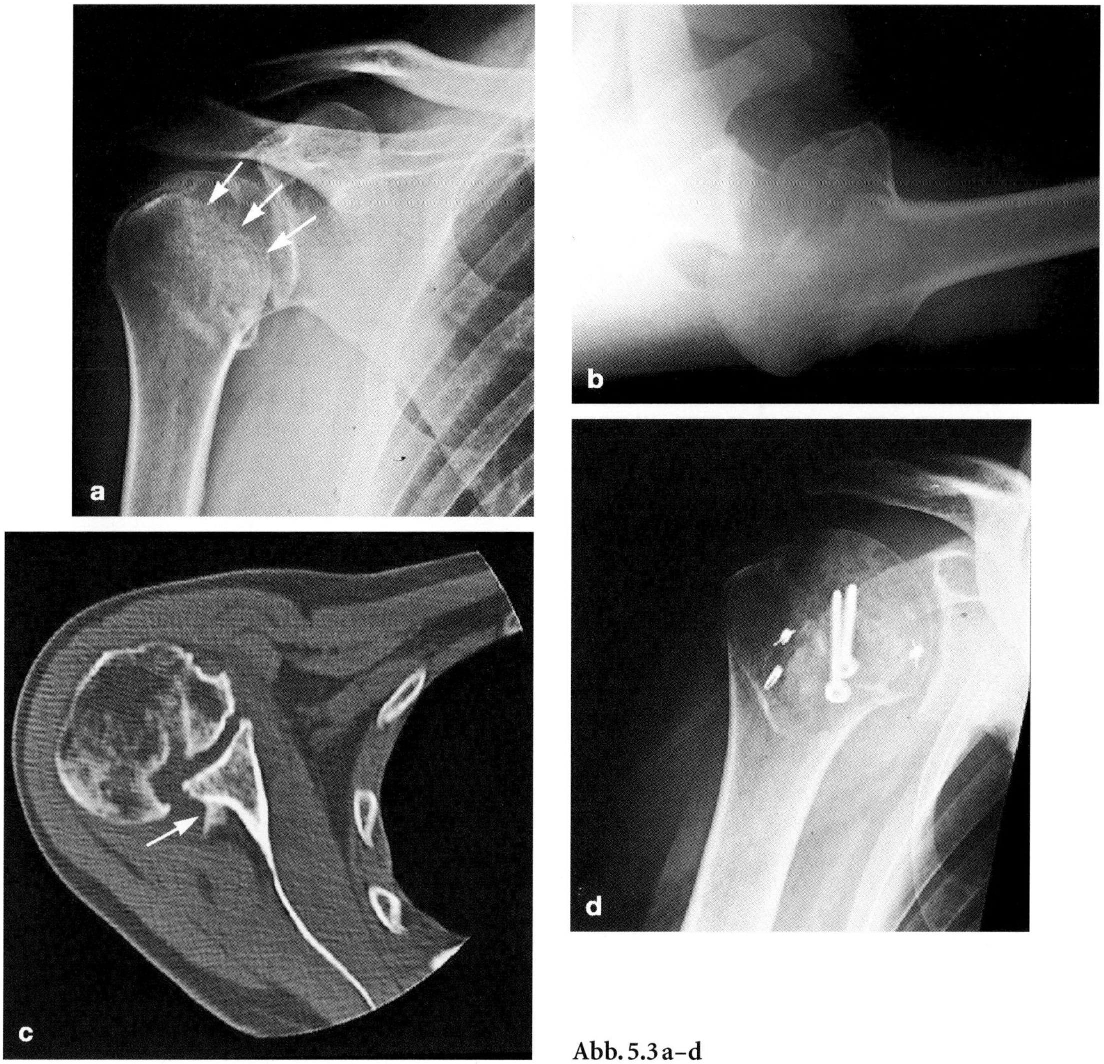

Abb. 5.3 a–d

5.1.1 Schultergelenkluxationen (Fortsetzung)

Fall 4: 28 Jahre, männlich. Instabilitätsgefühl und spontane Luxierbarkeit des rechten Schultergelenks (Abb. 5.4).

Befunde

Röntgen

a) Axialaufnahme in Neutralstellung: Achsengerechte Stellung im Glenohumeralgelenk.
b) Axialaufnahme in maximaler Innenrotation: Dorsalluxation des Humeruskopfes aus der flachen Pfanne.

Arthro-MRT

c) Axialschnitt 5 in Außenrotation (2D – FLASH 600/18/60°): Ventrale Labrumläsion durch Kontrastmittel demarkiert *(Pfeil)*, kein KM-Austritt aus der Schultergelenkkapsel, atypisch medialer Gelenkkapselansatz dorsal *(Pfeilspitze)*.
d) Axialschnitt 6 in Außenrotation (2D – FLASH 600/18/60°): Vordere und hintere Aufweitung der Gelenkkapsel.
e) Sagittalschnitt 2 (SE 600/15): Auch im Sagittalbild auf allen Seiten intakte Rotatorenmanschette. Die Kapselaufweitung ist dorsal ausgeprägter als ventral.

Diagnose

- Habituelle hintere Schultergelenkluxation.
- Vordere Labrumablösung.

Therapie

- Möglichst keine operative Intervention, stabilisierende Gymnastik.
- Die vordere Labrumläsion zwingt in diesem Fall allerdings zur operativen Revision.

Bemerkungen

Die spontane dorsale Luxation gibt es nur in Form der habituellen Luxation. Ungewöhnlich ist die zusätzliche ventrale Labrumläsion.

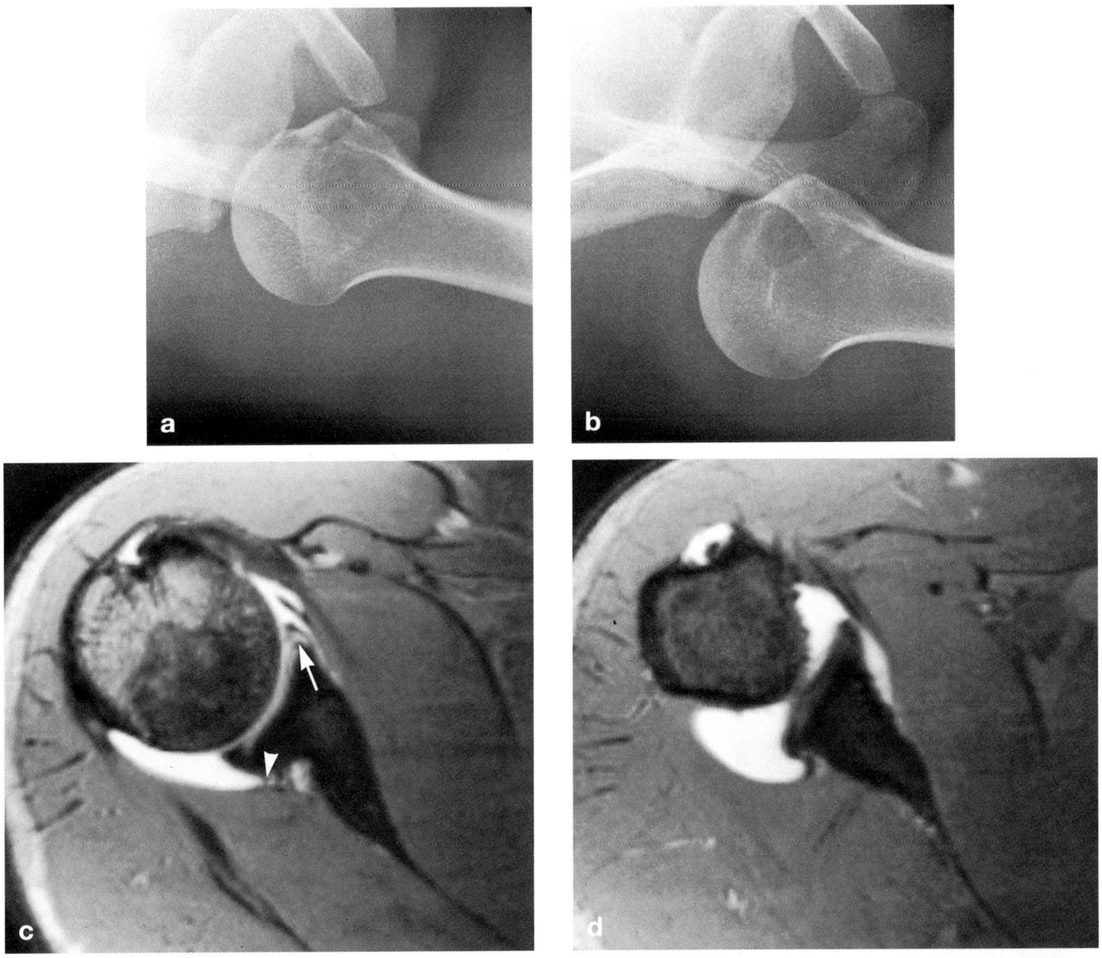

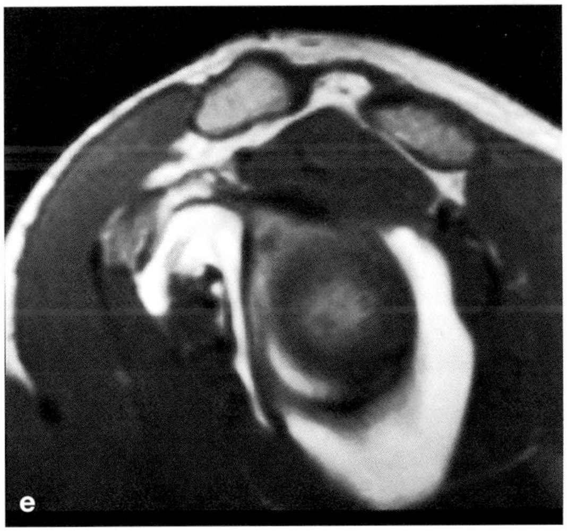

Abb. 5.4a–e

5.1.2 **Ventrale Instabilität** (Fortsetzung)

Fall 5: 22 Jahre, männlich. Mehrere Voroperationen wegen Impingement der rechten Schulter (Abb. 5.5).

Befunde (Fortsetzung)

Arthroskopie

h) Ansatznaher Riß der Subskapularissehne kranial.
i) Es ist deutlich zu sehen, daß der Abriß sich auf weite Teile der Subskapularissehne erstreckt.
k) Die Übersichtsaufnahme zeigt die Hämatineinlagerungen im ventralen Kapselbereich. Unregelmäßiger Knorpelüberzug sowohl am Glenoid, als auch am Humeruskopf, adhärentes ventrales Labrum.
l) Die Subskapularisdesinsertion ist hier von kranial bis caudal zu überblicken. Nur wenige Restfasern haben noch eine Verbindung zum Humeruskopf.

Diagnose

- Iatrogene Akromionfraktur durch ausgedehntes Shaving der Akromionunterfläche mit konsekutiver Bildung einer Pseudarthrose.
- Persistierendes Impingement mit ödematöser Verquellung der Supraspinatussehne.

Therapie

- Osteosynthese des Akromions (Abb. 5.5 c,d).
- Ventrale Stabilisierung mit Refixation der Subskapularissehne.

Bemerkungen

Wegen eines instabilitätsbedingten Impingements wurde ungünstigerweise ein agressives Shaving des Akromions vorgenommen, das zu einer Akromionfraktur mit anschließender Pseudarthrose führte. Anschließend waren mehrere Korrektureingriffe nötig. Der Patient wurde erst nach einer ventralen Stabilisierungsoperation mit Refixation der Subskapularissehne beschwerdefrei.

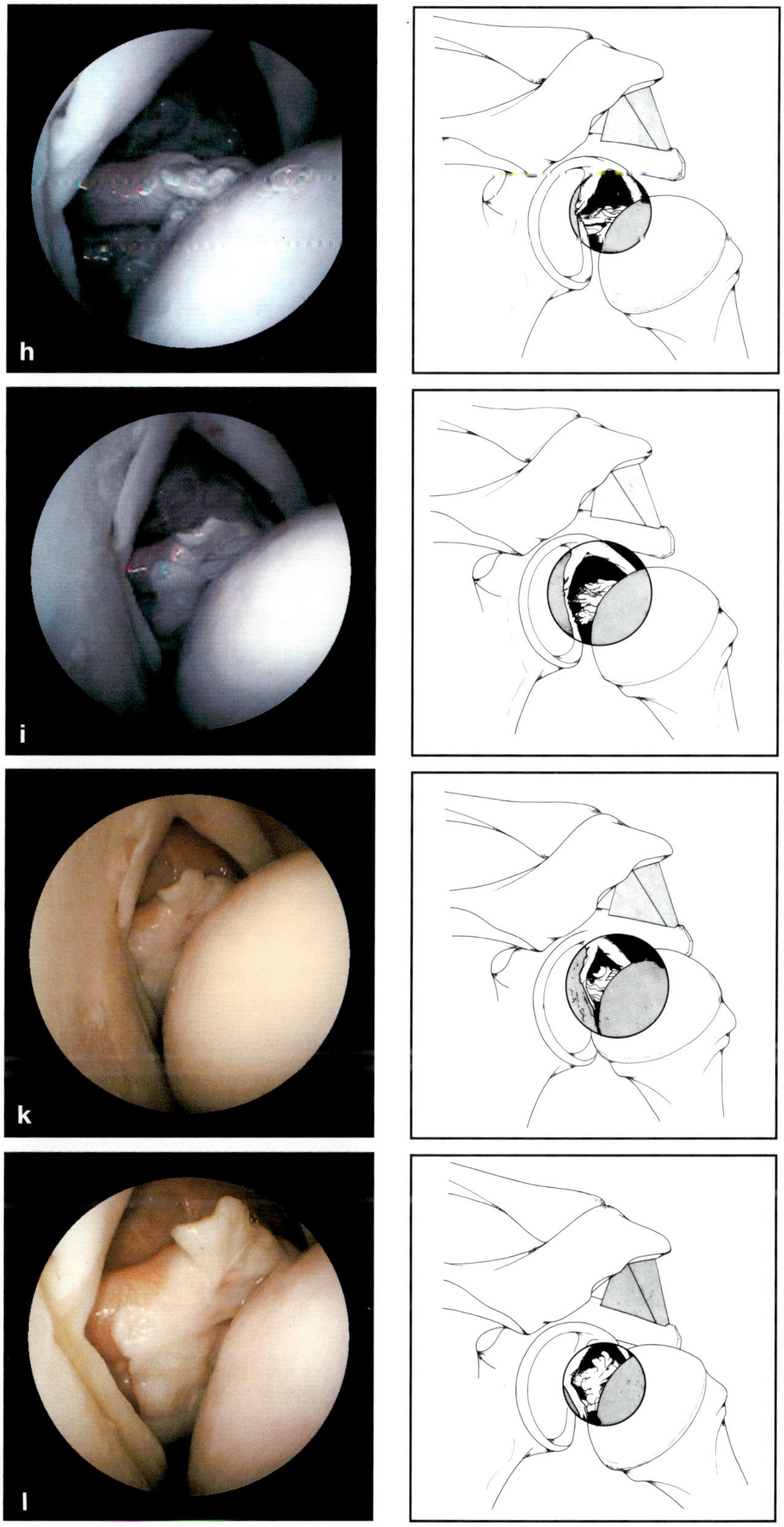

Abb. 5.5h–l

5.1.2 Ventrale Instabilität (Fortsetzung)

Fall 6: 43 Jahre, männlich. Konservativ behandelte Klavikulafraktur links. Eine Woche zuvor Sturz vom Pferd und seither rezidivierende Luxationen des linken Schultergelenks (Abb. 5.6).

Befunde

CT

a) Axialschnitt 6 in Innenrotation: Große, dislozierte ossäre Bankart-Läsion .
b) 3D-Darstellung, ventrale Aufsicht: Größe und Dislokationsrichtung des ossären Fragments sind gut erkennbar *(Pfeile)*.
c) 3D- Darstellung, kraniale Aufsicht: Bankart-Fragment *(Pfeil)* und mit Kallusmanschette verheilte Klavikulafraktur sichtbar.

Arthroskopie

d) Ausgedehnter Abbruch am ventralen Glenoid. Das abgelöste Knochenfragment liegt in Bindegewebe eingepackt medial. Erhalten ist nur noch der dorsale Limbusanteil. Ventraler Limbus und glenohumerale Ligamente sind nicht mehr sichtbar.

Diagnose

- Ossäre Bankart-Läsion anterior-inferior.
- Ventrale Labrumablösung.
- Ventrale Instabilität.

Therapie

Schraubenosteosynthese der Pfannenfraktur und ventrale Stabilisation.

Bemerkungen

Die Nativ-CT ohne intraartikuläre KM-Injektion kann nur den knöchernen Defekt, nicht aber die Weichteilpathologie in Form einer ventralen Labrumablösung und einer vorderen Instabilität nachweisen. Die gleiche Information ließe sich durch eine axiale Röntgenaufnahme erhalten.
Die Qualität von 3D-Reformatierungen ist insbesondere von der Schichtdicke der Ausgangsschichten abhängig. Da die Zusatzinformation derartiger 3D-Rekonstruktionen begrenzt ist, gibt es dafür keine Routineindikationen. In Form der Stereolithographie hat sich aber die Anfertigung von plastischen Knochenmodellen auf der Basis von 2D-Datensätzen für die Planung rekonstruktiver Operationen als vorteilhaft erwiesen.

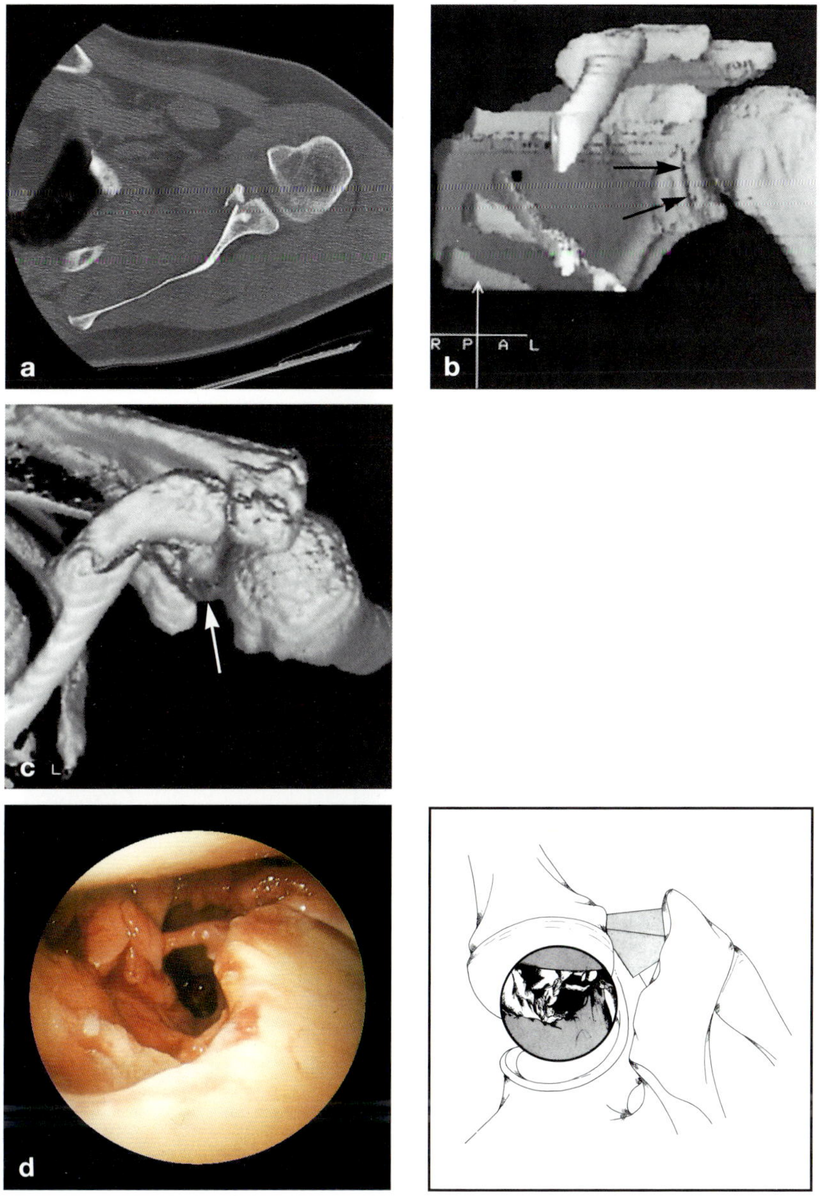

Abb. 5.6 a–d

5.1.3 Multidirektionale Instabilität

Fall 7: 26 Jahre, männlich. Zustand nach mehreren Schulteroperationen rechts wegen Instabilität. Jetzt persistierende Instabilität und erhebliche Beschwerden (Abb. 5.7).

Befunde

CT

a) a.-p. in Außenrotation (Topogramm 1984): Das osteotomierte Korakoid ist mit einer Schraube am Skapulahals fixiert (Operation nach Trillat).
b) Axialschnitte Niveau 5: 2 Schichten dokumentieren die Versetzung des Korakoids.
c) a.-p. in Innenrotation nach Luftinjektion intraartikulär (Topogramm 1986): Nach rezidivierenden Luxationen, jetzt nach dorsal, erneuter Eingriff von dorsal mit Spananlagerung und Fixierung durch 2 Schrauben. Die 1984 noch vorhandene vordere Schraube wurde zwischenzeitlich entfernt. Leichte Subluxation des Humeruskopfes nach kranial.
d) Axialschnitt 5: Erhebliche Metallartefakte durch eine Osteosyntheseschraube *(Pfeil);* eindrückliche Subluxation des Humeruskopfes nach ventral bei vollständiger vorderer Labrumruptur. Ebenfalls deutlich sichtbar ist die Engstellung des Weichteilraumes zwischen Spitze des Processus coracoideus und der Humerusvorderfläche *(Pfeilspitzen).*

Diagnose

Kaudale Instabilität mit Plexusirritation bei Zustand nach mehreren Eingriffen zur ventralen und dorsalen Stabilisierung bei einer globalen Instabilität.

Therapie

Wegen rezidivierender Plexusparesen infolge von Subluxationen des Kopfes nach kaudal Arthrodese der Schulter.

Bemerkungen

Bei einer globalen Instabilität ist ein rein ventraler, überkorrigierender Eingriff nicht sinnvoll, da er zu einer dorsalen Luxation führen kann. Nach der zusätzlich dorsalen Stabilisierung konnte der Humeruskopf nur nach kaudal ausweichen und erzeugte damit die Plexusirritationen. Als Ultima ratio blieb nur die Arthrodese.

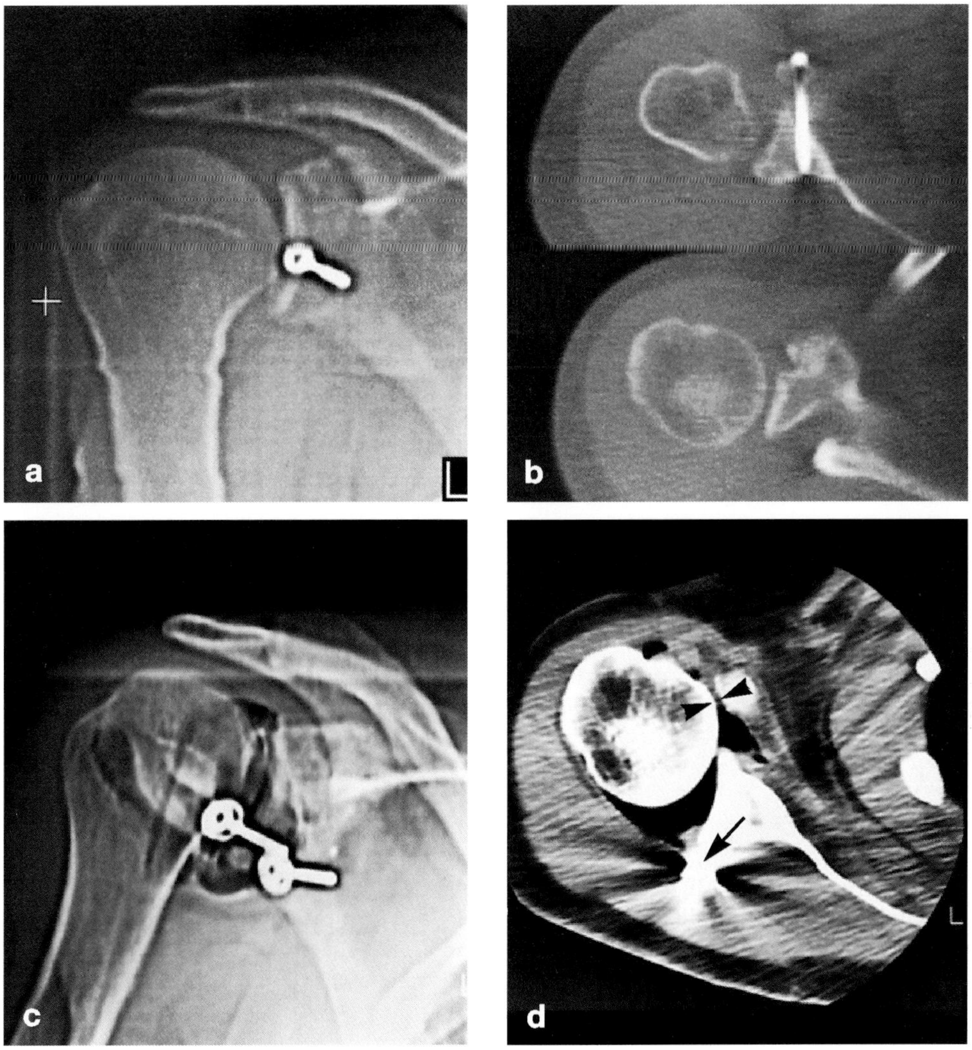

Abb. 5.7 a–d

5.1.3 Multidirektionale Instabilität (Fortsetzung)

Fall 9: 23 Jahre, männlich, Schwinger (Kampfsportart in der Schweiz). Rezidivierende Schulterluxationen, erstmals beim Schwingen (Abb. 5.9).

Befunde

Arthro-CT

Axialschnitt 5 in Innenrotation: Kleines ventrales Labrum, relativ weit medial inserierende vordere Kapsel; in höheren Schichten (nicht dokumentiert) flache Hill-Sachs-Impressionsfraktur.

Arthroskopie

Verstärkte Translation nach ventral; eher schmales vorderes Labrum, ausgeweitete ventrale Kapsel mit elongierten glenohumeralen Ligamenten; flache Hill-Sachs-Läsion, die in forcierter Außenrotationsstellung am unteren Pfannenrand zum Einrasten gebracht werden kann (ohne Abbildung).

Diagnose

Schulterinstabilität mit rezidivierenden Luxationen bei ausgeweiteter ventraler Kapsel.

Therapie

Ventrale Kapselraffung.

Bemerkungen

Der Befund der Arthro-CT kann nach den Kriterien von Rafii (1986) und Neumann (1991) als Typ 3 der vorderen Kapselinsertion interpretiert werden, wobei sich computertomographisch die arthroskopisch gefundene, offenbar erhebliche vordere Kapselaufweitung bei einem kleinen, aber sonst unauffälligen vorderen Labrum nicht diagnostizieren läßt.
Grundsätzlich werden 3 Typen der Gelenkkapselinsertion unterschieden, wobei Typ 1 an der Spitze oder der Außenfläche des Labrums inseriert. In einer Studie, die 52 asymptomatische und 27 symptomatische Schultergelenke umfaßte, fand sich dieser Kapselinsertionstyp ventral bei 47 % und dorsal bei 100 % der asymptomatischen Patienten (Neumann 1991). Der Typ 1 ist demnach für die dorsale Gelenkkapselinsertion charakteristisch. Bei Typ-2-Insertionen soll der Kapselansatz nicht mehr als 1 cm medial der Labrumspitze ansetzen. Am vorderen Labrum wurde dieser Insertionstyp in 49 % gefunden (Neumann 1991). Setzt die Gelenkkapsel, wie im vorliegenden Fall, noch weiter medial am Skapulahals an, handelt es sich um eine Typ-3-Kapselinsertion. Dieser Typ wurde nur in 4 % gesehen (Neumann 1991). Er wird daher meistens als Traumafolge interpretiert und prädisponiert zu einer vorderen Instabilität.

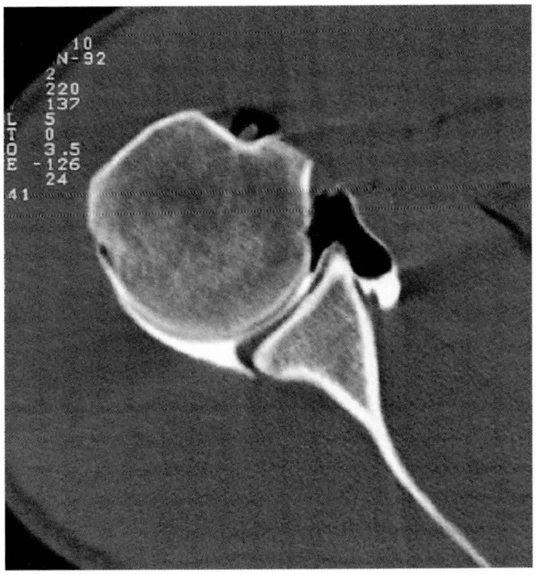

Abb. 5.9

5.1.4 Labrumläsionen

Fall 10: 57 Jahre, männlich. Sturz beim Skilaufen mit unklarem Verletzungsmechanismus. Funktionseinschränkung des rechten Schultergelenks. Einschießende Schmerzen mit Ausstrahlung bis in die rechte Hand (Abb. 5.10).

Befunde

Arthro-CT

a) Axialschnitt 5 in Innenrotation: Gelenkknorpelverschmälerung und Osteophyten am anterioren und posterioren knöchernen Glenoidrand im Sinne einer leichten Omarthrose. Insertion des mittleren glenohumeralen Ligamentes *(Pfeil)* am ventralen Labrum.
b) Axialschnitt 6 in Innenrotation: Imbibition des vorderen Labrums mit Kontrastmittel *(Pfeil)*. Bizepssehne im Sulcus intertubercularis gut abgrenzbar; keine Hinweise auf eine ventrale Kapselläsion.

Arthroskopie

c) Vollständige Ablösung des ventralen Labrums, das mit dem Tasthaken abgehoben werden kann.
d) Sehr breite, aber flache Hill-Sachs-Läsion bei vernarbter, aber intakter Rotatorenmanschette.

Diagnose

- Alter, vollständiger ventraler Labrumabriß und Hill-Sachs-Defekt.
- Leichte Omarthrose.

Therapie

Konservativ, da Beschwerdebesserung durch stabilisierende Physiotherapie.

Bemerkungen

Es handelt sich mit großer Wahrscheinlichkeit um eine traumatische Schulterluxation, die sich offenbar sofort spontan reponiert hatte. Die Befunde in der Arthro-CT und Arthroskopie stimmen nicht ganz überein: Zwar wurde in der CT ein ventrokaudaler Riß diagnostiziert, jedoch das Ausmaß desselben im Vergleich zur Arthroskopie unterschätzt. Die funktionelle Untersuchung mit dem Tasthaken erlaubte in diesem Fall arthroskopisch den Nachweis der kompletten Labrumablösung. Andrerseits konnte die radiologisch nachgewiesene leichte Omarthrose arthroskopisch schlecht erfaßt werden (Verdünnung der Knorpelschicht ohne Destruktionen).

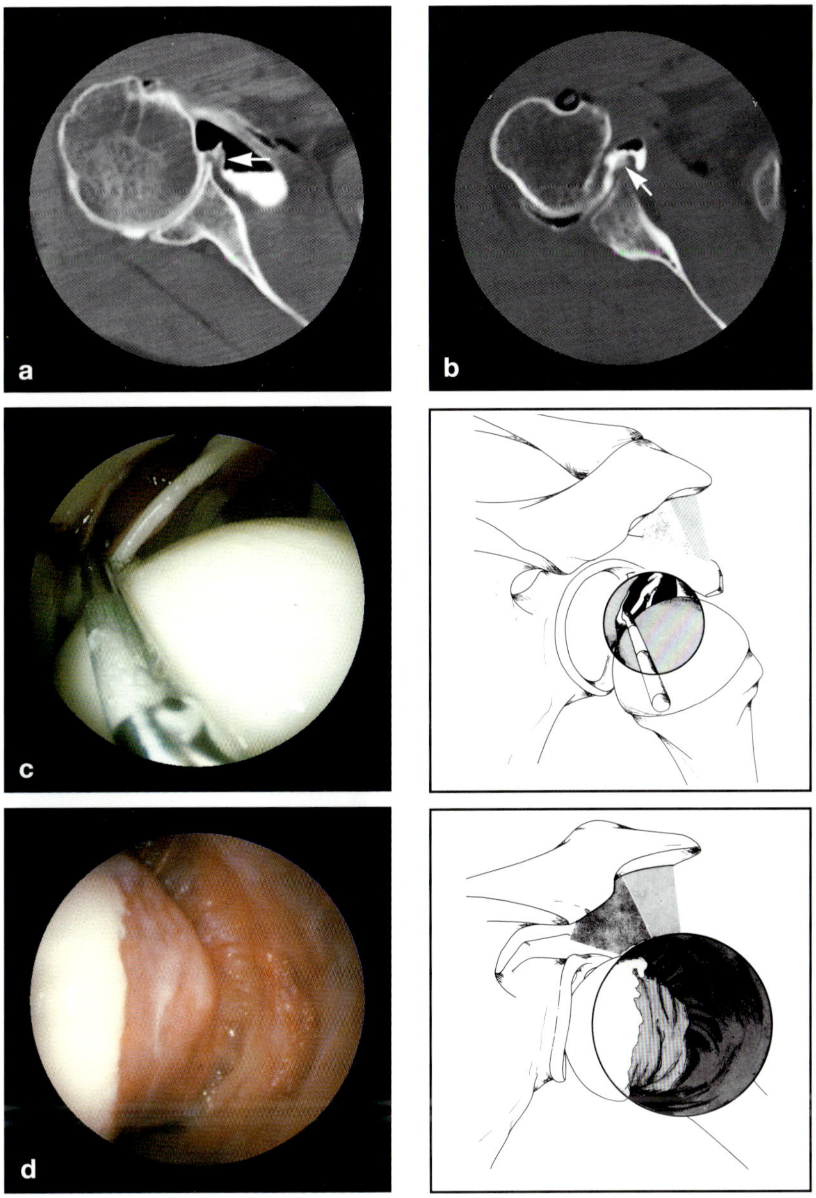

Abb. 5.10 a–d

5.1.4 **Labrumläsionen** (Fortsetzung)

Fall 12: 20 Jahre, männlich. Schulterschmerzen links nach Schultergelenkluxation (Abb. 5.12).

Befunde (Fortsetzung)

Arthroskopie

g, h) Das ventrale Labrum ist zusammen mit den Ligg. glenohumeralia vollständig desinseriert. Zusätzlich ossäre Bankart-Läsion. Die Gelenkkörper sind arthroskopisch nicht sichtbar, da der Recessus subcoracoideus normalerweise nicht intubiert wird.

Diagnose

- Vorderer Labrumabriß.
- Osteokartilaginäre Bankart-Läsion.
- Hill-Sachs-Impressionsfraktur.
- Synoviale Chondromatose.

Therapie

- Entfernung der synovialen Chondrome durch Arthrotomie.
- Rekonstruktion des Glenoids.
- Ventrale Stabilisierung.

Bemerkungen

Das Vorliegen von mehreren Gelenkkörpern mit offenbarer Adhärenz zur Synovialis spricht differentialdiagnostisch für eine synoviale (Osteo-) Chondromatose (Hauptmanifestation bei Männern zwischen dem 20. und 40. Lebensjahr). Andererseits kommt es anläßlich von Schultergelenkluxationen häufig zu Knorpelabsprengungen, aus denen sich zuerst knorpelige, später auch knöcherne Corpora libera entwickeln können. Die Ansammlung dieser Gelenkkörper in einem Gelenkrezessus ist nicht ungewöhnlich.

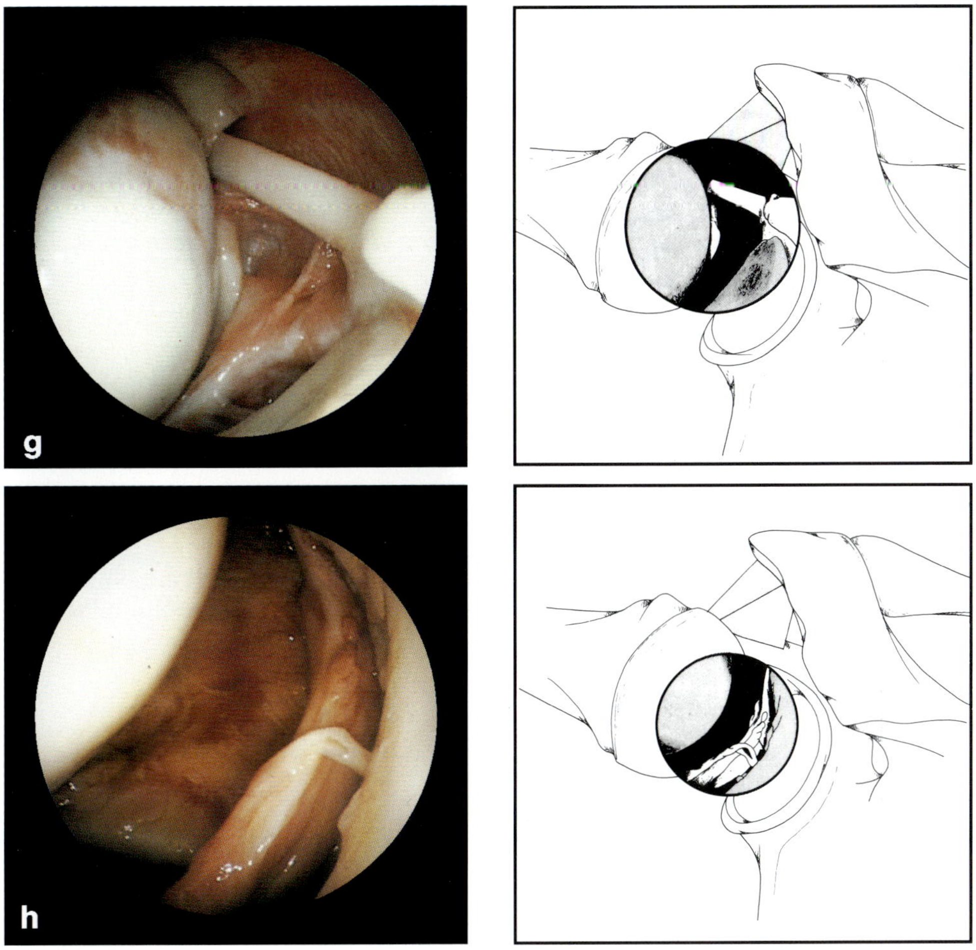

Abb. 5.12 g, h

5.1.4 Labrumläsionen (Fortsetzung)

Fall 13: 27 Jahre, weiblich. Subluxationsphänomene der rechten Schulter beim Sport. Verdacht auf Limbusläsion (Abb. 5.13).

Befunde

Arthro-CT

a) Axialschnitt 6 in Außenrotation: Anterior-inferiore Limbusablösung.
b) Axialschnitte 6 in Innenrotation: 2 benachbarte Schichten von je 3 mm Dicke in Innenrotation zeigen eine Aufsplitterung des Labrums *(Pfeil)*. Besser erkennbar sind jetzt die Ablösung der Gelenkkapsel ventral vom Glenoid und eine schalenförmige Kortikalisabsprengung in Verbindung mit der Labrumläsion.

Arthroskopie

c) Ventrales Labrum weitgehend zerstört. Die relativ seichte Hill-Sachs-Läsion rastet in Außenrotation am kaudalen Glenoidrand ein.

Diagnose

- Anterior-inferiorer Labrumeinriß und ventrale Labrumablösung.
- Ventrale Instabilität.

Therapie

Arthroskopische Resektion des Limbuslappenrisses und Limbusrefixation.

Bemerkungen

Durch die funktionelle Untersuchung in Außen- und Innenrotation erlaubt die Arthro-CT nicht nur die Diagnose einer ventralen Labrumablösung, sondern sie kann auch feine Details, wie den Labrumeinriß und die schalenförmige ossäre Bankart-Läsion, feststellen. Auch die ventrale Instabilität kann aufgrund der Kapselaufweitung in Innenrotationsstellung mittels Arthro-CT nachgewiesen werden.

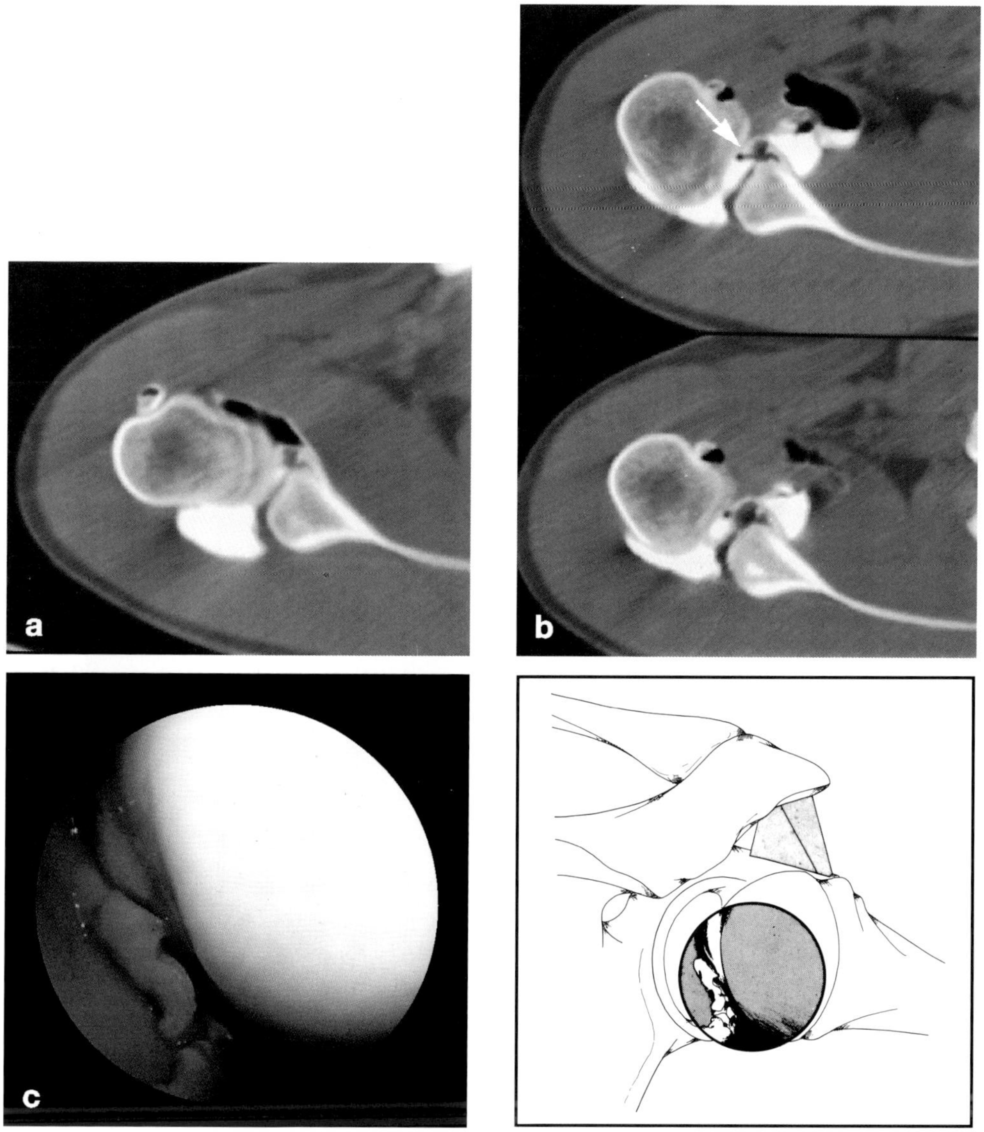

Abb. 5.13a–c

5.1.4 **Labrumläsionen** (Fortsetzung)

Fall 15: 31 Jahre, männlich. Schultergelenkluxation links, die 1 Jahr zurückliegt. Reposition und funktionelle Nachbehandlung. Jetzt zunehmende Schnapp-Phänomene und positiver Apprehensiontest (Abb. 5.15).

Befunde

MRT

a) Axialschnitt 5 (2D-FLASH 680/18/50°): Ventrale Labrumablösung mit deutlicher Dehiszenz zwischen Glenoid und Labrum glenoidale *(Pfeil)*.
b) Axialschnitt 6 (2D – FLASH 680/18/50°): Neben der Labrumläsion *(Pfeil)* ventrale Kapselablösung vom Glenoid *(Pfeilspitze)*.
c) Frontalschnitt 2 (SE 2000/80): Das ventral abgelöste und deutlich vom Glenoid separierte Labrum zeigt sich als schrägverlaufende signalarme Linienstruktur, umgeben von Gelenkerguß *(Pfeil)*. Lange Bizepssehne im Sulcus.

Arthroskopie

d) Abriß des ventralen Labrums mit Stauchungsfraktur am Glenoidrand.
e) Breitflächige Hill-Sachs-Läsion; intakte lange Bizepssehne; etwas zerzauster Rotatorenmanschettenansatz.

Diagnose

- Ventraler Labrumabriß.
- Hill-Sachs-Läsion.

Therapie

Labrumrefixation.

Bemerkungen

Der Gelenkerguß erleichtert hier die MRT-Diagnostik. Das Labrum liegt frei flottierend innerhalb des Ergusses. Differentialdiagnostisch muß sicher an ein partiell angeschnittenes glenohumerales Ligament gedacht werden.

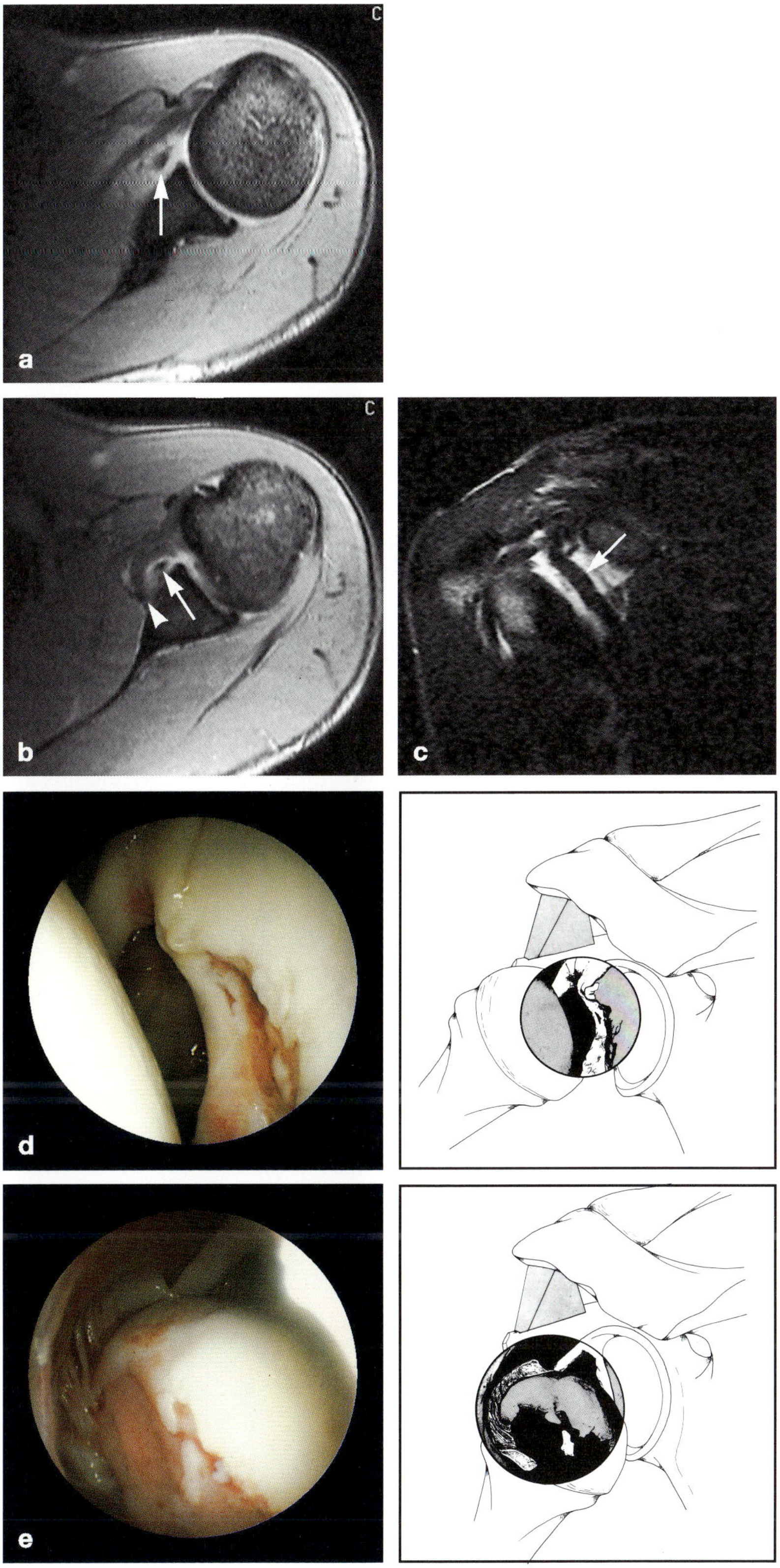

Abb. 5.15 a–e

5.1.4 **Labrumläsionen** (Fortsetzung)

Fall 16: 25 Jahre, weiblich. Erste Schulterluxation vor 6 Jahren. Seither rezidivierende Luxationen nach ventral. Verdacht auf Labrumabriß, evtl. SLAP-Läsion (Abb. 5.16).

Befunde

Arthro-MRT

a) Axialschnitt 2 (SE 600/15): Unauffälliger Abgang der langen Bizepssehne *(Pfeilspitzen)*. Oberes Lig. glenohumerale von Kontrastmittel umgeben *(Pfeil)*.
b) Axialschnitt 3 (SE 600/15): Ablösung des Labrum glenoidale, das vom oberen Lig. glenohumerale nach ventral gezogen wird *(Pfeile)*.
c) Axialschnitt 4 (SE 600/15): Ausdehnung der Labrumläsion nach kaudal bis zum Ansatz des mittleren Lig. glenohumerale *(Pfeil)*.
d) Sagittalschnitt 2 (SE 600/15): KM-Interposition zwischen Glenoid und vorderem oberem Labrum.
e) Sagittalschnitt 2 (SE 600/15): Die Ablösung des Labrums kann nach kaudal bis in etwa zur Mitte des Glenoidrands verfolgt werden *(Pfeil)*. Bizepssehnenabgang *(Pfeilspitze)* adhärent.
f) Frontalschnitt 3 (2D-FLASH 830/15/90°, Fettsättigung): Durch die KM-Füllung kann die ventrale Labrumablösung auch im Frontalschnitt nachgewiesen werden.
g) Frontalschnitt 3 (2D-FLASH 830/15/90°, Fettsättigung): Lange Bizepssehne vom Glenoid nicht abgelöst, somit keine SLAP-Läsion.

Fortsetzung s. S. 76.

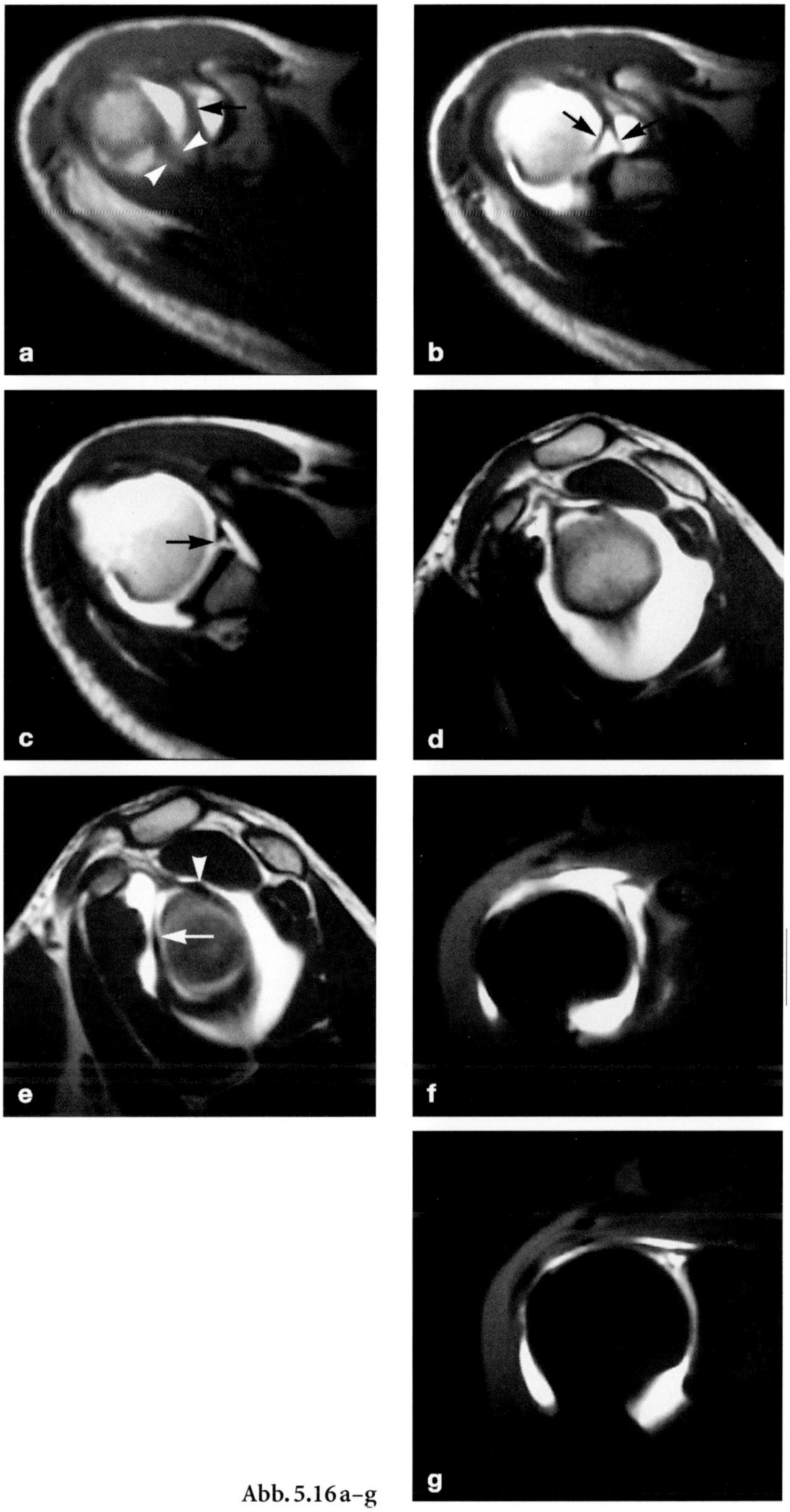

Abb. 5.16 a–g

5.1.4 Labrumläsionen (Fortsetzung)

Fall 16: 25 Jahre, weiblich. Erste Schulterluxation vor 6 Jahren. Seither rezidivierende Luxationen nach ventral. Verdacht auf Labrumabriß, evtl. SLAP-Läsion (Abb. 5.16).

Befunde (Fortsetzung)

Arthroskopie

h, i) Vernarbter Abriß des ventralen Labrums, zusammen mit der Verankerung der Bizepssehne. Es handelt sich dabei um eine SLAP-ähnliche Läsion (Typ 2).

Diagnose

Superior-anteriore Labrumläsion mit Ausdehnung vom Bizepssehnenabgang bis zum unteren Lig. glenohumerale.

Therapie

Labrumrefixation.

Bemerkungen

Die intraartikuläre KM-Injektion ermöglicht nicht nur die Diagnose, sondern vor allem eine exakte Ausdehnungsbestimmung der Labrumablösung. Eine gleichermaßen übersichtliche Darstellung wäre ohne KM-Injektion nur erreichbar, wenn ein größerer Gelenkerguß vorliegt, der ebenfalls die Gelenkkapsel distendiert und sich zwischen Glenoid und abgelöstem Labrum ausdehnt. Die Arthroskopie korreliert sehr gut mit dem Arthro-MRT.

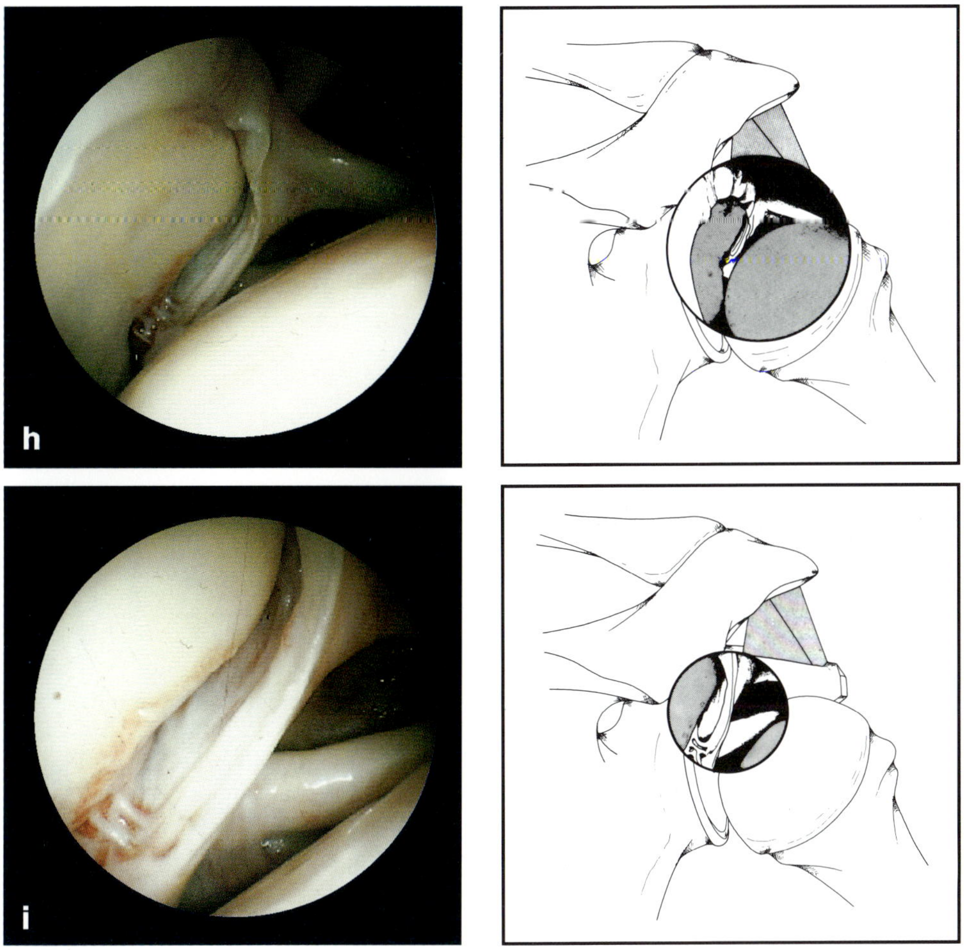

Abb. 5.16h, i

5.1.4 Labrumläsionen (Fortsetzung)

Fall 17: 25 Jahre, weiblich. Status nach vorderer Schultergelenkluxation; persistierende Schmerzen (Abb. 5.17).

Befunde

Röntgen

a) a.-p. in Außenrotation: Nachweis einer ovalären, im Randbereich verkalkten Struktur in Projektion auf die Supraspinatussehne *(Pfeil)*.

Arthro – MRT

b) Axialschnitt 5 (SE 600/15): Ventrale Ablösung des Labrum glenoidale, das vom mittleren Lig. glenohumerale etwas nach ventral gezogen wird *(Pfeil)*.
c) Axialschnitt 6 (SE 600/15): Corpus liberum dorsal im Schultergelenkkavum *(Pfeil)*.
d) Frontalschnitt 2 (2D-FLASH 850/15/90°, Fettsättigung): Auch im Frontalschnitt kann die vordere obere Labrumablösung nachgewiesen werden *(Pfeil)*.
e) Frontalschnitt 3 (2D-FLASH 850/15/90°, Fettsättigung): Weiter dorsal demarkiert sich durch das Kontrastmittel die Impressionsfraktur der Humeruskopfkalotte.

Diagnose

- Vordere obere Labrumläsion (keine SLAP-Läsion).
- Corpus liberum bei Status nach vorderer Schultergelenkluxation.
- Hill-Sachs-Impressionsfraktur.

Therapie

- Labrumrefixation.
- Entfernung der Corpus liberum.

Bemerkungen

Die Fettgewebe enthaltende Humeruskopfepiphyse zeigt im Rahmen der FLASH-Sequenz mit Fettsättigungspuls einen Signalverlust. Dagegen enthält die Metaphyse im Alter der Patientin zumindest teilweise noch blutbildendes Knochenmark und läßt ein intermediäres Signal erkennen.
Bei intaktem Bizepssehnenabgang kommt es durch das Lig. glenohumerale superius zur Dehiszenz des vorderen oberen Labrums. Die intraartikuläre KM-Injektion demarkiert die Labrumablösung somit nicht nur durch eine KM-Interposition, sondern auch durch die Kapseldistension mit Anspannung der kapselverstärkenden glenohumeralen Ligamente.

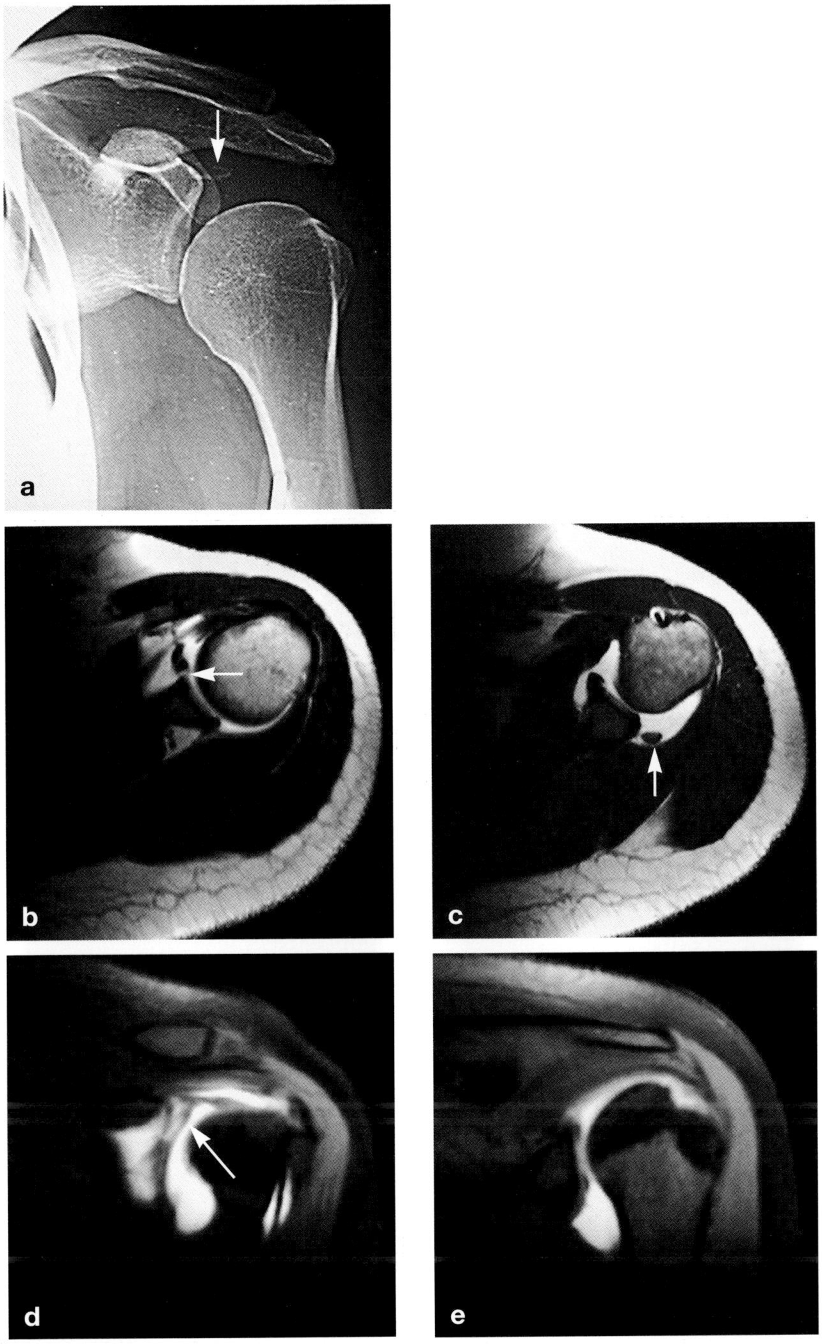

Abb. 5.17 a–e

5.1.4 Labrumläsionen (Fortsetzung)

Fall 18: 30 Jahre, männlich. Gefühl der Instabilität. Rezidivierende rechtsseitige Schultergelenkluxationen nach ventral und fraglich auch nach dorsal (Abb. 5.18).

Befunde

Arthrographie

a) a.-p. in Innenrotation: Sehr weiter Recessus axillaris, der ohne Taillierung in den Recessus subcoracoideus übergeht. Der Befund spricht für eine sehr weite ventro-kaudale Gelenkkapsel, ein indirekter Hinweis auf eine Instabilität.

Arthro-CT

b) Axialschnitt 3: Abflachung der superolateralen Humeruskopfkontur. Minimale Subluxationsstellung des Humeruskopfes nach ventral; vorderes Labrum hypoplastisch.
c) Axialschnitt 4 in Innenrotation: KM-Imbibition des hinteren Labrums. Sehr großer Recessus subcoracoideus mit Subskapularissehne, die teilweise angeschnitten ist. Ablösung der Kapsel von der Glenoidvorderfläche.
d) Axialschnitt 5 in Innenrotation: Etwas weiter kaudal immer noch sichtbare kleine, hintere Labrumruptur und deutliche Ablederung der vorderen Kapsel vom Skapulahals. Das ventrale Labrum ist nicht sichtbar, abgerissen oder evtl. hypoplastisch.
e) Axialschnitt 5 in Außenrotation: Hintere Kapselaufweitung . Der posteriore Labrumriß kommt weniger deutlich zur Darstellung. Das vordere Labrum ist sehr klein.

Diagnose

- Zustand nach vorderer Luxation mit Kapselruptur.
- Wahrscheinlich Teilabriß des vorderen Labrums oder Hypoplasie.
- Hintere Labrumruptur.

Therapie

Stabilisierende Gymnastik.

Bemerkungen

Der klinische Eindruck einer multidirektionalen Instabilität wird durch die bildgebenden Methoden unterstützt. Bereits das konventionelle Arthrogramm zeigt eine weite Kapsel, die in der Arthro-CT bestätigt wird. Bei Außenrotation kann zusätzlich eine hintere Kapselaufweitung diagnostiziert werden. Posteriore und anteriore Labrumrisse werden durch eine KM-Imbibition einerseits, durch eine eigentliche Amputation andererseits nachgewiesen, wobei diese Diagnosen zuverlässig nur in der Arthro-CT, MRT oder Arthroskopie möglich sind. Bei Vorliegen einer multidirektionalen Instabilität ohne Labrumabriß wird i. allg. auf eine operative Intervention verzichtet. Therapeutisch kommt eine stabilisierende Physiotherapie in Frage. Vor einer operativen Therapie ist eine Arthroskopie empfehlenswert.

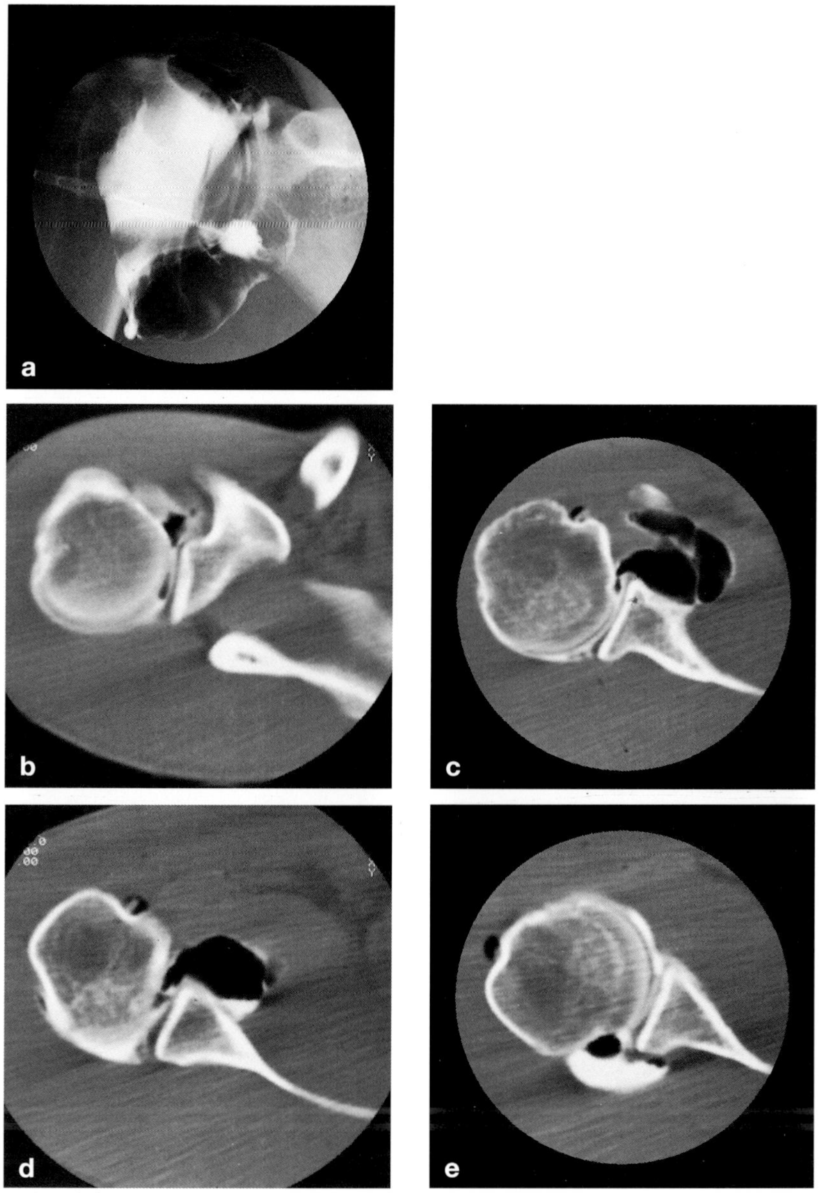

Abb. 5.18 a–e

5.1.4 Labrumläsionen (Fortsetzung)

Fall 19: 27 Jahre, männlich. Zustand nach Schultergelenkdistorsion links bei Sportunfall. Zunehmende Beschwerden; Krepitation dorsal; klinisch Instabilität (Abb. 5.19).

Befunde

MRT

a) Axialschnitt 5 (SE 2000/20): Leichte Irregularität des posterioren Labrums *(Pfeil)*. Normale Subskapularissehne.
b) Axialschnitt 5 (SE 2000/90): Persistierende Konturunregelmäßigkeit des posterioren Labrums.

Arthroskopie

c) Kraniodorsaler lappenförmiger Ausriß des hinteren Labrums; globale Instabilität; intakte Rotatorenmanschette.

Diagnose

Lappenriß im Bereich des kraniodorsalen Labrums.

Therapie

Arthroskopische Limbusteilresektion.

Bemerkungen

Der kleine posteriore Labrumriß wurde in der MRT übersehen, ist jedoch retrospektiv anhand der diskreten, aber konstanten Konturunregelmäßigkeit erkennbar. Diskrete Labrumläsionen lassen sich i. allg. nach intraartikulärer KM-Injektion im Rahmen einer Arthro-MRT oder einer Arthro-CT besser abklären.

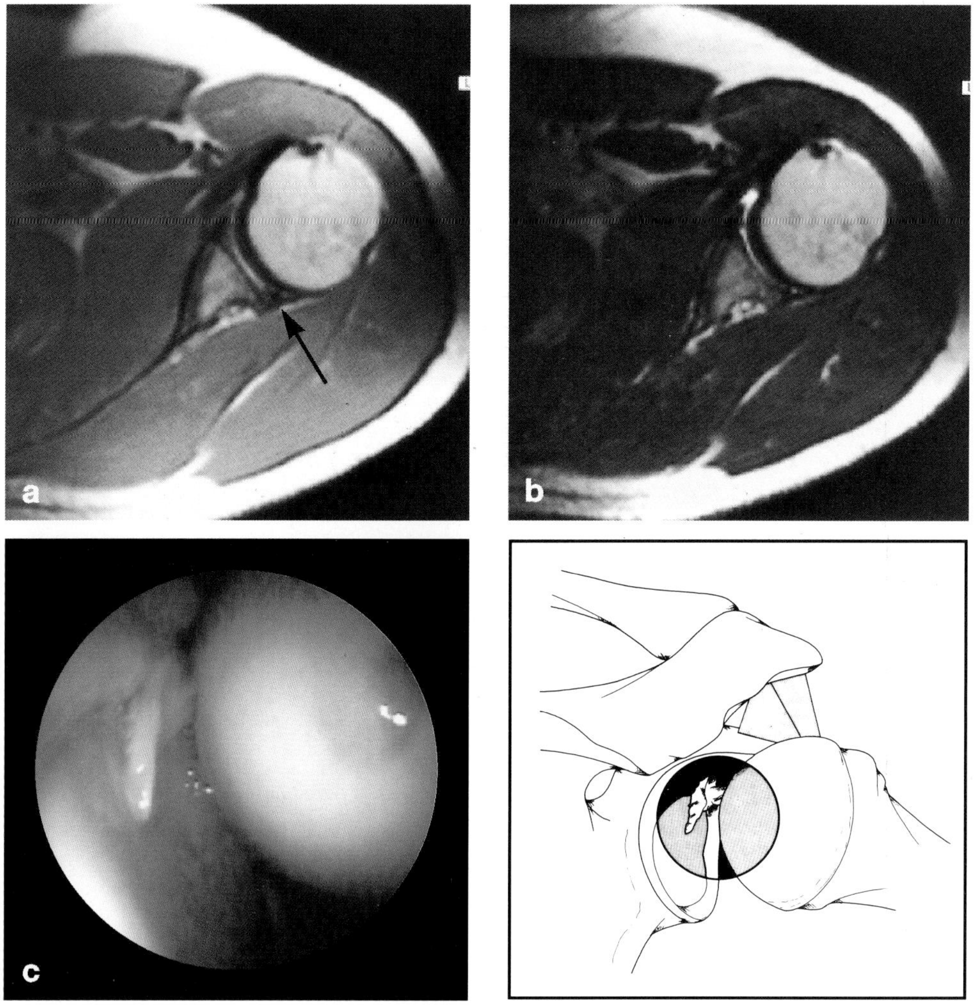

Abb. 5.19 a–c

5.1.4 **Labrumläsionen** (Fortsetzung)

Fall 20: 16 Jahre, weiblich. Linke Schulter: Blockadeartige Erscheinungen nach Schultergelenkdistorsion beim Klettern (Abb. 5.20).

Befunde

Arthro-CT

a) Axialschnitt 4 in Innenrotation: KM-Depot im hinteren und vorderen Labrum. Normale Lage der langen Bizepssehne.
b) Axialschnitt 5 in Innenrotation: Deutliche Aufweitung der vorderen Gelenkkapsel; hinteres Labrum ist jetzt intakt.
c) Axialschnitt 6 in Außenrotation: Aufweitung der hinteren Gelenkkapsel; kleiner Defekt im vorderen Labrum.

Diagnose

- Hintere und vordere Labrumrisse.
- Ventrale und dorsale Kapselaufweitung mit klinisch vorwiegend dorsaler Instabilität.

Therapie

Konservativ, evtl. Refixation.

Bemerkungen

Die hintere Instabilität erklärt sich nicht nur durch den hinteren Labrumriß, sondern offenbar auch durch die hintere Kapselaufweitung.

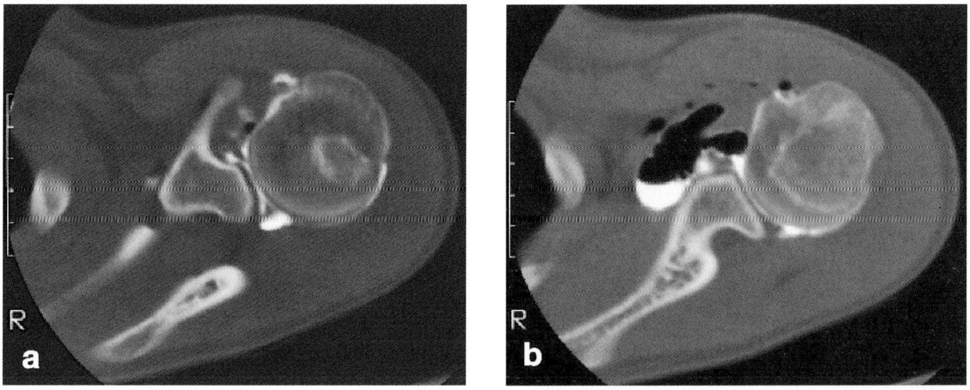

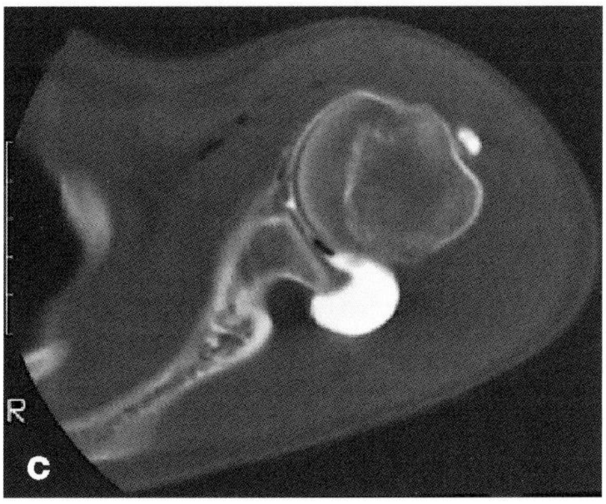

Abb. 5.20 a–c

5.1.4 **Labrumläsionen** (Fortsetzung)

Fall 21: 48 Jahre, weiblich. Sturz auf die linke Schulter, seither Pseudoparese; Verdacht auf Rotatorenmanschettenläsion (Abb. 5.21).

Befunde

Arthro-CT

a) Axialschnitt 5 in Außenrotation: Konturdefekt des glenoidalen Gelenkknorpels *(Pfeil)*. Auffaserung des posterioren Labrums *(Pfeilspitze)*, das mit einem kleinen Kompaktafragment etwas nach mediodorsal verlagert ist.
b) Axialschnitt 5 in Außenrotation: Unmittelbar kaudal ist v. a. der Knorpeldefekt am Glenoid gut zu erkennen *(Pfeil)*.

Arthroskopie

c – e) Korbhenkelartiger Abriß des dorsalen Labrums, zusätzlich auch Läsion ventral zusammen mit multidirektionaler Instabilität. Auf den Bildern ist der Humeruskopf nach ventral subluxiert.

Diagnose

Ossärer Ausriß und Ruptur des dorsalen Labrums.

Therapie

Labrumrefixation.

Bemerkungen

Dorsale Labrumläsionen sind vergleichsweise seltener als ventral; sie können auch kombiniert vorkommen. Die dorsalen Labrumrisse sind meist mit einer dorsalen Instabilität kombiniert. Für die Darstellung einer solchen Labrumpathologie sind Schnittbildverfahren mit axialer Schnittrichtung (Arthro-CT oder MRT) oder die Arthroskopie ideal.

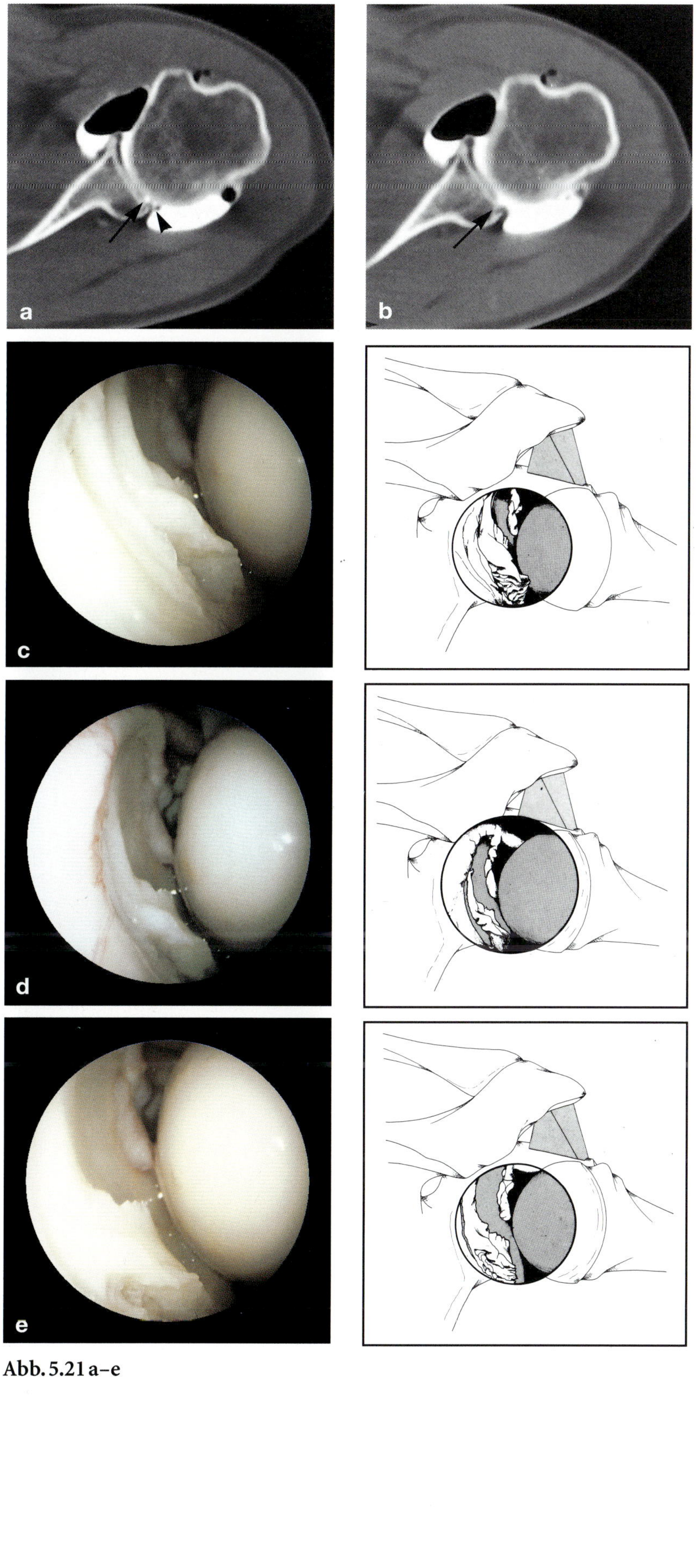

Abb. 5.21 a–e

5.1.4 Labrumläsionen (Fortsetzung)

Fall 22: 21 Jahre, männlich. Erstluxation beim Skifahren 6 Monate vor Abklärung; seither mehrere Reluxationen; positiver Apprehensiontest (Instabilitätsprüfung) (Abb. 5.22).

Befunde

Röntgen

a) a.-p.: Schultergelenkluxation, klinisch nach ventrokaudal.
b) a.-p.: Nach Reposition kleines Fragment am Glenoidunterrand, im Sinne einer ossären Bankart-Läsion.

MRT

c) Frontalschnitt 3 (2D-FLASH 600/14/60°): Fragment am Glenoidunterrand, Signalerhöhung im kranialen Labrum. Defekt zwischen oberem Labrum und Glenoidoberkante, entsprechend einem Riß *(Pfeil)*.
d) Frontalschnitt 3 (SE 2400/20): Defekt wiederum sichtbar *(Pfeil)*.
e) Axialschnitt 2 (2D-FLASH 600/14/60°): Flüssigkeitsdepot im oberen Labrum *(Pfeil)* entsprechend einer SLAP-Läsion vom Typ 2.

Arthroskopie

f) Die Übersichtsaufnahme zeigt den Kantenabbruch am kaudalen Pfannenrand, Labrumdesinsertion ventrokranial bis dorsal. Intakte Subskapularissehne und Läsion der ventralen Kapsel. Der Humeruskopf kann verstärkt aus dem Glenoid herausgezogen werden.
g) Abriß des Labrums ventrokranial nach dorsal reichend im Sinne einer SLAP-Läsion. Ein querliegendes Koagulum *(Pfeil)* täuscht einen zusätzlichen Querriß des Labrums vor.
h) Detailaufnahme am Übergang vom proximalen Labrum zur Bizepssehne.

Abb. 5.22 f–h s. S. 91.

Diagnose

- Ossäre Bankart-Läsion.
- Ausgedehnte SLAP-Läsion.

Therapie

Refixation des ossären Ausrißfragmentes am Glenoidunterrand und Rekonstruktion des Labrums ventral und kraniodorsal.

Fortsetzung s. S. 90.

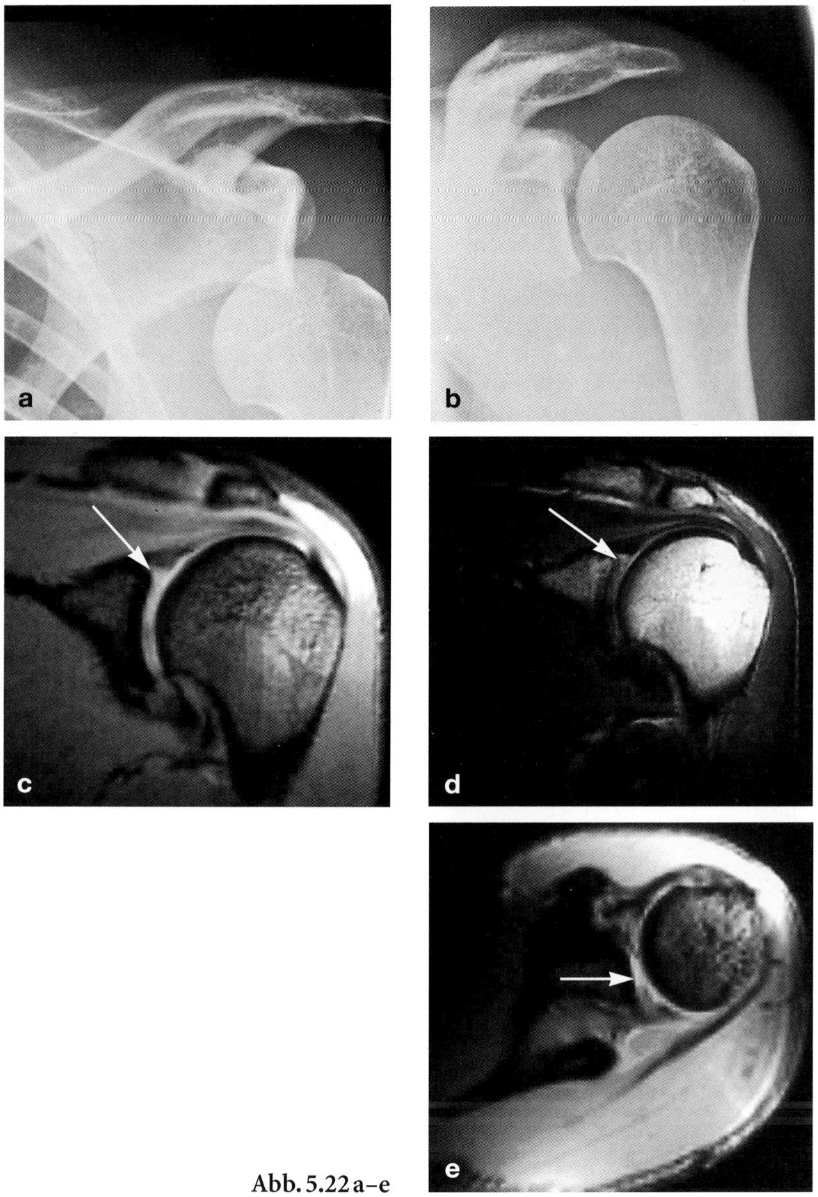

Abb. 5.22 a–e

5.1.4 **Labrumläsionen** (Fortsetzung)

Fall 22: 21 Jahre, männlich. Erstluxation beim Skifahren 6 Monate vor Abklärung; seither mehrere Reluxationen; positiver Apprehensionstest (Instabilitätsprüfung) (Abb. 5.22).

Bemerkungen

Unübliche, sehr ausgedehnte Läsion des Labrums mit Aussprengung eines ventrokaudalen Knochenfragmentes als Bankart-Läsion. Läsionen des oberen Labrums, die von posterior nach anterior ziehen und den Insertionsbereich der langen Bizepssehne involvieren, werden als sog. **SLAP**-Läsionen bezeichnet. Es werden 4 Typen unterschieden:

- *Typ-1* besteht in einer Degeneration des oberen Labrums, ein Befund, der im MRT sehr schwierig zu sehen ist.
- *Typ-2*-Läsionen sind dadurch gekennzeichnet, daß das obere Labrum und die Bizepssehne von den benachbarten Labrumabschnitten oder vom ossären Glenoid abgerissen sind. Dieser Befund ist besonders gut bei angespannter Bizepssehne sichtbar. Im MRT fließt Kontrastmittel zwischen die Basis des oberen Labrums und den Bereich der Bizepssehneninsertion. Diese Läsion kann mit einer normalen Variation verwechselt werden, bei welcher eine kleine Tasche unterhalb des Bizepssehnenansatzes im Labrum vorliegt.
- *Typ-3*-Läsionen weisen eine radiäre Rißkomponente mit Verlagerung von Labrumabschnitten ins Glenohumeralgelenk auf.
- *Typ-4*-Läsionen bestehen in einer Ausdehnung des Risses in die lange Bizepssehne. Diese Patienten weisen eine funktionelle Instabilität auf.

Zur Darstellung des oberen Labrums im MRT eignen sich in erster Linie die frontalen Bilder. Dabei deutet ein erhöhtes Signal im oberen Labrum auf eine Degeneration, eine KM-Imbibition oder einen Riß hin. Eine umschriebene Dehiszenz im oberen Labrum darf nicht als eine Labrumdesinsertion beschrieben werden, da sie auch einem sog. Sublabral hole entsprechen kann. Bei SLAP-Läsionen vom Typ 3 und 4 können verlagerte Labrumelemente beobachtet werden. Die Untersuchung sollte bei leicht außenrotiertem Arm erfolgen, da dies eine optimale Darstellung der inserierenden Bizepssehne am oberen Labrum erlaubt.

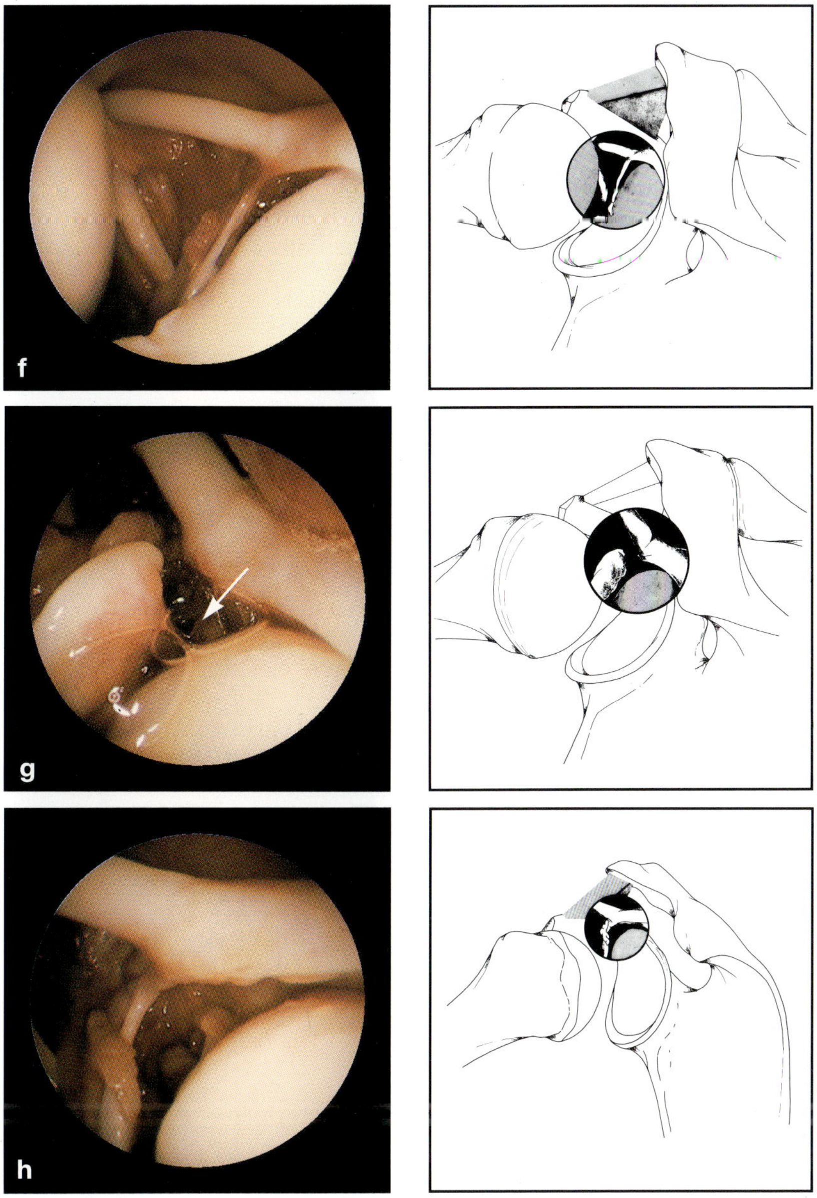

Abb. 5.22 f–h

5.1.4 **Labrumläsionen** (Fortsetzung)

Fall 23: 31 Jahre, männlich. Rezidivierende Schultergelenkluxationen links (Abb. 5.23).

Befunde

MRT

a) Axialschnitt 2 (2D-FLASH 680/18/50°): Posterolaterale, frische Hill-Sachs-Impressionsfraktur mit signalreichem Knochenmarködem.
b) Axialschnitt 5 (2D-FLASH): Das ventrale Labrum ist abgelöst und in seiner Signalintensität erhöht; außerdem kleine signalarme Struktur, die in den Gelenkspalt eingeschlagen ist *(Pfeil)*, möglicherweise einem vorderen Labrumanteil entsprechend.
c) Axialschnitt 5 (2D-FLASH): Die Ablösung des Labrums setzt sich nach kaudal fort. Das Labrum ist möglicherweise längs gespalten.
d) Axialschnitt 6 (2D-FLASH): Der Abriß reicht bis an den Labrumunterrand. Hinweise auf eine ossäre Bankart-Läsion ergeben sich nicht.
e) Axialschnitt 4 (2D-FLASH): Neben der anterior-inferioren Ablösung des Labrum glenoidale läßt sich im Recessus subcoracoideus eine ovaläre Struktur mit intermediärer Signalintensität *(Pfeil)* erkennen.
f) Frontalschnitt 1 (SE 2000/20): Der freie Gelenkkörper im Recessus subcoracoideus ist medial des Processus coracoideus abzugrenzen *(Pfeil)*.
g) Frontalschnitt 3 (SE 2000/20): Die superioren Abschnitte des Labrum glenoidale werden partiell durch einen signalreicheren Saum vom Glenoid separiert. Die Rotatorenmanschette ist im Bereich des M. supraspinatus intakt.

Fortsetzung s. S. 94.

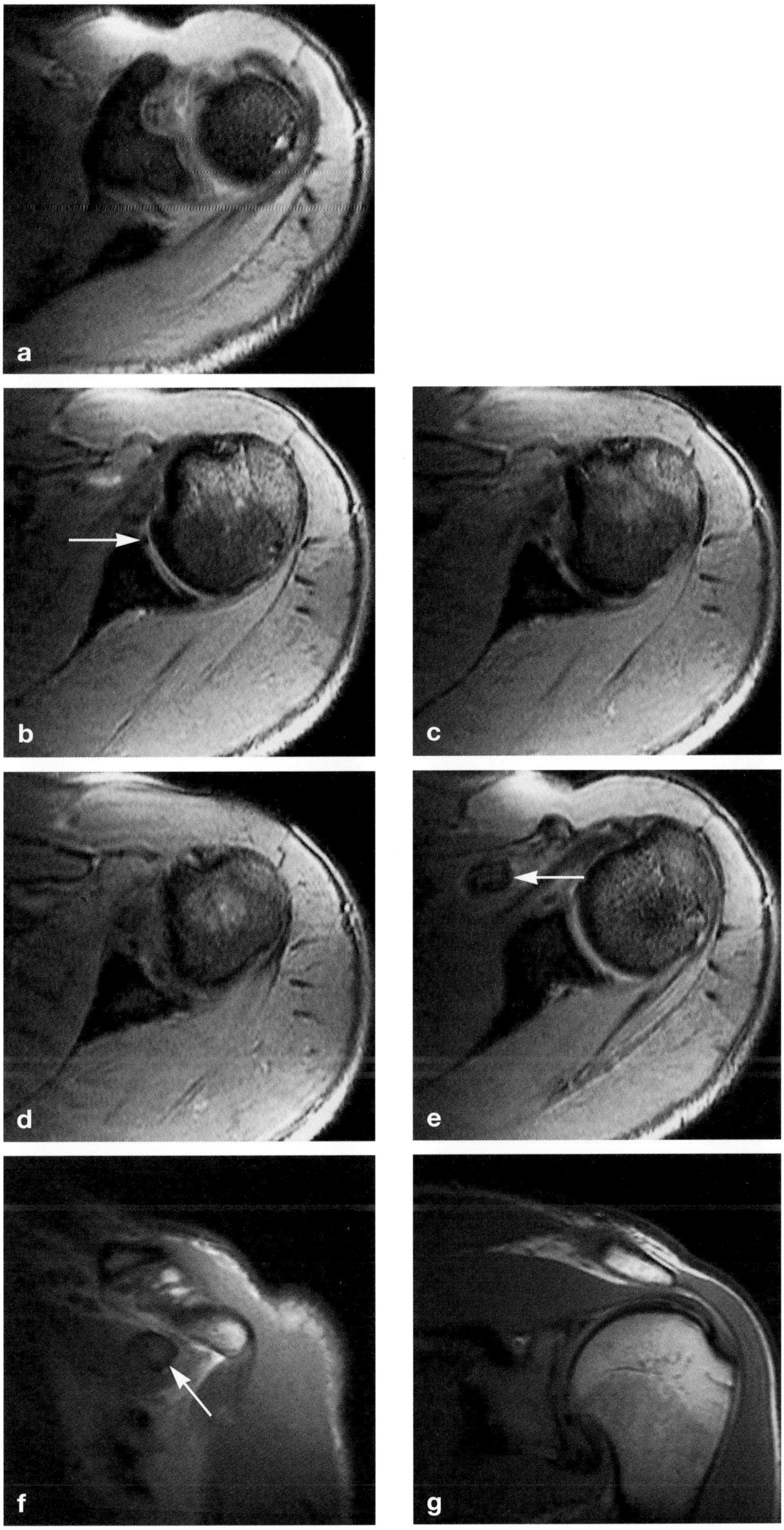

Abb. 5.23 a–g

5.1.4 **Labrumläsionen** (Fortsetzung)

Fall 23: 31 Jahre, männlich. Rezidivierende Schultergelenkluxationen links (Abb. 5.23).

Befunde (Fortsetzung)

Arthroskopie

h – 1) Das Labrum ist im Sinne einer SLAP-Typ-3-Läsion breit abgelöst und korbhenkelähnlich ins Gelenk hineingeschlagen. Der Riß beginnt hinter dem Bizepssehnenansatz und zieht bis in den ventrokaudalen Labrumabschnitt. Die glenohumeralen Ligamente sind nur noch als Kapselvernarbungen interpretierbar. Flache Hill-Sachs-Impressionsfraktur.

Diagnose

Ausgedehnter vorderer Labrumabriß kombiniert mit SLAP-Typ 3.

Therapie

Refixation und Rekonstruktion des Labrums sowie Kapselverdoppelung.

Bemerkungen

Das Nativ-MRT zeigt den ventralen Labrumabriß. Die kraniodorsale Komponente (Abb. 5.23 g) wurde im MRT übersehen, war aber arthroskopisch eindeutig nachzuweisen und wurde auch intraoperativ bestätigt.

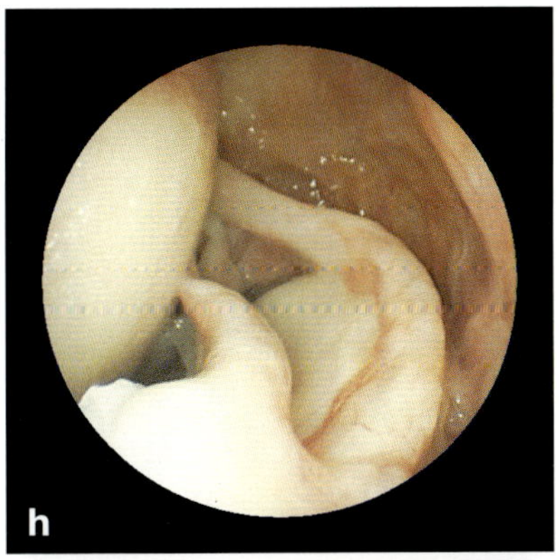

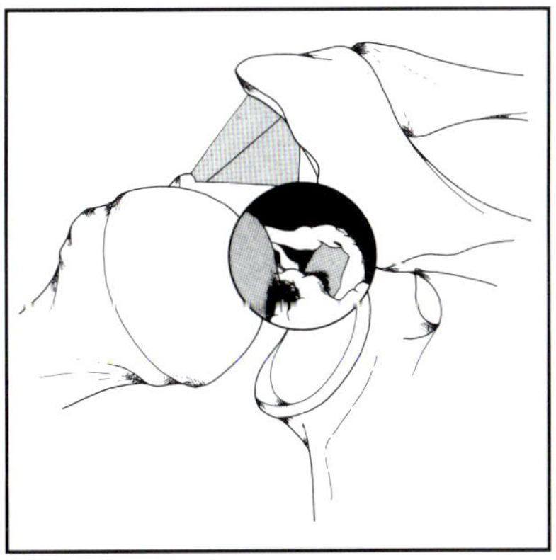

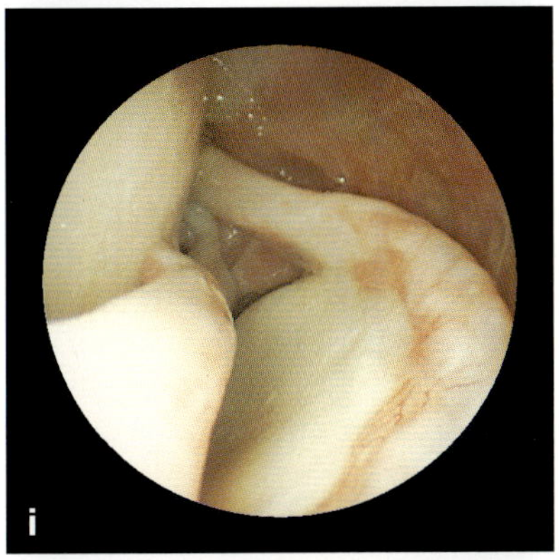

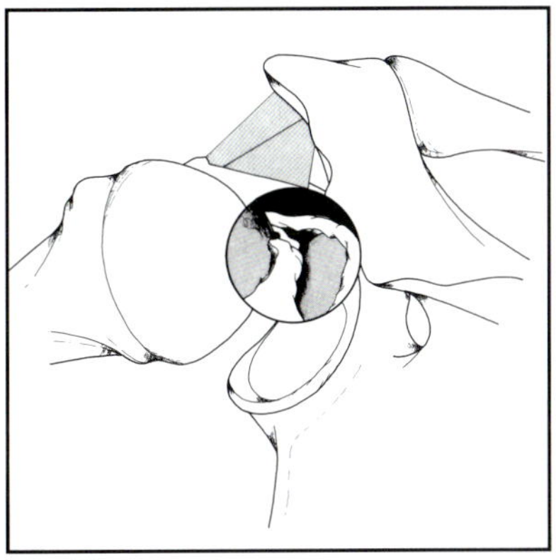

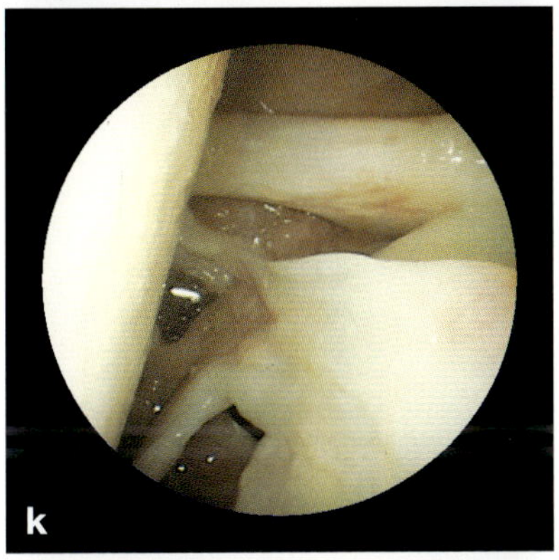

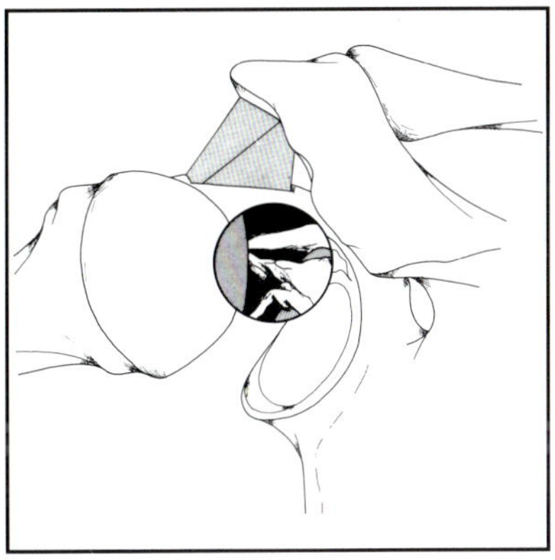

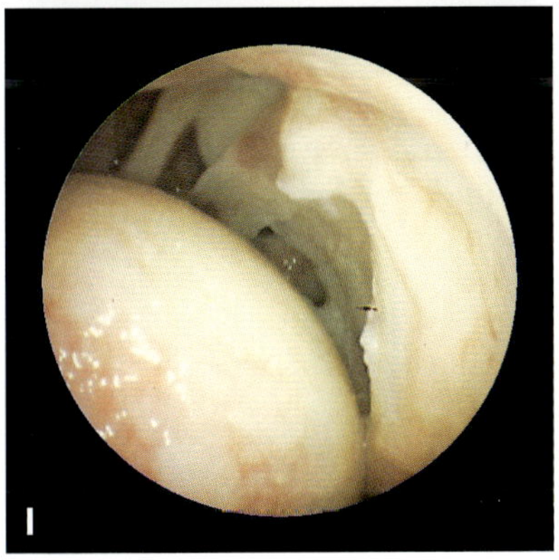

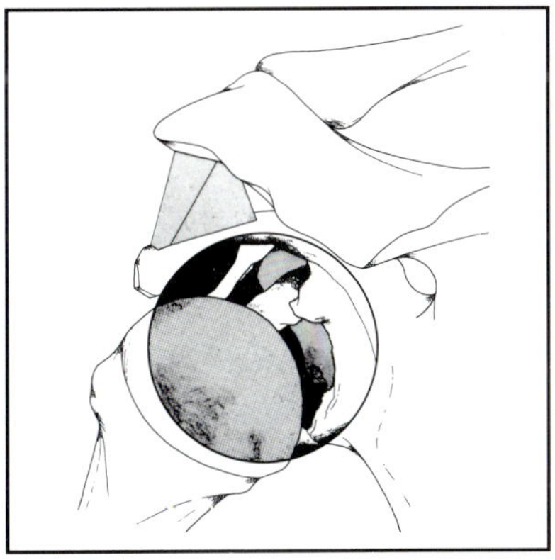

Abb. 5.23 h–l

5.1.4 Labrumläsionen (Fortsetzung)

Fall 24: 54 Jahre, weiblich. Status nach Pfannenrandfraktur des rechten Schultergelenks (Abb. 5.24).

Befunde

Arthro-CT

a) Axialschnitte 1: Kleine subchondrale Geröllzyste im Akromion bei Vakuumphänomen im AC-Gelenk.
b) Axialschnitte 1: Zusätzlich osteophytäre Veränderungen im AC-Gelenk.
c) Axialschnitt 3 in Außenrotation: Abgang der langen Bizepssehne und des oberen glenohumeralen Ligaments am oberen Labrum *(Pfeile).*
d) Axialschnitt 5 in Neutralstellung: Hypertrophie des vorderen unteren Labrums bei Fraktur des Glenoidrands und Knorpeldefekt *(Pfeil).*

Arthroskopie

e, f) Blick von kaudal her auf eine SLAP-Läsion von Typ 3–4 mit weitgehendem Ausriß der langen Bizepssehne an der Basis und zusätzlichem Abriß des Labrums kranial.

Diagnose

- Alte SLAP-Läsion (Typ 3–4) nach Schulterluxation.
- Bankart-Läsion.
- AC-Arthrose.

Therapie

Konservativ, evtl. operativ.

Bemerkungen

Vakuumphänomen, Geröllzysten und Osteophyten sind charakteristische Befunde einer AC-Arthrose. Klinisch standen bei dieser Patientin die Schmerzen im Bereich des AC-Gelenks im Vordergrund. Von der Folgeläsion der alten Luxation verspürte sie wenig. Die Veränderungen im AC-Gelenk sind arthroskopisch häufig nicht einsehbar (ausgenommen bei prominenten Osteophyten etc.). Das AC-Gelenk wird ursächlich oft zu wenig in die klinische Differentialdiagnostik miteinbezogen. Bei Nichterfolg einer konservativen Therapie käme allenfalls auch die laterale Klavikularesektion in Frage.

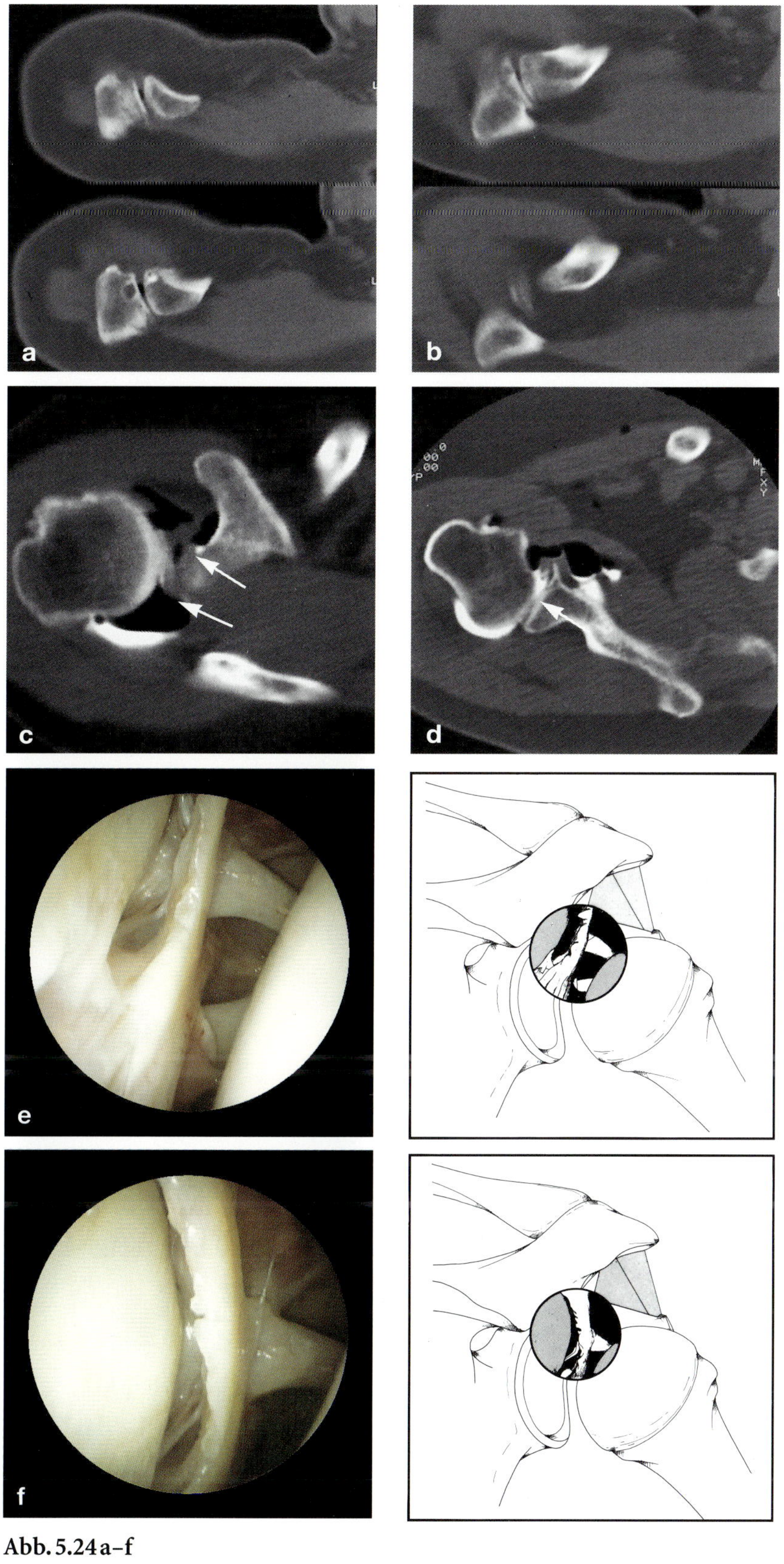

Abb. 5.24 a–f

5.1.4 Labrumläsionen (Fortsetzung)

Fall 25: 57 Jahre, männlich. Sturz auf rechte Schulter 6 Monate vor Arthroskopie. Schmerzen und Funktionseinschränkung; unauffällige Übersichtsbilder und Arthrographie (Abb. 5.25).

Befunde

Arthro – CT

a) Axialschnitt 3 in Neutralstellung: Kleines KM-Depot im oberen Labrum am Abgang der Bizepssehne *(Pfeil).*
b) Axialschnitt 3: KM-Depot auch in einer Schicht weiter kaudal sichtbar.
c) Axialschnitt 4 in Neutralstellung: Abriß des vorderen Labrums. Massive vordere Kapselaufweitung mit Denudierung des vorderen Skapulahalses durch Abstreifen der Gelenkkapsel. Enge Verhältnisse zwischen Korakoidspitze und Humerusvorderfläche.
d) Axialschnitt 5 in Innenrotation: Massive Aufweitung der vorderen Gelenkkapsel mit vorderem Labrumriß.

Arthroskopie

e) Teilausriß der langen Bizepssehne zusammen mit ventralem und dorsalem Labrum.
f) Mit dem Taster kann die ganze Verankerung des Bizeps-Labrum-Komplexes vom Glenoid weggehoben werden.

Diagnose

SLAP-Läsion vom Typ 2.

Therapie

Labrumrefixation.

Bemerkungen

Die Arthrographie wurde durchgeführt, um eine Rotatorenmanschettenruptur auszuschließen. Die Diagnose einer SLAP-Läsion war damals noch nicht aktuell (Snyder 1990). Arthroskopisch und später anläßlich der offenen Rekonstruktion konnte jedoch eine SLAP- Läsion verifiziert werden.

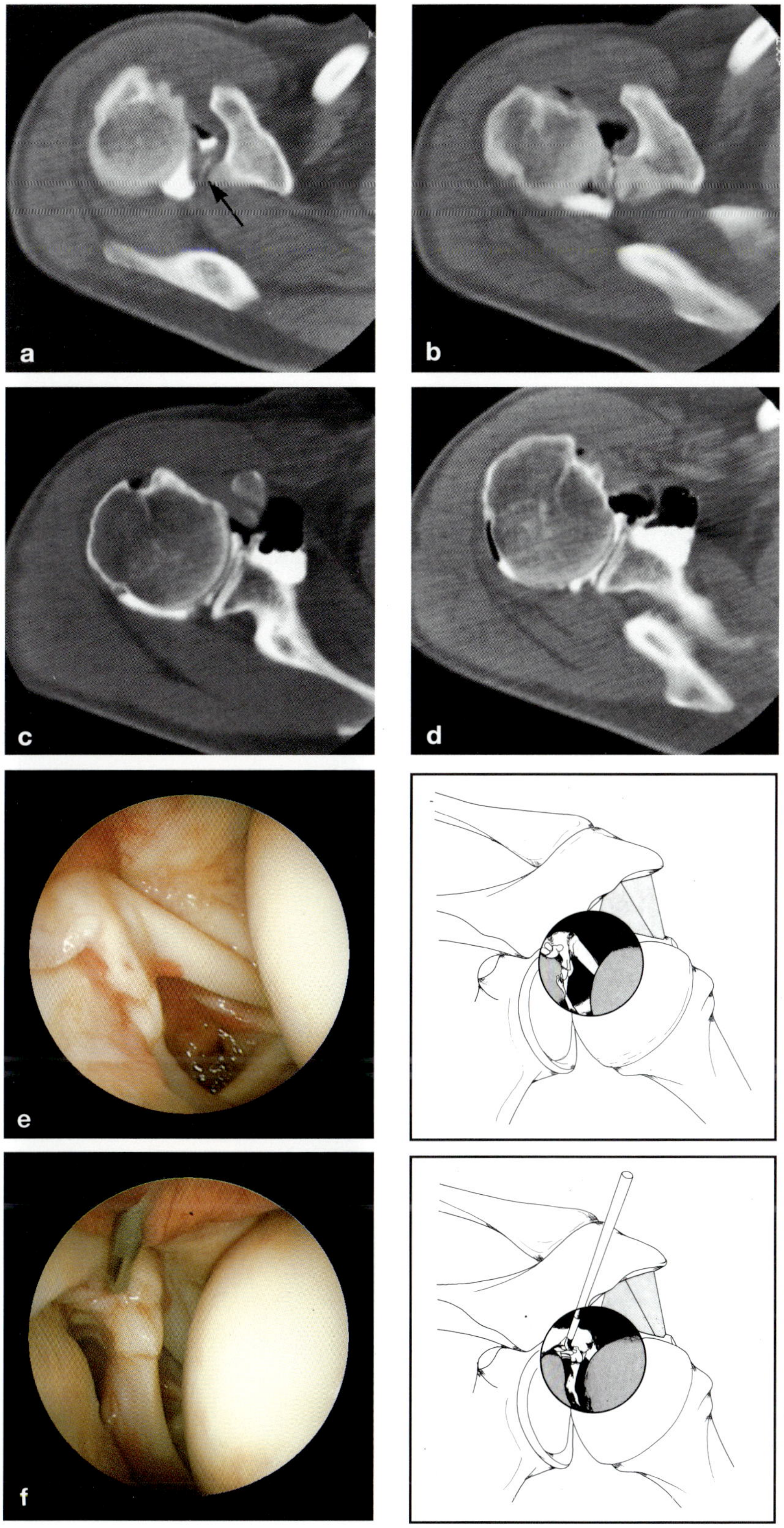

Abb. 5.25 a–f

5.1.5 Ossäre Luxationsfolgen

Fall 26: 81 Jahre, männlich. Status nach zweimaliger Schultergelenkluxation rechts. Jetzt erneutes Trauma (Abb. 5.26).

Befunde

Röntgen

a) a.-p.: Der Humeruskopf ist nach kaudal luxiert und am Rand des Glenoids eingerastet. Der Unterrand des Glenoids läßt sich überlagerungsbedingt nicht beurteilen. Subakromialer Osteophyt; vorbestehende Omarthrose.
b) Y-Projektion: In der 2. Aufnahmeebene Bestätigung der vermuteten Luxationsrichtung nach anterior-inferior.
c) a.-p. nach Reposition: Als Luxationsfolge ist nach Reposition eine große ossäre Bankart-Läsion zu erkennen. Das abgesprengte Fragment wird durch den dort inserierenden M. triceps nach kaudal gezogen.

Diagnose

- Anterior-inferiore Schultergelenkluxation mit großer, dislozierter ossärer Bankart-Läsion und Pfannendefekt.
- Omarthrose.
- Subakromialer Osteophyt.

Therapie

Osteosynthese der Bankart-Läsion.

Bemerkungen

Größe und Dislokation des vom Glenoid abgesprengten Bankart-Fragments machen eine osteosynthetische Versorgung erforderlich, da eine anterior-inferiore Instabilität des Gelenkes besteht. Zusätzlich müßte auch der Zustand der Rotatorenmanschette abgeklärt werden.

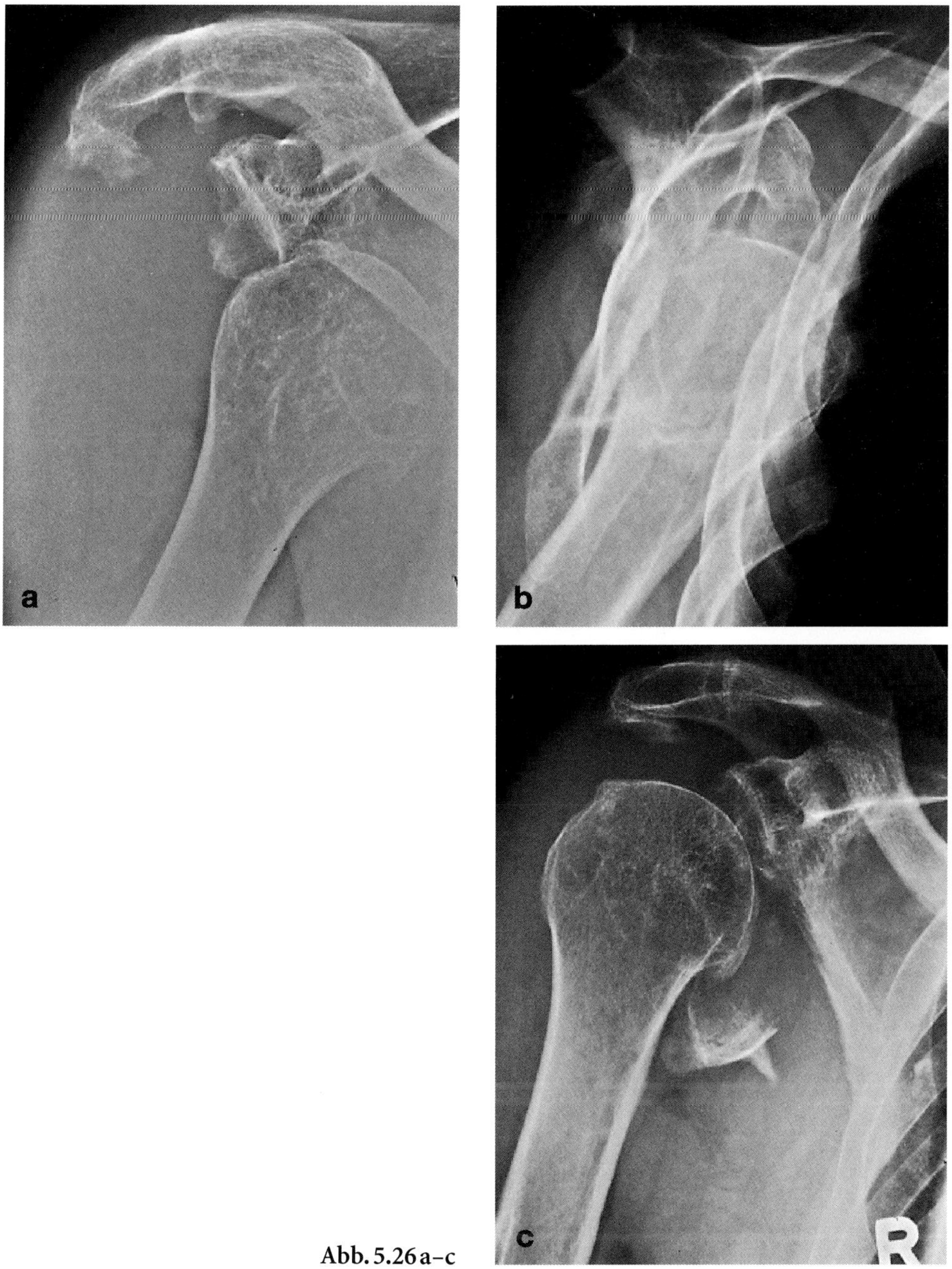

Abb. 5.26 a–c

5.1.5 Ossäre Luxationsfolgen (Fortsetzung)

Fall 27: 56 Jahre, weiblich. Vor kurzem traumatische Schulterluxation links und konsekutive Instabilität (Abb. 5.27).

Befunde

Röntgen

a) a.-p. in Innenrotation: Zertrümmerung des kaudalen Glenoidvorderrandes. Die feine subchondrale Kompaktalamelle der Fossa glenoidalis ist in der unteren Hälfte nicht mehr sichtbar. Inhomogene Begrenzung des kaudalen glenohumeralen Gelenkspalts bei sonst achsengerechter Stellung.
b) a.-p. in Außenrotation: Bessere Darstellung des großen ossären Bankart-Defekts.

Arthrographie

c) a.-p. in Außenrotation: Kleine Luftansammlung im Bereich des Recessus axillaris *(Pfeil)*. Streifige KM-Ansammlung im Verlauf der Subskapularissehne *(Pfeilspitze)*. Kein Extravasat in die Bursa subacromialis oder subdeltoidea.

Arthro – CT

d) Axialschnitt 5 in Neutralstellung: Fraktur des Glenoidvorderrands mit leichter Versetzung des Fragments nach medial. KM-Depot in der Subskapularissehne im Insertionsbereich *(Pfeil)* und Luftparavasat nach medial *(Pfeilspitzen)*; Bizepssehne im Sulcus erkennbar.

Arthroskopie

e) Labrumabriß kaudal. Desinsertion des mittleren und unteren glenohumeralen Ligaments am Glenoid. Die Subskapularissehne ist nicht auszumachen.

Diagnose

- Traumatische vordere Schulterluxation mit großer ossärer Bankart-Läsion.
- Partialriß der Subskapularissehne.

Therapie

Operativ (Bankart-Rekonstruktion).

Bemerkungen

Die Glenoidrandfraktur konnte in den Übersichtsbildern diagnostiziert werden. Bei Patienten über 40 Jahren müssen aber zusätzliche Weichteilverletzungen ausgeschlossen werden. Die mit dieser Fragestellung durchgeführte Arthro-CT zeigte keine Läsion der Rotatorenmanschette. Das KM-Depot in der Subskapularissehne entspricht einem KM-Paravasat zwischen den Sehnenfasern.

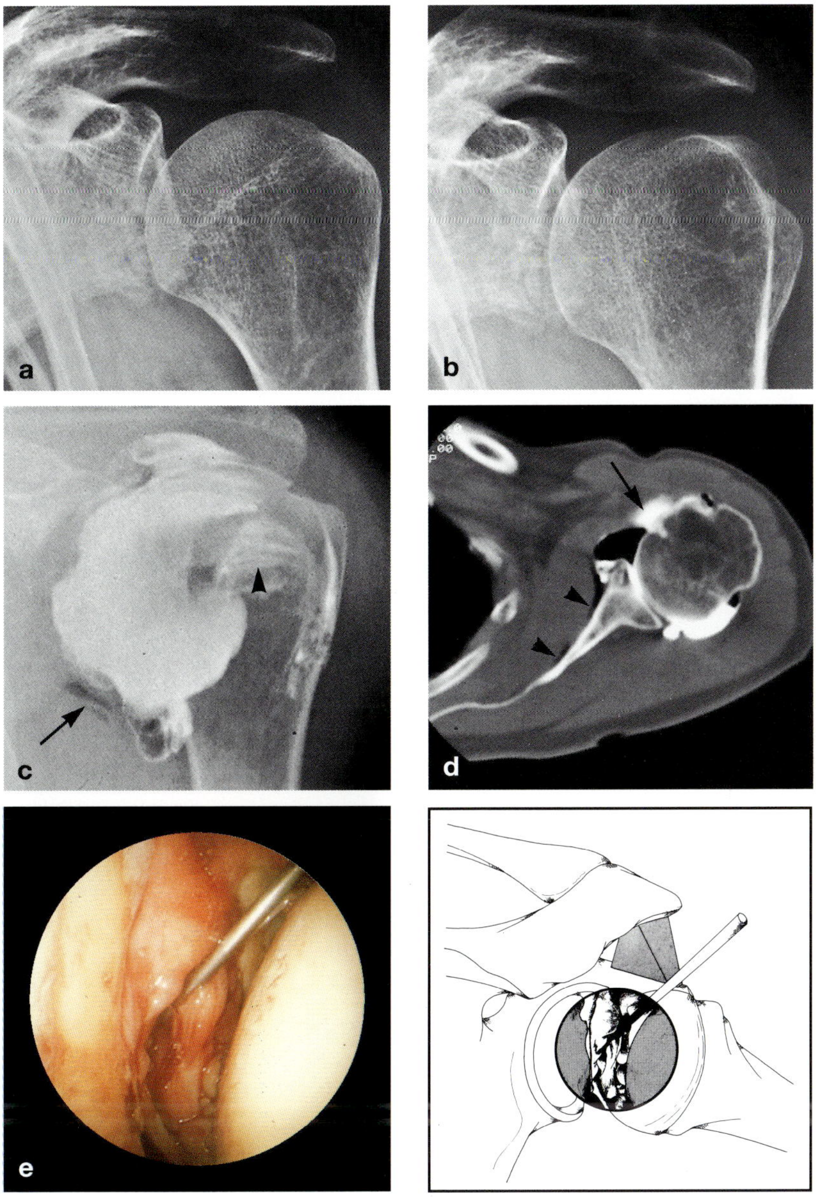

Abb. 5.27 a–e

5.1.5 Ossäre Luxationsfolgen (Fortsetzung)

Fall 28: 36 Jahre, männlich. Schnappen und einschießende Schmerzen der rechten Schulter mit dem klinischen Befund einer ventralen Instabilität (Abb. 5.28).

Befunde

Röntgen

a) a.-p. in Innenrotation: Umschriebene Exostose am Glenoidunterrand, wahrscheinlich Knochenfragment, das in Fehlstellung verheilt ist.

Arthrographie

b) a.-p. in Innenrotation: Bei liegender Nadel füllt sich zuerst der Recessus axillaris der Gelenkkapsel. Es kann ein ovaläres Corpus liberum von etwa 8 mm Größe abgegrenzt werden *(Pfeil)*.
c) a.-p. in Innenrotation: Bei gut gefüllter Gelenkkapsel ist das Corpus liberum weiter lateral sichtbar *(Pfeil)*.

Arthro-CT

d) Axialschnitt 6 in Außenrotation: Beim Corpus liberum handelt es sich um ein nicht verkalktes Knorpelfragment in der hinteren Gelenkkapsel *(Pfeil)*.
e) Axialschnitte 6 in Außenrotation: Spontan refixierte Bankart-Läsion am Glenoidunterrand *(Pfeil)*.

Arthroskopie

f) Corpus liberum im kranialen Glenoidanteil; Desinsertion des Labrums ventral; Synovialishypertrophien.

Diagnose

- Corpus liberum nach vorderer Schulterluxation
- Bankart-Läsion.
- Vordere und hintere Labrumläsion.

Therapie

- Arthroskopische Entfernung des Corpus liberum.
- Labrumrefixation.

Bemerkungen

Die Diagnose eines rein knorpeligen Corpus liberum ist konventionell radiographisch und auch in der Nativ-CT nicht möglich. Die fehlende Nachweisbarkeit der Labrumläsion im Arthro-CT erklärt sich durch die weit kraniale Lokalisation und möglicherweise auch durch Verklebungen, die die Ausbreitung des Kontrastmittels in den Riß verhinderten.

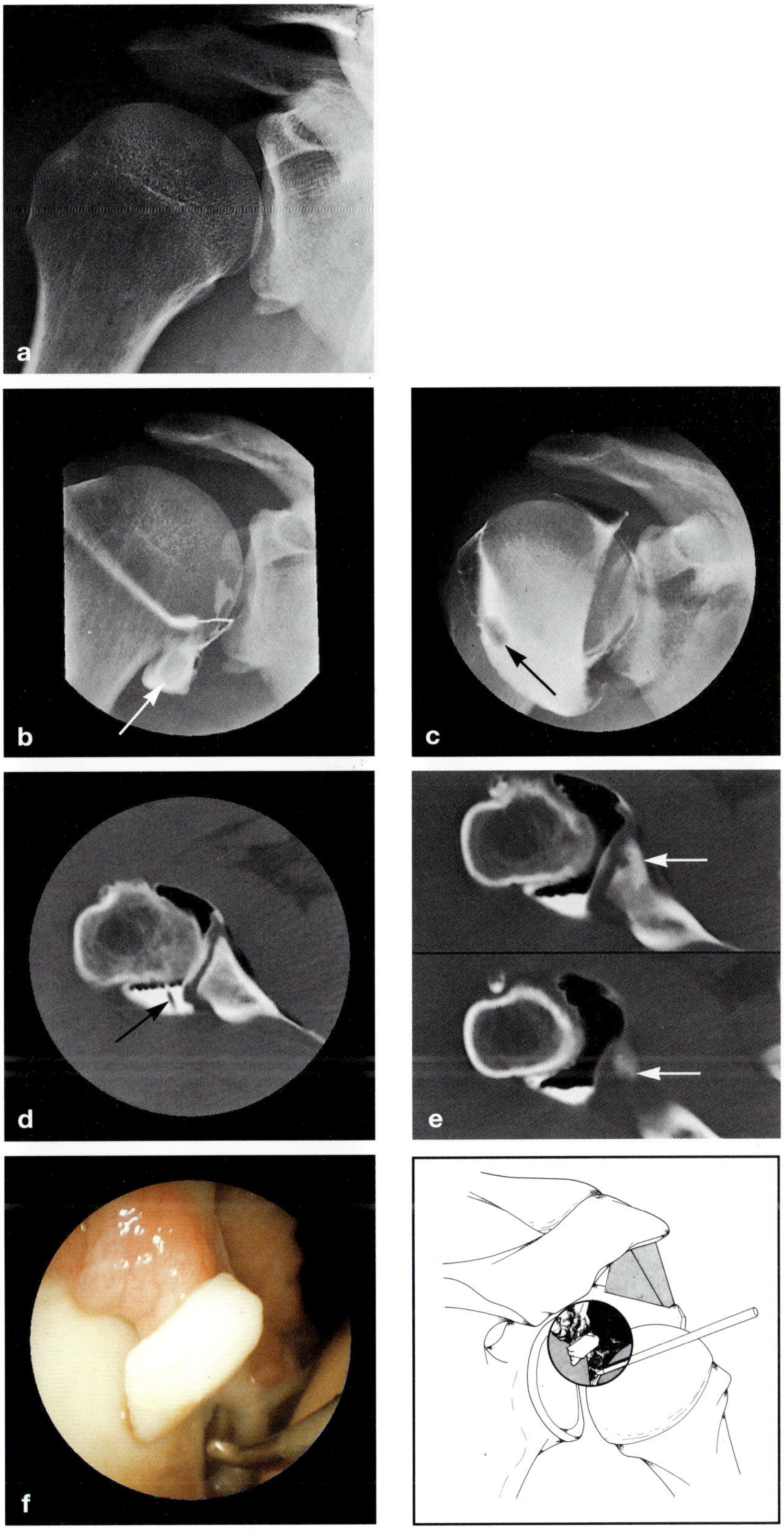

Abb. 5.28 a–f

5.1.5 Ossäre Luxationsfolgen (Fortsetzung)

Fall 29: 49 Jahre, männlich. Schultergelenkluxation rechts vor 27 Jahren. Vor kurzem erneuter Sturz; Verdacht auf adhäsive Kapsulitis und eine Labrumläsion (Abb. 5.29).

Befunde

Röntgen

a) a.-p. in Außenrotation: Knochenfragment in Projektion auf den Recessus axillaris; Stufenbildung am Glenoidunterrand; Konturunterbrechung des Glenoidvorderrands *(Pfeil).*

Arthrographie

b) a.-p. in Außenrotation: Defekt am Glenoidunterrand; Corpus liberum im Recessus axillaris umspült von Kontrastmittel.

Arthro-CT

c) Axialschnitt 6 in Neutralstellung: Ossärer Bankart-Defekt am Glenoidunterrand. Das Corpus liberum liegt in der hinteren Gelenkkapsel *(Pfeil).* Es ist geschichtet und weist eine ossäre und eine knorpelige Komponente auf.
d) Axialschnitt 6, etwas weiter kranial: Ossärer Defekt am Glenoidvorderrand mit kleinem Knochenfragment. Der Defekt ist durch Weichteilgewebe gedeckt.

Arthroskopie

e) Sehr weit nach kranial reichender Labrumabriß. Blick in die Luxationstasche: Das ventrale Labrum zeigt einen Zustand nach proximaler querer Ruptur mit kolbiger Auftreibung in diesem Bereich. Das übrige Labrum kann nicht mehr sicher ausgemacht werden; im Hintergrund die Subskapularissehne.

Diagnose

- Bankart-Läsion mit fibrösem Remodelling.
- Osteochondrales Corpus liberum.

Therapie

- Entfernung des Corpus liberum.
- Rekonstruktion des Glenoidvorderrands.

Bemerkungen

Corpora libera, oft von Knorpelflakes stammend, können sich durch appositionelles Wachstum vergrößern oder auch resorbiert werden. Im vorliegenden Fall deuten die eindeutige Schichtung des großen Fragments und die leichte konkave Begrenzung der Knorpelkomponente darauf hin, daß es sich um eine Aussprengung aus der glenoidalen Gelenkfläche handelt. Die Arthrographie, die im Rahmen der KM-Injektion für die Arthro-CT durchgeführt wurde, diente dem Ausschluß einer Rotatorenmanschettenläsion. Bei Patienten über 40 Jahren sind Begleitverletzungen der Rotatorenmanschette im Rahmen einer Schultergelenkluxation sehr häufig.

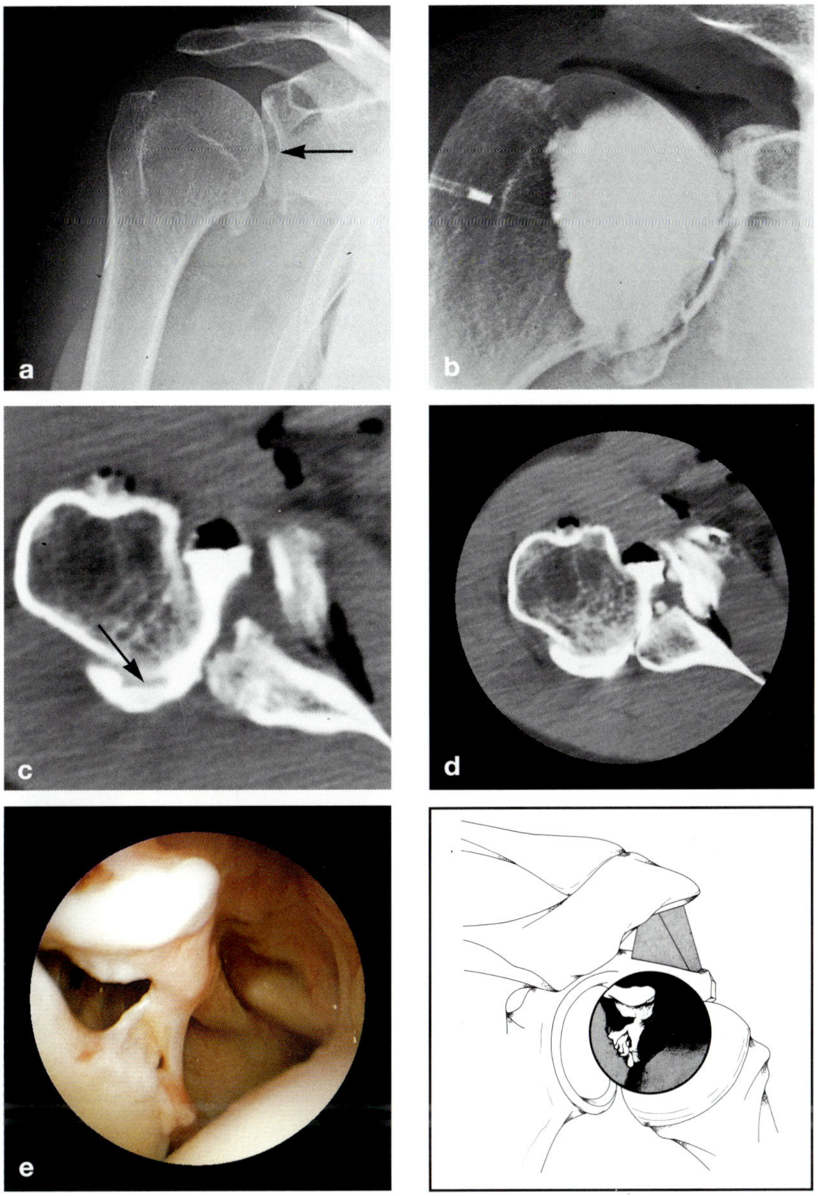

Abb. 5.29 a–e

5.1.5 **Ossäre Luxationsfolgen** (Fortsetzung)

Fall 30: 37 Jahre, männlich. Status nach Schultergelenkluxation; Impingementbeschwerden (Abb. 5.30).

Befunde

Röntgen

a) a.-p. in Innenrotation: Hill-Sachs-Impressionsfraktur *(Pfeil)*, außerdem kleine ossäre Bankart-Läsion an typischer Stelle.

Sonographie

b) Längsschnitt durch die Infraspinatussehne: Unterhalb des Sehnenansatzes ossäre Impression posterolateral im Humeruskopf *(Pfeil)*.

Diagnose

Hill-Sachs-und Bankart-Läsion nach vorderer Luxation.

Therapie

Stabilisierung.

Bemerkungen

Im Rahmen einer Impingementabklärung wurde sonographisch die auch radiologisch sichtbare Hill-Sachs-Läsion dargestellt. Die Rotatorenmanschette selbst war sonographisch intakt.

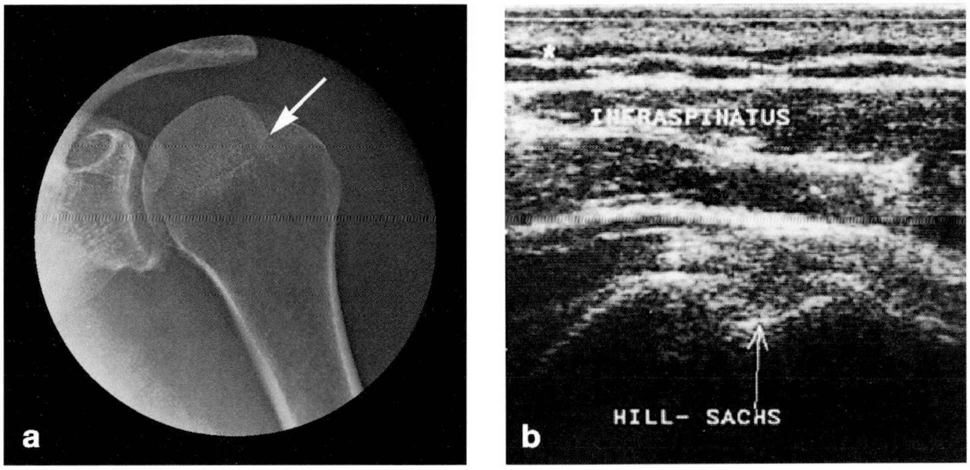

Abb. 5.30 a, b

5.1.5 Ossäre Luxationsfolgen (Fortsetzung)

Fall 31: 21 Jahre, männlich. Erstmalige linksseitige Schultergelenkluxation (Abb. 5.31).

Befunde

Röntgen

a) a.-p.: Vordere Luxation des Humerus mit Verkeilung am Glenoidunterrand.
b) a.-p. in Innenrotation: Nach Reposition kann eine umschriebene typische kleine Hill-Sachs-Läsion nachgewiesen werden *(Pfeil).*

MRT

c) Axialschnitt 4 in Außenrotation (2D-FLASH 600/18/50°): Umschriebener Impressionsdefekt an der laterodorsalen Zirkumferenz des Humeruskopfes.
d) Sagittalschnitt 4 (SE 500/15): Kraniokaudale Ausdehnung der Hill-Sachs-Impressionsfraktur gut dargestellt.
e) Axialschnitt 6 (2D-FLASH 600/18/50°): Neben einem ausgedehnten intraartikulären Erguß zeigt sich am anterior-inferioren Rand des Labrum glenoidale eine Labrumablösung, entsprechend einer kartilaginären Bankart-Läsion, verbunden mit einer Ablösung der Gelenkkapsel vom vorderen Glenoid *(Pfeil).* Bizepssehne im flüssigkeitsgefüllten Sulcus.
f) Sagittalschnitt 2 (SE 500/15): Ablösung der Gelenkkapsel vom Glenoidvorderrand. Die für eine T1-gewichtete Aufnahme hohe Signalintensität spricht für das Vorliegen eines Hämarthros.

Fortsetzung s. S. 112.

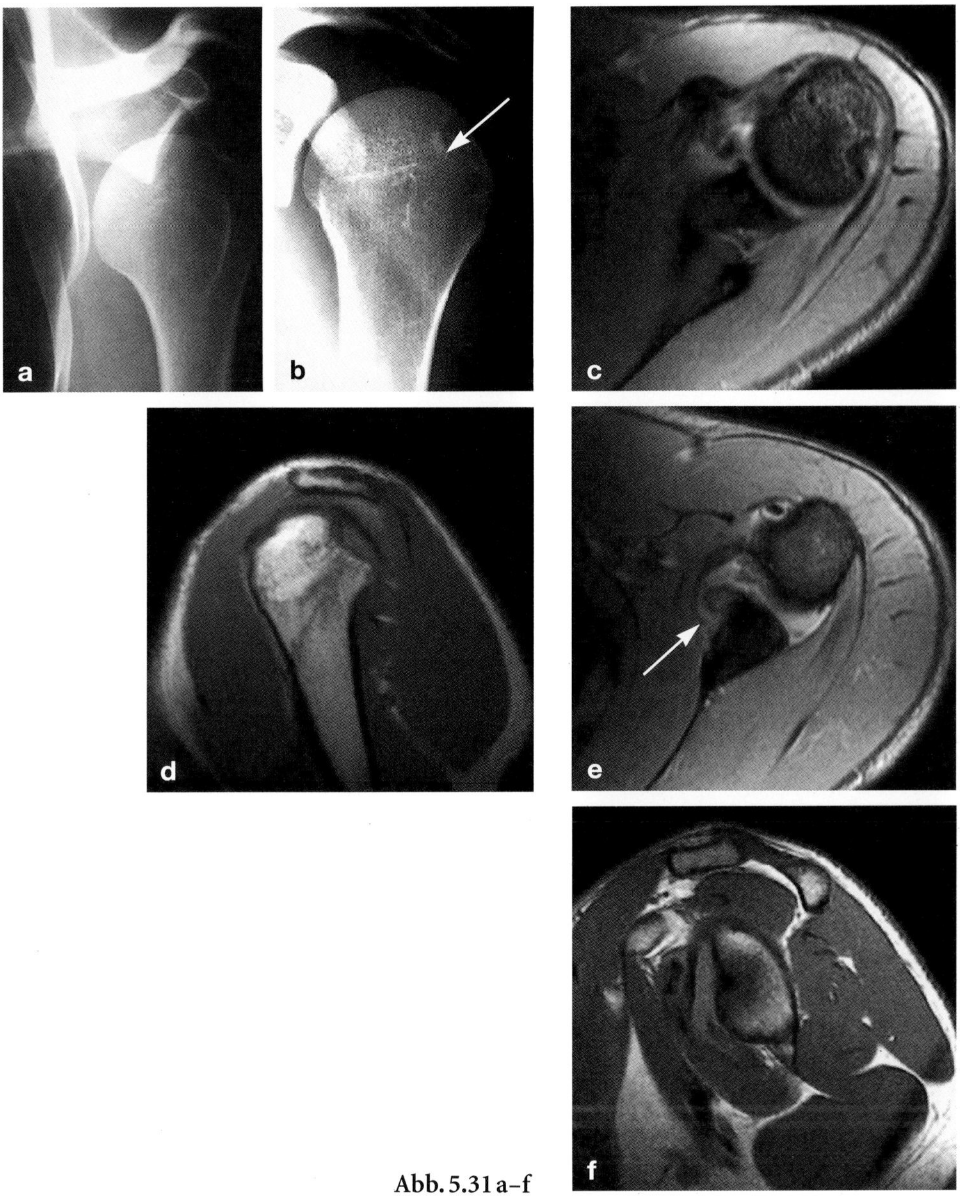

Abb. 5.31 a–f

5.1.5 **Ossäre Luxationsfolgen** (Fortsetzung)

Fall 31: 21 Jahre, männlich. Erstmalige linksseitige Schultergelenkluxation (Abb. 5.31).

Befunde (Fortsetzung)

Arthroskopie

g) Breite, aber wenig tiefe Hill-Sachs-Läsion.
h) Subluxation des Kopfes nach ventral; Sicht auf den Rotatorenmanschettenansatz (intakt).
i) Einrasten der Hill-Sachs-Läsion am Glenoidvorder- bzw. -unterrand in maximaler Außenrotation.

Diagnose

- Kaudaler Labrumabriß.
- Kapseldesinsertion.
- Hill-Sachs-Impressionsfraktur.

Therapie

Labrumrefixation.

Bemerkungen

In Ergänzung zum Röntgenbefund zeigt die MRT die Weichteilkomponente der Verletzung sehr eindrucksvoll. Durch die ergußbedingte Gelenkkapseldistension läßt sich auch die Kapselablösung vom Glenoid in den Sagittal- und Axialschnitten gut diagnostizieren. Auch ist dadurch eine gute Beurteilungsmöglichkeit des Labrum glenoidale gegeben. Normalerweise ist ein Gelenkerguß im T1-gewichteten Bild isointens zur angrenzenden Muskulatur. Die höhere Signalintensität im vorliegenden Fall entspricht einem Hämarthros (Luxationsfraktur).

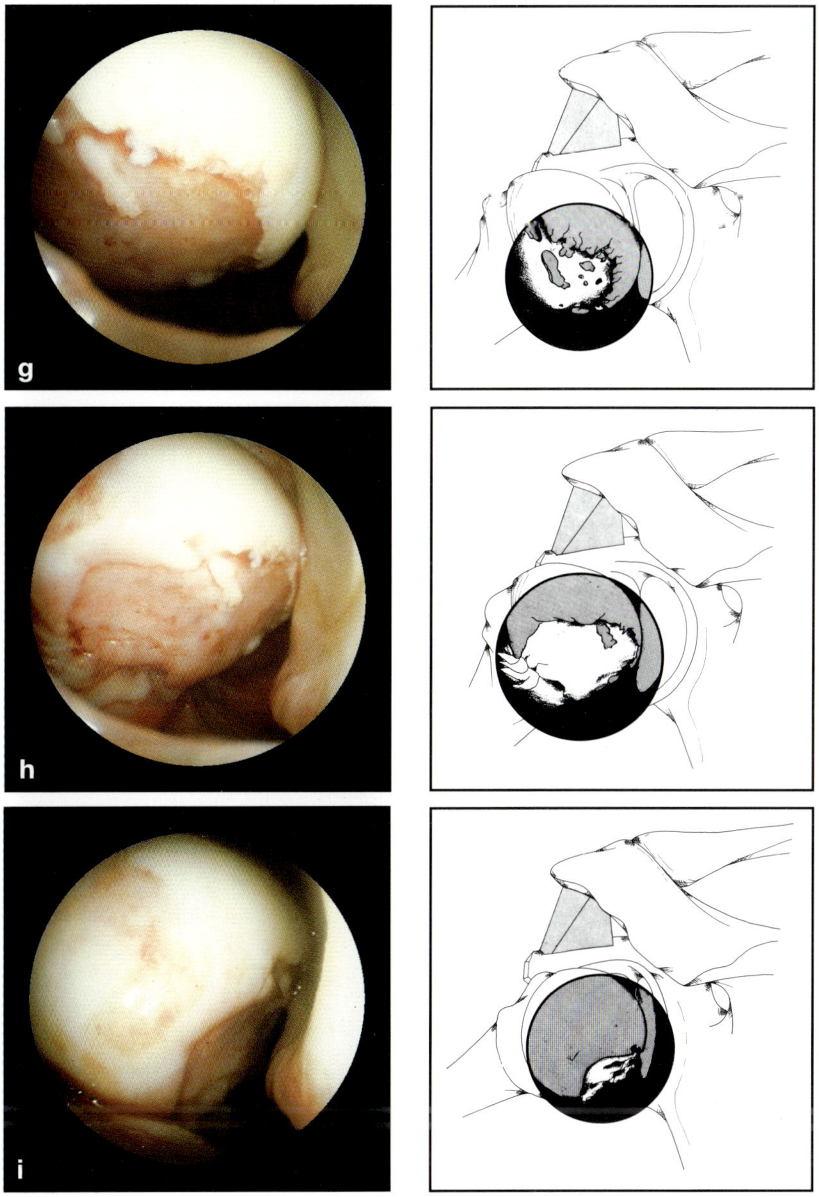

Abb. 5.31 g–i

5.1.5 Ossäre Luxationsfolgen (Fortsetzung)

Fall 32: 38 Jahre, männlich. Schultergelenkluxation links mit Tuberkulumfraktur (Abb. 5.32).

Befunde

Röntgen

a) a.-p.: Vordere Schulterluxation mit Hill-Sachs-Impressionsfraktur; keine Glenoidrandfraktur sichtbar; Überlagerung durch Korakoidspitze *(Pfeil)*.
b) a.-p. in Innenrotation: Nach Reposition spontane Adaptation der Tuberkulumfragmente *(Pfeil)*.

MRT

c) Axialschnitt 3 (FISP 400/12/10°): Fragmentierung des Tuberculum majus bei Impressionsfraktur *(Pfeil)*.
d) Axialschnitt 6 in Innenrotation (FISP 400/12/10°): Blut- und Flüssigkeitsspiegel in der dorsalen Gelenkkapsel bei Hämarthros lageabhängig (Rückenlage) *(Pfeil)*.
e) Frontalschnitt 3 (SE 2000/20): Intakte Supraspinatussehne; unregelmäßiges, signalintensives oberes Labrum *(Pfeil)*.
f) Frontalschnitt 3 (SE 2000/90): Frakturbedingtes Knochenmarködem im Humeruskopf in Form irregulärer Signalerhöhungen *(Pfeile)*.

Fortsetzung s. S. 116.

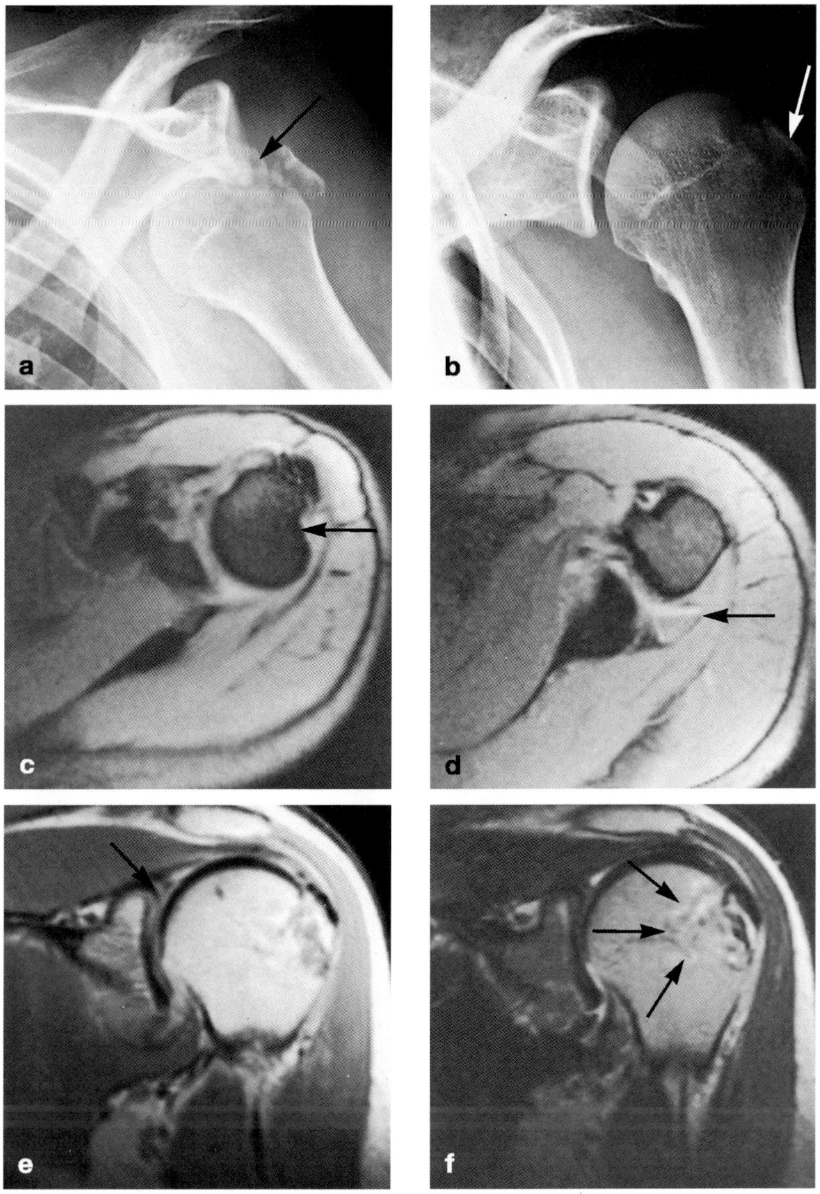

Abb. 5.32 a–f

5.1.5 Ossäre Luxationsfolgen (Fortsetzung)

Fall 32: 38 Jahre, männlich. Schultergelenkluxation links mit Tuberkulumfraktur (Abb. 5.32).

Befunde (Fortsetzung)

Arthroskopie

g) Aufwerfungen und Ausfransungen im Bereich des Supraspinatussehnenansatzes; keine durchgehende Manschettenläsion. Die lange Bizepssehne ist intakt. Das ventrale Labrum ist in der ganzen ventralen Ausdehnung vom Glenoidvorderrand abgerissen.
h) Sicht zwischen Labrum und Glenoidvorderrand. Synovialitische Veränderungen; intakte Subskapularissehne.
i) Blick unter das angehobene Labrum in den Eingang der Luxationstasche.

Diagnose

- Alte SLAP-Läsion vom Typ 3–4 nach Schulterluxation.
- Ausgedehnte vordere Labrumruptur.
- Hill-Sachs-Läsion.
- Hämarthros.

Therapie

Labrumrekonstruktion.

Bemerkungen

Durch die Rückenlage im MRT kann bei einem Hämarthros nach Luxationsfraktur eine Sedimentation beobachtet werden. Die Erythrozyten sedimentieren innerhalb des Gelenkergusses nach dorsal und kommen dort mit intermediärer Signalintensität zur Darstellung. Die intraartikuläre Flüssigkeitsansammlung erlaubt – ähnlich einer intraartikulären KM-Gabe – eine bessere Beurteilung der Kapselstrukturen und des Limbus.

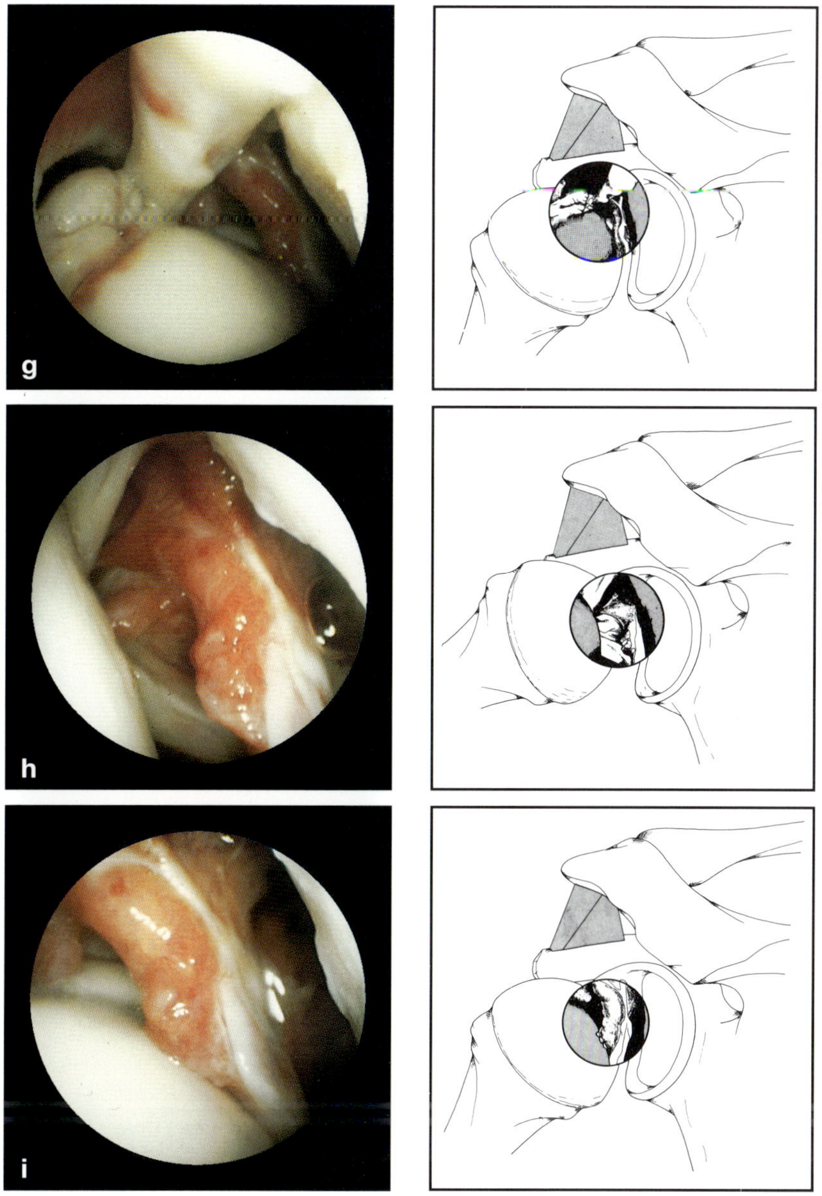

Abb. 5.32 g–i

5.1.5 **Ossäre Luxationsfolgen** (Fortsetzung)

Fall 33: 47 Jahre, männlich. Status nach vorderer Schultergelenkluxation rechts (Abb. 5.33).

Befunde

Röntgen

a) a.-p. in Innenrotation: Nach Reposition einer vorderen Schultergelenkluxation erkennt man eine nach medial relativ scharf berandete Aufhellung im Tuberculum majus *(Pfeile)*.
b) a.-p. in Innenrotation 6 Monate später: Die durch die Luxation verursachte ventrale Labrumablösung wurde mit sog. Staples am Labrum refixiert. Die Hill-Sachs-Impressionsfraktur demarkiert sich durch eine feine Randsklerose deutlich besser *(Pfeile)*. Länglicher, persistierender Epiphysenkern am hinteren Glenoidrand *(Pfeilspitze)*.

Arthroskopie

c) Partialriß am Supraspinatussehnenansatz mit kleiner Hill-Sachs-Läsion.
d) Labrumabriß mit zusätzlichem Durchriß des Labrums kranial und kolbiger Auftreibung. Die lange Bizepssehne ist am Bildrand sichtbar *(Pfeil)*.

Diagnose

- Partialruptur der Supraspinatussehne.
- Ventrale Labrumablösung mit Gelenkknorpelfragment.
- Hill-Sachs-Impressionsfraktur.

Therapie

Labrum- und Kapselrefixation.

Bemerkungen

Große Hill-Sachs-Läsionen (Synonyma: Hermodson-Läsion, Malgaigne- oder Perthes-Läsion) können oft bereits in der a.-p.-Aufnahme in Innenrotation erkannt werden. Spezialaufnahmen können in seltenen Fällen für den Frakturnachweis hilfreich und erforderlich sein. Dagegen ist eine computertomographische Abklärung mit dieser Fragestellung nicht indiziert.
Bei sehr großen Hill-Sachs-Defekten kann eine Derotationsosteotomie des Humeruskopfes oder ein Wiederauffüllen des Defektes mit Spongiosa durchgeführt werden, da ein großer und tiefer Knochendefekt zu einer Reluxation prädisponieren kann. Man erklärt dies durch das Einrasten der Impressionsfraktur am unteren Glenoidalrand bei Außenrotation und Abduktion.

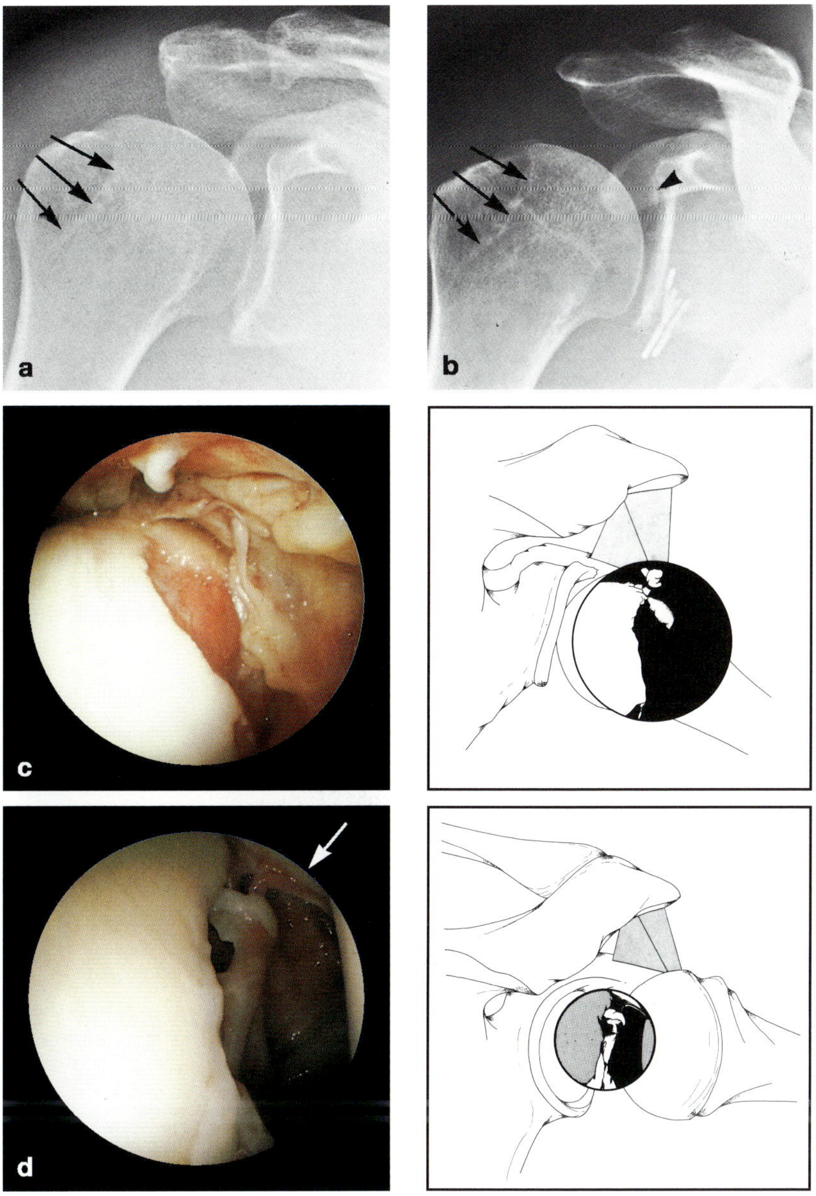

Abb. 5.33 a–d

5.1.5 **Ossäre Luxationsfolgen** (Fortsetzung)

Fall 34: 25 Jahre, männlich. Vordere Schultergelenkluxation rechts (Abb. 5.34).

Befunde

Röntgen

a) a.-p.: Das Unfallbild zeigt eine vordere Schultergelenkluxation: Großer Impressionsdefekt lateral am Humeruskopf und kleine ossäre Fragmente in den Weichteilen *(Pfeile)*.
b) a.-p. in leichter Innenrotation: Großer Defekt superior-lateral am Humeruskopf.
c) a.-p. in leichter Außenrotation: Riesiger Defekt deutlich erkennbar.

Diagnose

Riesige Hill-Sachs-Impressionsfraktur.

Therapie

Wegen rezidivierender Luxationen stabilisierender Eingriff mit Auffüllung des Defektes.

Bemerkungen

Eindrücklicher Fall einer sehr großen Hill-Sachs-Impressionsfraktur. Die atypische Größe der Impressionsfraktur könnte bei isolierter Betrachtung ohne Kenntnis der Vorgeschichte einen Knochentumor vortäuschen.

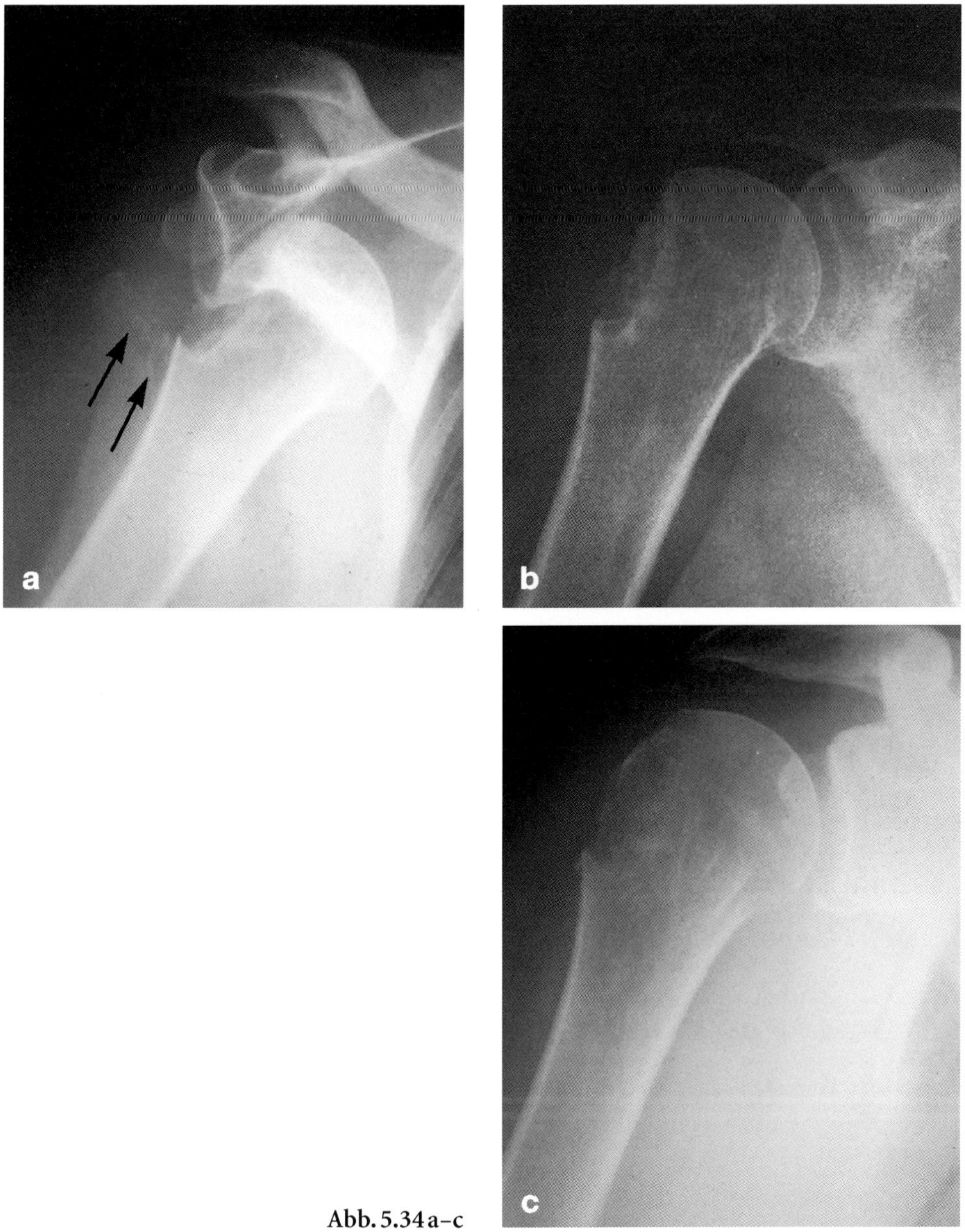

Abb. 5.34 a–c

5.2 Pathologie der Rotatorenmanschette

5.2.1 M. subscapularis

Fall 35: 57 Jahre, männlich. Distorsionstrauma der rechten Schulter. Schmerzen ventral bei Außenrotation (Abb. 5.35).

Befunde

Arthro-CT

a) Axialschnitt 5 in Außenrotation: Verdickung des Ansatzes der Subskapularissehne am Tuberculum minus *(weißer Pfeil)*. KM-Austritt durch Riß der Subskapularissehne *(schwarzer Pfeil)* und Extravasat in den M. subscapularis und die vorderen Abschnitte der Bursa subdeltoidea.
b) Axialschnitt 6 in Außenrotation: Große Risse der Subskapularissehne besonders deutlich *(Pfeil)*; Bizepssehne im unteren Sulcus intertubercularis sichtbar; Abstumpfung des vorderen Labrums als Ausdruck eines Labrumrisses.

Arthroskopie

c) Traumatisiertes, teilweise abgelöstes Labrum ventral; breitbasiger ansatznaher Abriß der Subskapularissehne.
d) Kranial die lange Bizepssehne, in der Mitte die abgerissene Subskapularissehne.

Diagnose

- Kompletter ansatznaher Subskapularisabriß.
- Traumatisiertes, aber nicht vollständig abgelöstes Labrum.

Therapie

Refixation der Subskapularissehne.

Bemerkungen

Zuverlässige Diagnostik einer Subskapularissehnenruptur mittels Arthro-CT. Arthroskopisch konnten die Befunde bestätigt werden.

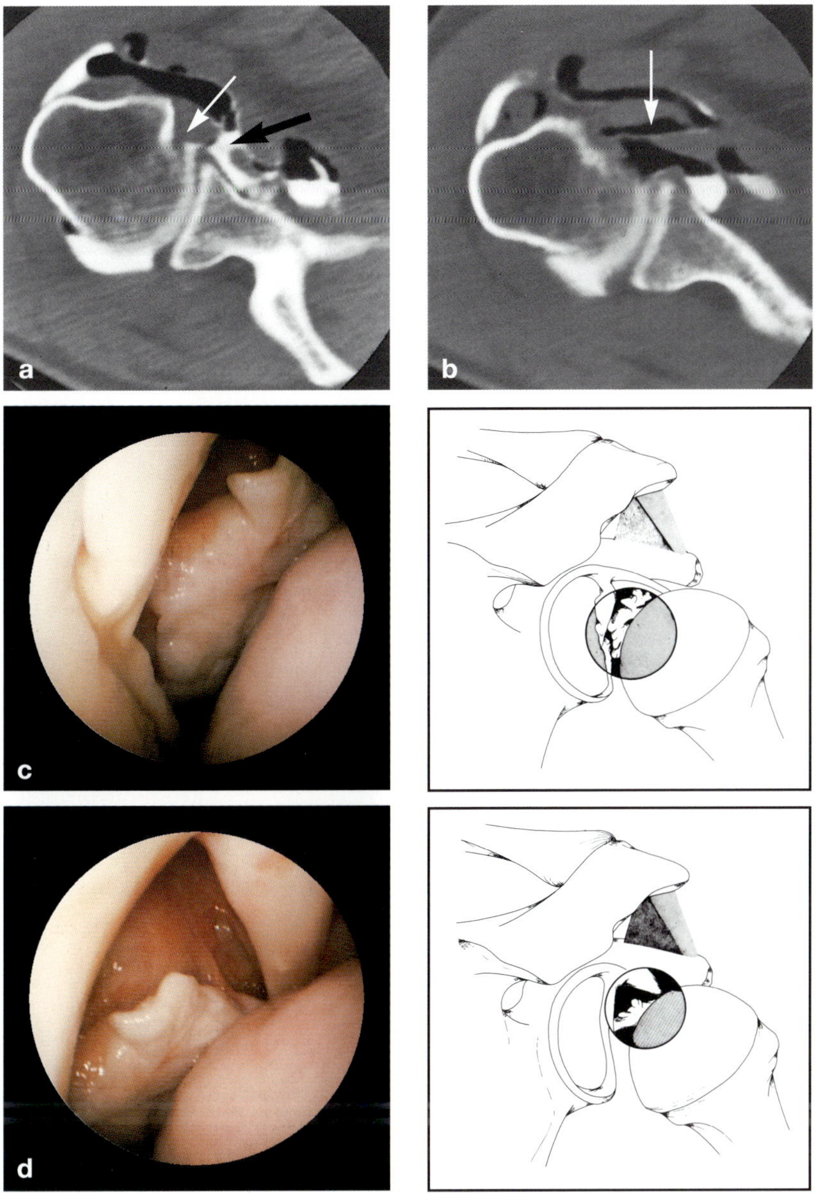

Abb. 5.35 a–d

5.2.1 M. subscapularis (Fortsetzung)

Fall 36: 56 Jahre, weiblich. Painful arc des rechten Schultergelenkes; eingeschränkte Schulterbeweglichkeit und klassische Impingementsymptomatik (Abb. 5.36).

Befunde

Röntgen

a) a.p. in Innenrotation: Die Akromionunterfläche ist nicht tangential dargestellt. Die nach kaudal konvexbogige Struktur *(Pfeilspitze)* entspricht dem Akromionhinterrand und liegt hinter dem Humeruskopf, ist also nicht für ein Impingement verantwortlich.
b) a.p. in Innenrotation bei 30° kraniokaudaler Röhrenkippung: Akromionberandung ventral wesentlich besser beurteilbar. Ein größerer ventraler Osteophyt ist jetzt sichtbar (*Pfeilspitze*).

MRT

c) Sagittalschnitt 5 (SE 500/20): Die osteophytäre Ausziehung des Akromionvorderrandes ist deutlich sichtbar *(Pfeil)*. Supraspinatussehne ventral von intermediärer Signalintensität *(Pfeilspitzen)*.
d) Frontalschnitt 3 (SE 2000/20): Großer Osteophyt des Akromionvorderrandes ist direkt oberhalb der Supraspinatussehne sichtbar; Distanz zwischen Humerusoberfläche und Osteophyt beträgt ca. 4 mm. Im Humeruskopf als Nebenbefund punktförmige Strukturen vorwiegend niedriger Signalintensität.
e) Frontalschnitt 3, 4 mm dorsal (SE 2000/20): Beziehung des Osteophyten *(Pfeil)* zum Akromion deutlich sichtbar. Leichte Signalerhöhung und unregelmäßige Begrenzung der Supraspinatussehne *(Pfeilspitze)*.
f) Frontalschnitt 2 (SE 2000/90): Inhomogene Darstellung der Supraspinatussehne. Im Humeruskopf sind jetzt umschriebene, signalintensive Strukturen sichtbar.
g) Frontalschnitt 3 (SE 2000/90): Irreguläre Kontur und Verdünnung der Supraspinatussehne unmittelbar unterhalb des Osteophyten *(Pfeil)*.
h) Axialschnitt 4 (SE 2000/20): Die Spitze des Korakoids und die darunter verlaufende Subskapularissehne sind erkennbar. Die Subskapularissehne wird zwischen der Spitze des Korakoids und der Humerusoberfläche komprimiert.

Fortsetzung s. S. 126.

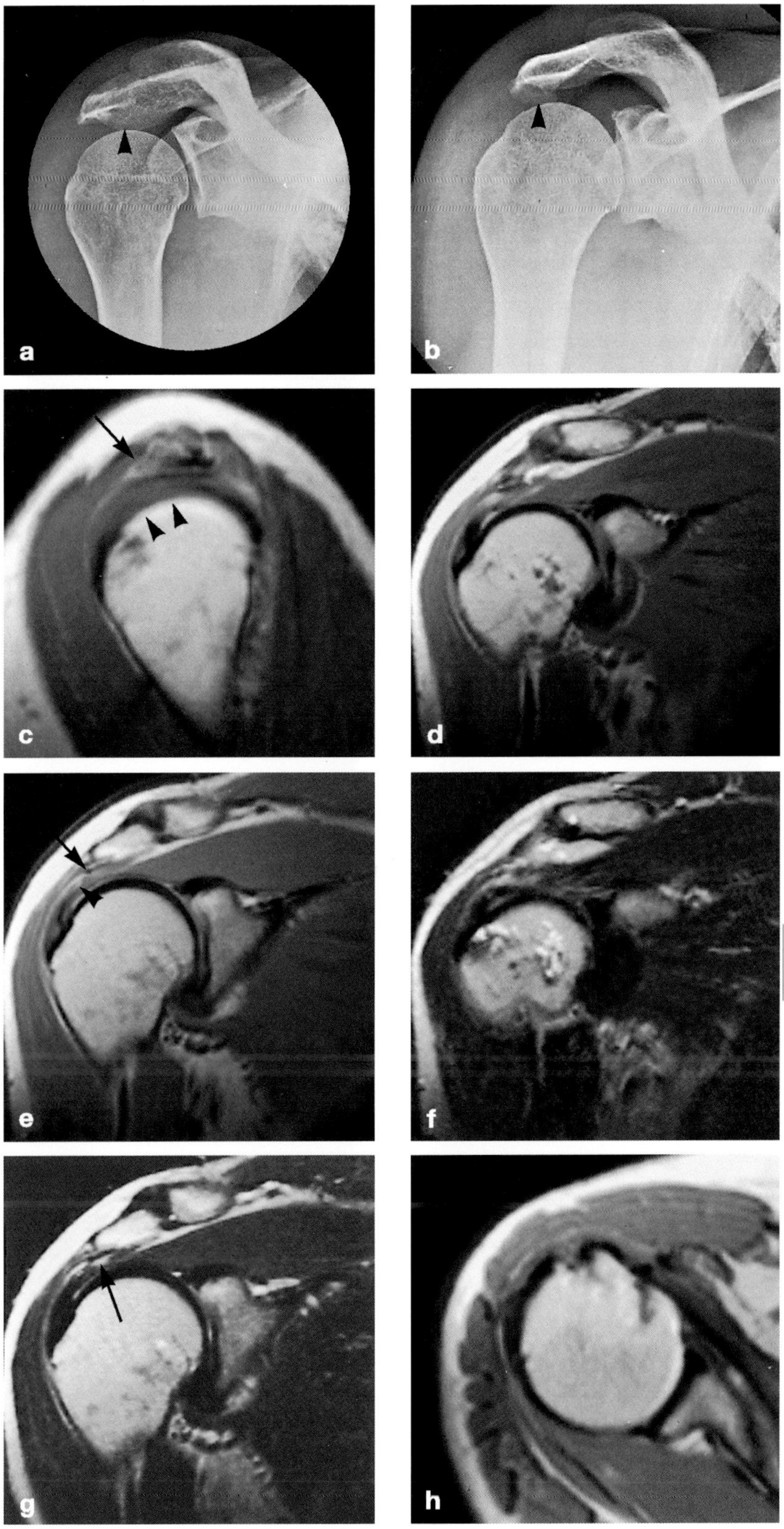

Abb. 5.36 a–h

5.2.1 M. subscapularis (Fortsetzung)

Fall 36: 56 Jahre, weiblich. Painful arc des rechten Schultergelenkes; eingeschränkte Schulterbeweglichkeit und klassische Impingementsymptomatik (Abb. 5.36).

Befunde (Fortsetzung)

Arthroskopie

i) Partialriß im Ansatzbereich der Subskapularissehne; starke Rötung an der Manschettenunterseite mit Hypervaskularisierung; intakte Manschette von intraartikulär her betrachtet. Subakromial findet sich ein im korakoakromialen Ligament eingepackter Osteophyt. Ventral geringe Lazeration an der Manschettenoberseite.
k) Vollständiger Überblick über das gesamte korakoakromiale Ligament mit Usuren der Subskapularissehne (Korakoid-Impingement).

Diagnose

- Impingement der Supraspinatussehne durch akromialen Osteophyten.
- Zusätzliches ventrales Impingement der Subskapularissehne bei geringem korako-humeralem Abstand mit Partialriß der Subskapularissehne.
- Oberflächliche Lazerationen der Supraspinatussehne.
- Kleines Hämangiom in Humeruskopf als Nebenbefund.

Therapie

Arthroskopisches Shaving mit Abtragen des Akromionosteophyten und des korakoakromialen Ligaments sowie der Korakoidspitze.

Bemerkungen

Der Akromionosteophyt ist bereits in den normalen a.-p.-Aufnahmen sichtbar. Die MRT zeigt Kontur- und Signalveränderungen der Supraspinatussehne. Die axiale Schichtung erlaubt zudem noch die Diagnose eines subkorakoidalen Impingements mit arthroskopischem Korrelat (degenerative Einrisse am Subskapularissehnenansatz). In der CT wäre das subakromiale Impingement schlecht darstellbar, hingegen können die topographischen Verhältnisse zwischen Korakoid und Humerusvorderfläche ebensogut dokumentiert werden.

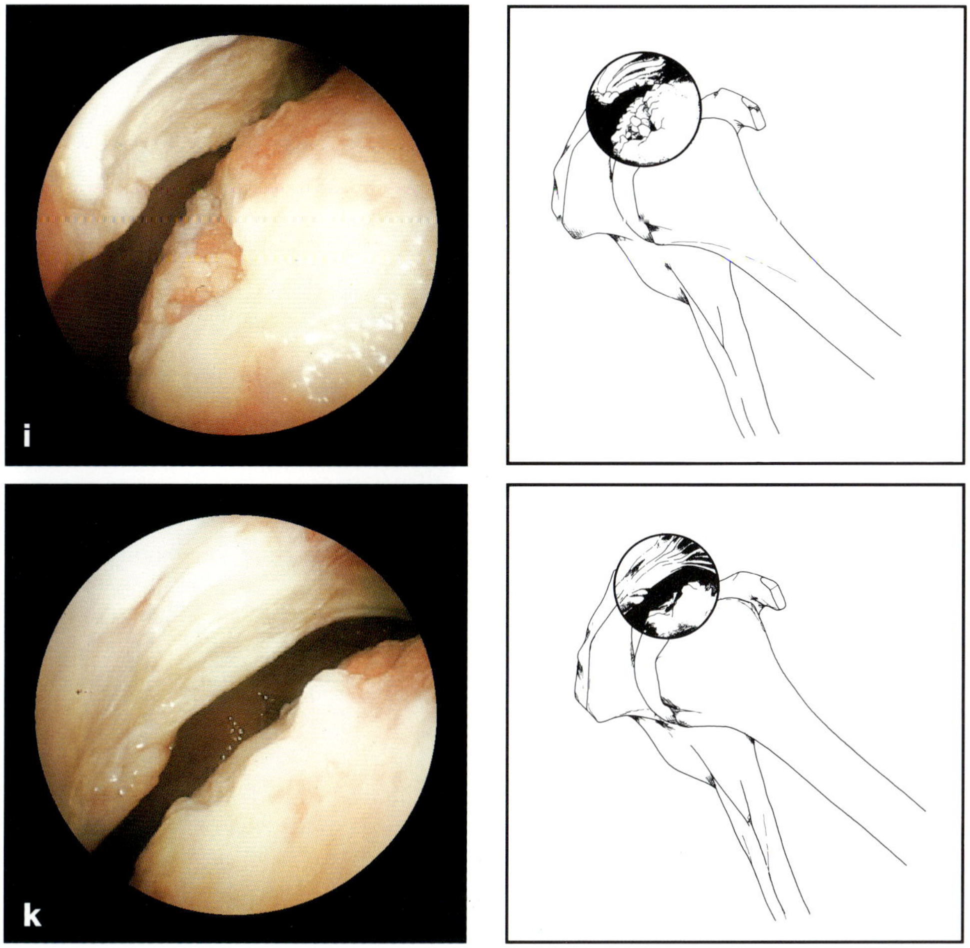

Abb. 5.36 i, k

5.2.1 M. subscapularis (Fortsetzung)

Fall 37: 35 Jahre, männlich. Verdacht auf vorderes Impingement am rechten Schultergelenk (Abb. 5.37).

Befunde

Nativ-CT

a) Axialschnitt 4, linke Schulter bei Innenrotation: Die Distanz zwischen Tuberculum minus und der Spitze des Processus coracoideus beträgt 1,1 cm.
b) Axialschnitt 4, rechte Schulter bei Innenrotation: Die Distanz zwischen Tuberculum minus und der Spitze des Processus coracoideus beträgt 0,7 cm. An der Korakoidspitze ist eine kleine Verkalkung, wohl im Sinne einer produktiven Fibroostose, erkennbar *(Pfeil).*

Diagnose

Korakoidimpingement am rechten Schultergelenk bei leichter ventraler Instabilität.

Therapie

Verbesserung der aktiven Stabilisatoren durch Physiotherapie.

Bemerkungen

Die semiquantitative Aussage der CT bedeutet in gewissen Fällen eine wertvolle Ergänzung der klinischen und funktionellen Diagnostik und konnte in diesem Fall den Verdacht auf ein vorderes Impingement bestätigen.
Ein Korakoidimpingement tritt nicht selten nach operativen ventralen Stabilisationen auf. Auch Korakoidfrakturen, die in Fehlstellung verheilen, können dasselbe Phänomen verursachen.

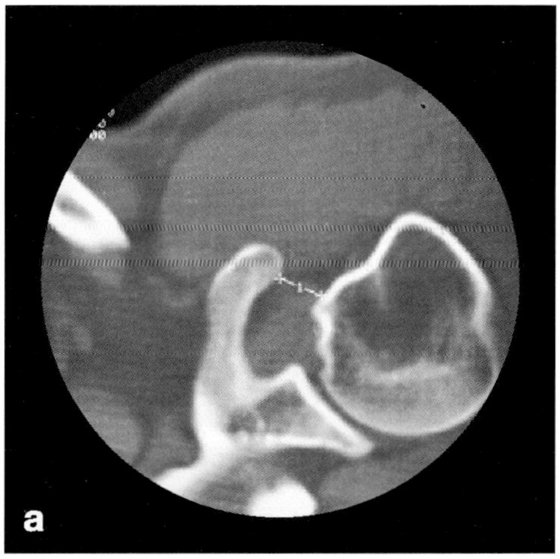

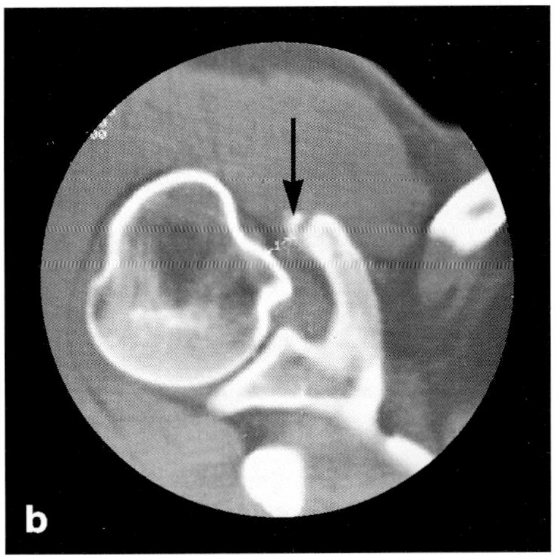

Abb. 5.37 a, b

5.2.1 M. subscapularis (Fortsetzung)

Fall 38: 55 Jahre, männlich. Impingementsymptomatik und Instabilitätsgefühl am linken Schultergelenk (Abb. 5.38).

Befunde

Arthro-CT

a) Axialschnitt 4 in Außenrotation: Subluxation des Humeruskopfes nach ventral, dadurch verringerte Distanz zwischen Spitze des Processus coracoideus und Humerusvorderfläche (ca. 4 mm). Es besteht außerdem ein Hochstand des Humeruskopfes. KM-Austritt in die Bursa subdeltoidea *(Pfeil)*; Taschenbildung der posterioren Gelenkkapsel bei starker Außenrotation normal. Ebenfalls angeschnitten die Klavikula.
b) Axialschnitt 5 in Innenrotation: Weiterhin Hochstand des Humeruskopfes, ventrale Subluxation jedoch rückläufig. Fragmentierung und weitgehende Retraktion der Subskapularissehne, die am Tuberculum minus abgerissen ist. Dort KM- und Luftaustritt. Verklebung der Bizepssehnenscheide, als Ausdruck einer Tendosynovitis.

Diagnose

- Subskapularissehnenabriß.
- Tendosynovitis der langen Bizepssehne.
- Sekundäres vorderes Impingement nach vorderer Luxation und Kapselinstabilität.

Therapie

Ventrale Stabilisierung und Subskapularisreinsertion.

Bemerkungen

Die im Arthro-CT erhobenen Befunde konnten auch intraoperativ bestätigt werden. Die Untersuchung in Außen- und Innenrotation erlaubt eine gute Funktionsbeurteilung. In Außenrotation subluxiert der Humeruskopf nach ventral und führt zu einem Korakoidimpingement. Gleichzeitig klappt der Gelenkspalt dorsal auf, während sich der Humeruskopf in Innenrotation wieder besser einstellt.

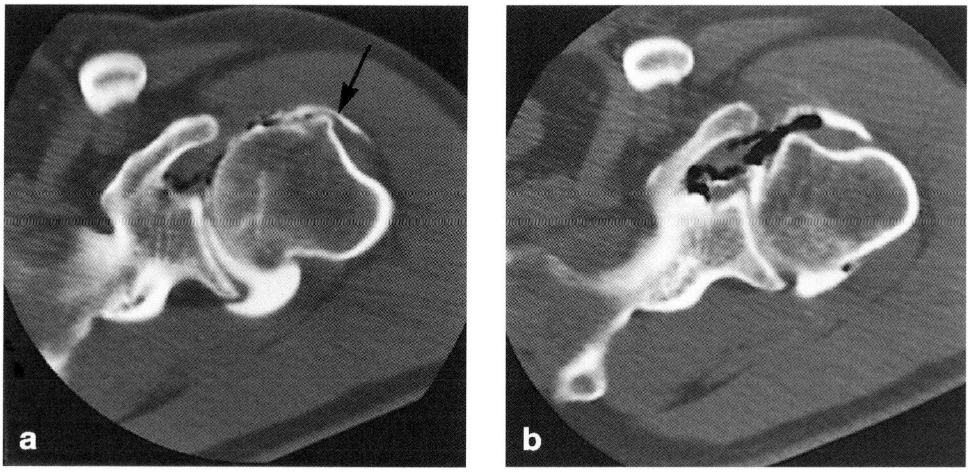

Abb. 5.38 a, b

5.2.1 M. subscapularis (Fortsetzung)

Fall 39: 52 Jahre, weiblich. Therapieresistente Schmerzen des rechten Schultergelenks; Verdacht auf degenerative Rotatorenmanschettenläsion (Abb. 5.39).

Befunde

Arthro-MRT

a) Axialschnitt 5 (SE 600/15): Teilweiser Abriß der Subskapularissehne am Tuberculum minus *(Pfeil)*. KM-Austritt in die Bursa subdeltoidea. Taschenbildung zwischen vorderer Gelenkkapsel und Skapulahals.
b) Axialschnitt 5 (SE 600/15): Unmittelbar kaudal wieder intakte Subskapularissehne *(Pfeil)*.
c) Sagittalschnitt 5 (SE 600/15): Der KM-Austritt erfolgt über einen teilweisen Abriß der Subskapularissehne *(Pfeil)*.

Diagnose

Teilweiser Abriß der Subskapularissehne.

Therapie

Operative Rekonstruktion.

Bemerkungen

Mit der Arthro-MRT können auch kleine Läsionen der Rotatorenmanschette zuverlässig nachgewiesen werden. Die Genese dieser Subskapularisläsion ist unklar, da kein Trauma in der Anamnese angegeben wird. Auch eine durch den Processus coracoideus bedingte Usur scheint bei normaler korakohumeraler Distanz nicht vorzuliegen.

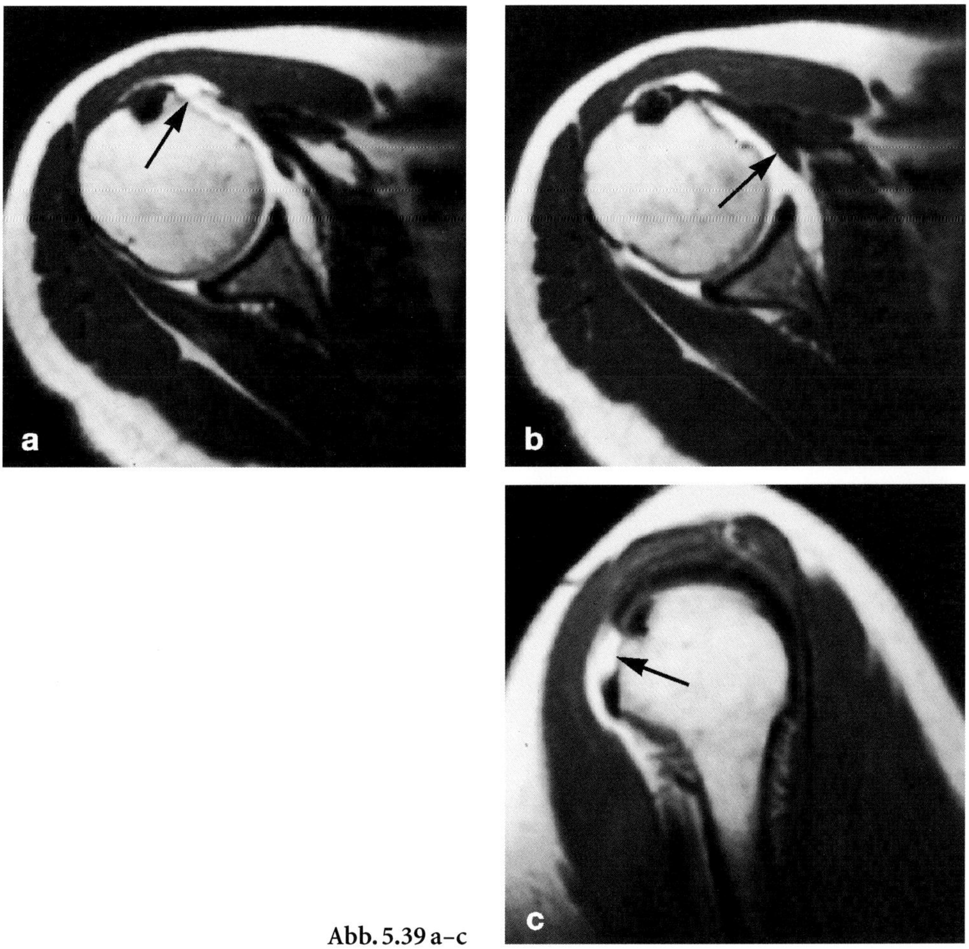

Abb. 5.39 a–c

5.2.2 Intervalläsionen

Fall 40: 40 Jahre, männlich. Sturz auf die linke Schulter bei ausgestrecktem Arm; Verdacht auf Rotatorenmanschettenläsion (Abb. 5.40).

Befunde

Arthro-MRT

a) Axialschnitt 3 in Innenrotation (SE 600/15): Knopflochartiger KM-Austritt ventrolateral im Ansatzbereich des M. supraspinatus.
b) Frontalschnitt 3 (2D-FLASH 830/15/90°, Fettsättigung): KM-Depot im Bereich der vorderen Supraspinatussehne.
c) Sagittalschnitt 4 (SE 600/15): Partialriß an der Unterseite der Supraspinatussehne *(Pfeil).*
d) Sagittalschnitt 5 (SE 600/15): Ausdehnung des Partialrisses nach lateroventral *(Pfeile).*

Diagnose

Partialriß der Supraspinatussehne am Übergang zum Intervall.

Therapie

Eventuell Sehnennaht.

Bemerkungen

Diese kleine Läsion läßt sich mit intraartikulärem Kontrastmittel besser darstellen als in der Nativ-MRT.

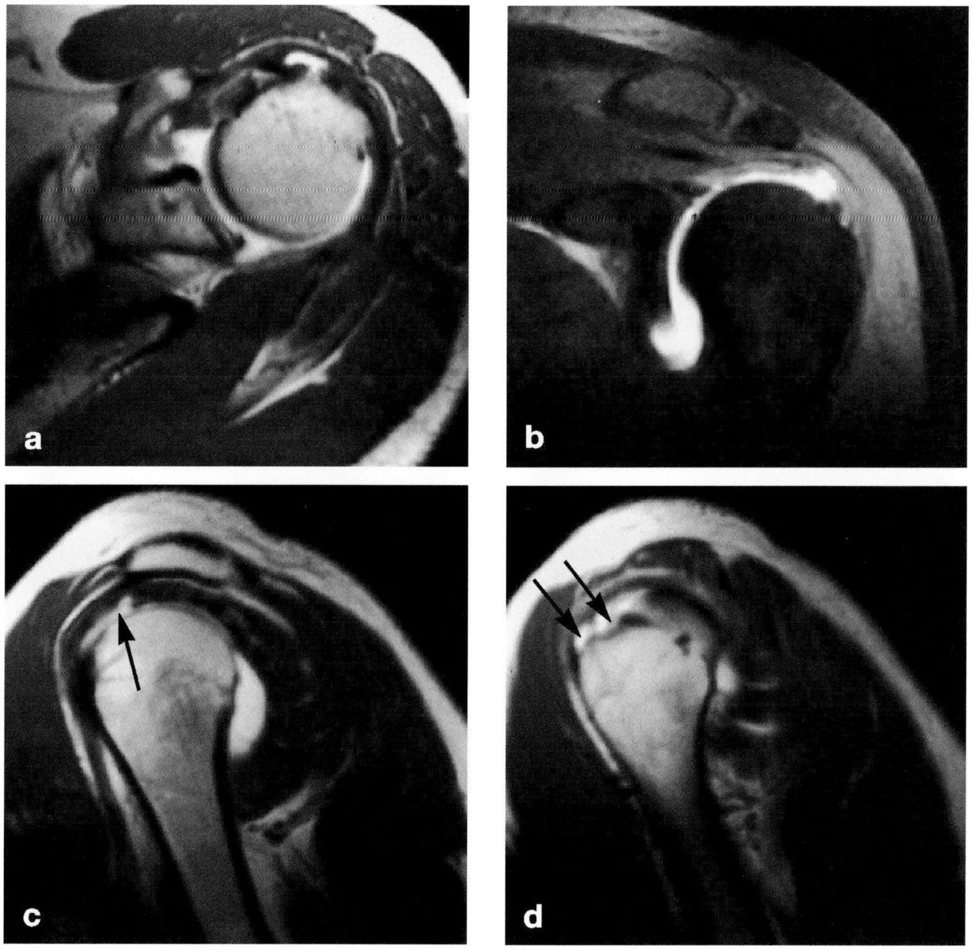

Abb. 5.40 a–d

5.2.3 Mm. supraspinatus und infraspinatus

Fall 41: 61 Jahre, männlich. Sturz auf ausgestreckten linken Arm. Painful arc des linken Schultergelenkes; ventrale und kraniale Instabilität (Abb. 5.41).

Befunde

Arthro-CT

a) Axialschicht 2: M. supraspinatus infolge einer kompletten Ruptur mit Muskelretraktion und sekundärer Atrophie nicht sichtbar; anstelle des Muskels nur Fettgewebe vorhanden.
b) Axialschicht 4 in Neutralstellung: KM-Depots in der Infraspinatussehne *(Pfeil).*
c) Axialschicht 4 in Außenrotation: Kleine Verkalkung am Ansatz der Subskapularissehne am Tuberculum minus *(schwarzer Pfeil)*; KM-Kollektion in der Infraspinatussehne *(weißer Pfeil).*
d) Axialschicht 5 in Innenrotation: Atrophie des M. infraspinatus. Unterrand der humeralen Gelenkfläche auf dieser Höhe (mittleres Glenoid) sichtbar, was auf einen Hochstand des Kopfes hindeutet; Verkalkung der Subskapularissehne *(weißer Pfeil);* Recessus subkorakoideus *(schwarzer Pfeil).*

Arthroskopie

e) Subluxation des Kopfes nach ventral und kranial; degenerative Veränderungen am Glenoid und Labrum; große Rotatorenmanschettendefektruptur; weitgehend intakter Infraspinatus und intakter Subskapularis; vollständiger Abriß des Supraspinatus mit Retraktion; subakromiale Bursitis.

Diagnose

- Kompletter Abriß der Supraspinatussehne und teilweiser Abriß der Infraspinatussehne mit Muskelretraktion und -atrophie.
- Tendinopathia calcarea der Subskapularissehne.

Therapie

Rotatorenmanschettenrekonstruktion.

Bemerkungen

Die beinahe globale Instabilität kann bei der Multiplizität der Befunde gut erklärt werden. Ein vollständiger Riß der Supraspinatussehne ist im CT direkt bei fehlender Sehne und gleichzeitiger Muskelatrophie nachweisbar. Das indirekte Zeichen eines Humeruskopfhochstandes im konventionellen Röntgenbild deutet ebenfalls auf diese Diagnose hin.
Operativ ist die Manschettenrekonstruktion bei ausgedehnten Abrissen nicht immer möglich. Nach Mobilisation der einzelnen Schichten kann oft erstaunlich gut rekonstruiert werden.

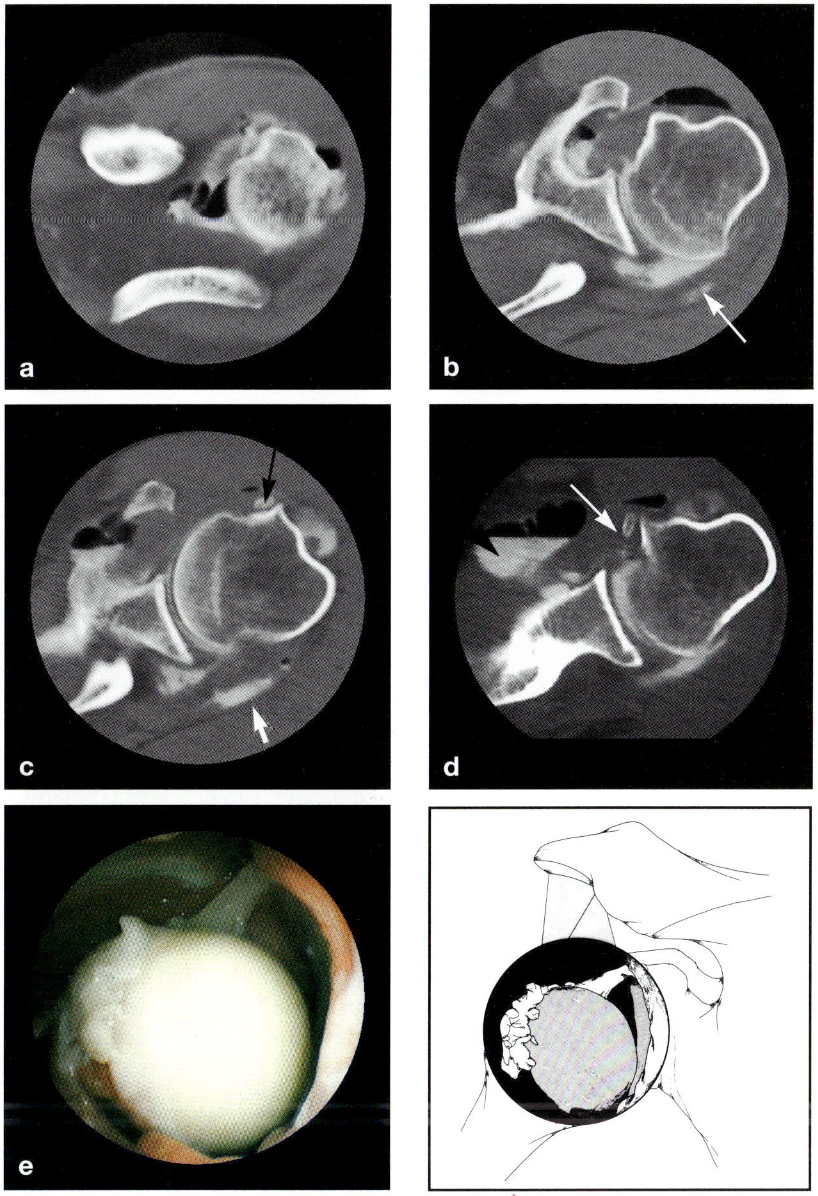

Abb. 5.41 a–e

5.2.3 Mm. supraspinatus und infraspinatus (Fortsetzung)

Fall 42: 59 Jahre, weiblich. Sturz auf linkes Schultergelenk vor 3 Jahren. Jetzt zunehmende Beschwerden ventral und Druckdolenz am Tuberculum majus; Subluxierbarkeit des Humeruskopfes nach ventral (Abb. 5.42).

Befunde (Fortsetzung)

Arthroskopie

e) Ausgeprägte Instabilität. Der Humeruskopf kann vor allem nach ventral subluxiert werden. Die Supraspinatussehne ist halbmondförmig im Bereich der Insertion abgerissen. Degenerative Veränderungen an der Rißstelle; der Akromionvorderrand ist durch die Rißstelle einsehbar. Der ventrale Limbus ist zusätzlich zerfetzt und abgelöst. Der intraartikuläre Anteil der langen Bizepssehne fehlt. Die Subskapularissehne ist intakt.

Diagnose

- Abriß der Supraspinatussehne.
- Ruptur des intraartikulären Abschnitts der langen Bizepssehne.
- Limbusläsion ventral.
- Ausgeprägte Instabilität.

Therapie

- Reinsertion der Rotatorenmanschette.
- Limbusrefixation.
- Ventrale Weichteilstabilisierung.

Bemerkungen

Infolge des raschen KM-Austritts in die Bursa subacromialis und subdeltoidea bei großen Ab- oder Durchrissen der Rotatorenmanschette kann im konventionellen Arthrogramm oftmals die genaue Ausdehnung und Lokalisation eines Risses nicht genau erfaßt werden. Dazu wären frühe Aufnahmen zu Beginn der KM-Injektion oder Tomographien erforderlich.
Die Arthro-CT (Abb. 5.42 b) zeigt die Desinsertion der Supraspinatussehne an der mit Pfeilen bezeichneten Stelle.
Die fehlende Kontrastierung der Bizepssehnenscheide im Sulcus intertubercularis erklärt sich durch Verklebungen bei Synovitis. Eine Läsion der langen Bizepssehne selbst kann bei diesem Befund weder bestätigt noch ausgeschlossen werden. In der axialen Arthro-CT ist die Beurteilung der in der gleichen Ebene verlaufenden proximalen Abschnitte der langen Bizepssehne schwierig. Die Diagnose eines Bizepssehnenabrisses wurde im vorliegenden Fall radiologisch nicht gestellt, war jedoch arthroskopisch einfach zu diagnostizieren.

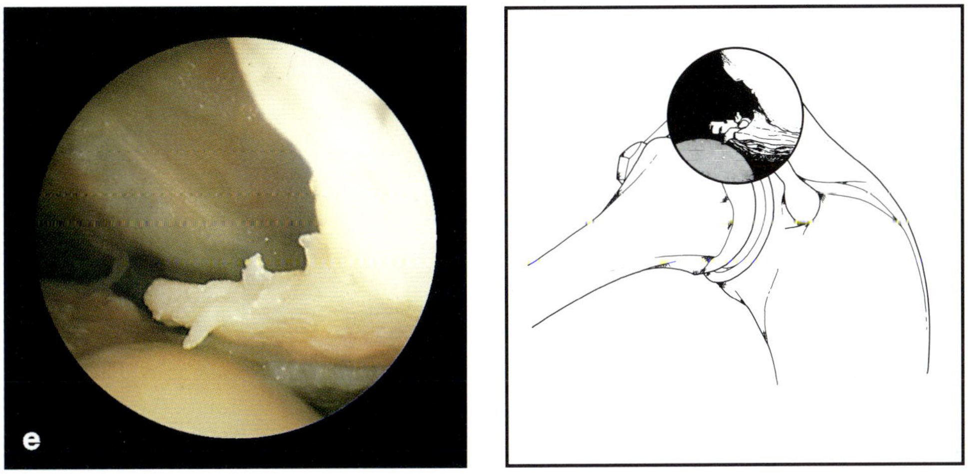

Abb. 5.42 e

5.2.3 Mm. supraspinatus und infraspinatus (Fortsetzung)

Fall 43: 49 Jahre, männlich. Sturz auf linke Schulter, seither Schmerzen; Painfull arc; Atrophie des M. supraspinatus. Zwar volle Funktion, Elevation jedoch nur mit Ausweichbewegung möglich (Abb. 5.43).

Befunde

Sonographie

a) Frontalschnitt: Zwischen Humeruskopf und M. deltoideus deutlich verdickte Supraspinatussehne *(Pfeil)* erkennbar. Die Unterscheidung zwischen einer Sehnenschwellung und einem Partialriß der Supraspinatussehne ist sonographisch nicht zuverlässig möglich.

Arthrographie

b) a.-p. in Innenrotation: Unregelmäßige Begrenzung der Gelenkkapsel oberhalb des Humeruskopfes, erklärbar durch KM-Extravasat in die Supraspinatussehne.
c) a.-p. in Abduktion: Auch nach ausgedehntem Bewegen des Gelenks kommt es nicht zu einer Füllung der Bursa subacromialis und subdeltoidea und somit läßt sich lediglich ein Partialriß diagnostizieren.

Arthroskopie

d) Ca. 2 × 2 cm großer Durchriß der Supraspinatussehne.

Diagnose

Durchriß der Supraspinatussehne.

Therapie

Reinsertion der Supraspinatussehne mit Verankerung in einer Knochennute.

Bemerkungen

Die Diskrepanz zwischen der konventionellen Arthrographie und dem arthroskopischen und operativen Befund läßt sich entweder durch Verklebungen oder durch das Zeitintervall zwischen Arthrographie und Arthroskopie (8 Wochen) mit Entwicklung eines Partialrisses zu einem Durchriß erklären.

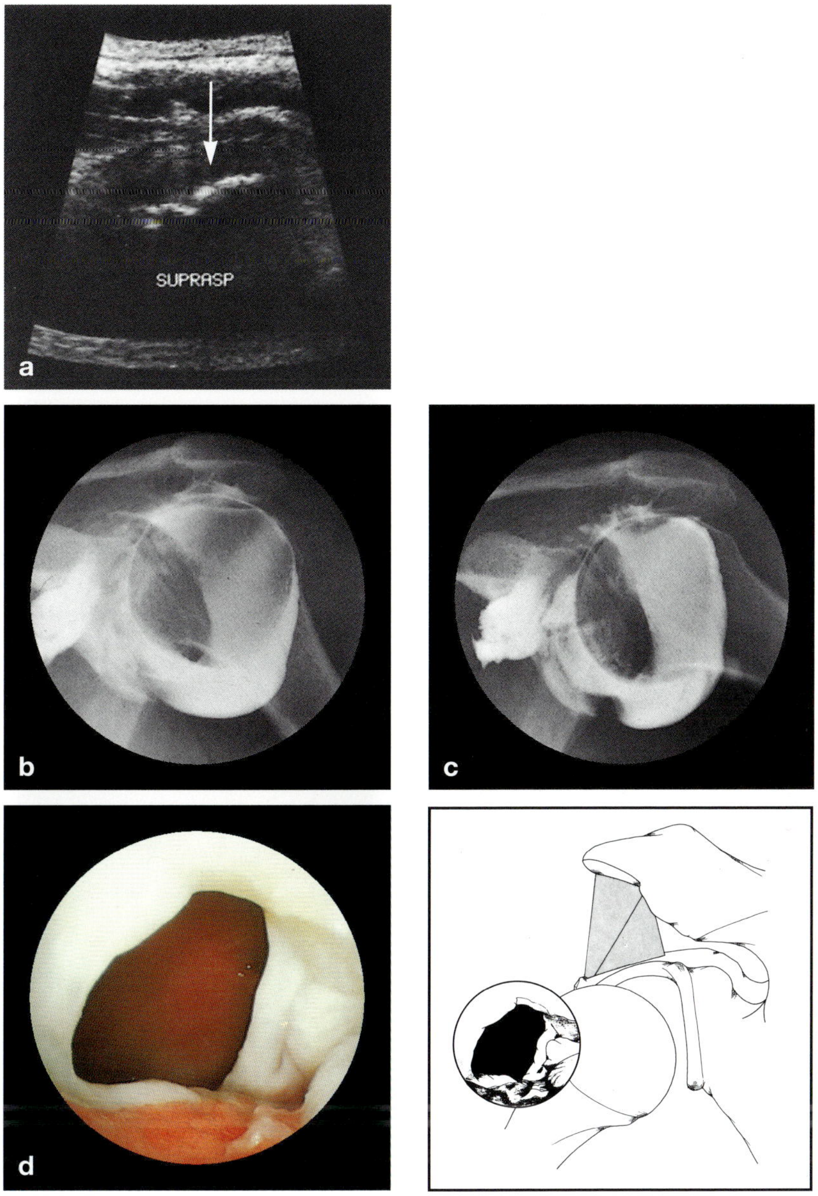

Abb. 5.43 a–d

5.2.3 Mm. supraspinatus und infraspinatus (Fortsetzung)

Fall 44: 56 Jahre, weiblich. Nach Unfall vor einigen Monaten Pseudoparese des linken Armes. Als Linkshänderin stark gestört durch Schmerzen und Funktionsverlust. Arbeiten über Kopfhöhe nicht möglich (Abb. 5.44).

Befunde

MRT

a) Sagittalschnitt 4 (SE 500/15): Signalanhebung der Supraspinatussehne *(Pfeile)* im Vergleich zur Infraspinatus- und Subskapularissehne *(Pfeilspitzen)*.
b) Frontalschnitt 3 (SE 2000/15): Signalanhebung im lateralen ansatznahen Anteil der Supraspinatussehne *(Pfeile)*.
c) Frontalschnitt 3 (SE 2000/90): Erhöhte Signalintensität und eine Kontinuitätsunterbrechung der Supraspinatussehne weisen auf eine Flüssigkeitsansammlung und damit auf einen Abriß der Sehne hin.

Arthroskopie

d) Ca. 2 × 2 cm messender Abriß der Supraspinatussehne. Die Rißberandung ist ohne degenerative Veränderungen. Direkter Einblick in den Subakromialraum, wo erhebliche entzündliche Veränderungen sichtbar sind.

Diagnose

Teilweiser Supraspinatussehnenabriß.

Therapie

Operative Manschettenrekonstruktion.

Bemerkungen

Das sicherste Zeichen eines teilweisen oder vollständigen Risses der Rotatorenmanschette ist der Nachweis einer Kontinuitätsunterbrechung. Im Riß sammelt sich Flüssigkeit an, die sich typischerweise stark signalintensiv in den T2-gewichteten Bildern (Abb. 5.44 c) und weniger signalintensiv in den protonendichte-gewichteten Bildern (Abb. 5.44 b) verhält. Ebenfalls hinweisend auf einen Riß ist die fehlende Abgrenzbarkeit der signalarmen bzw. dunklen Supraspinatussehnenabschnitte im Sagittalschnitt.

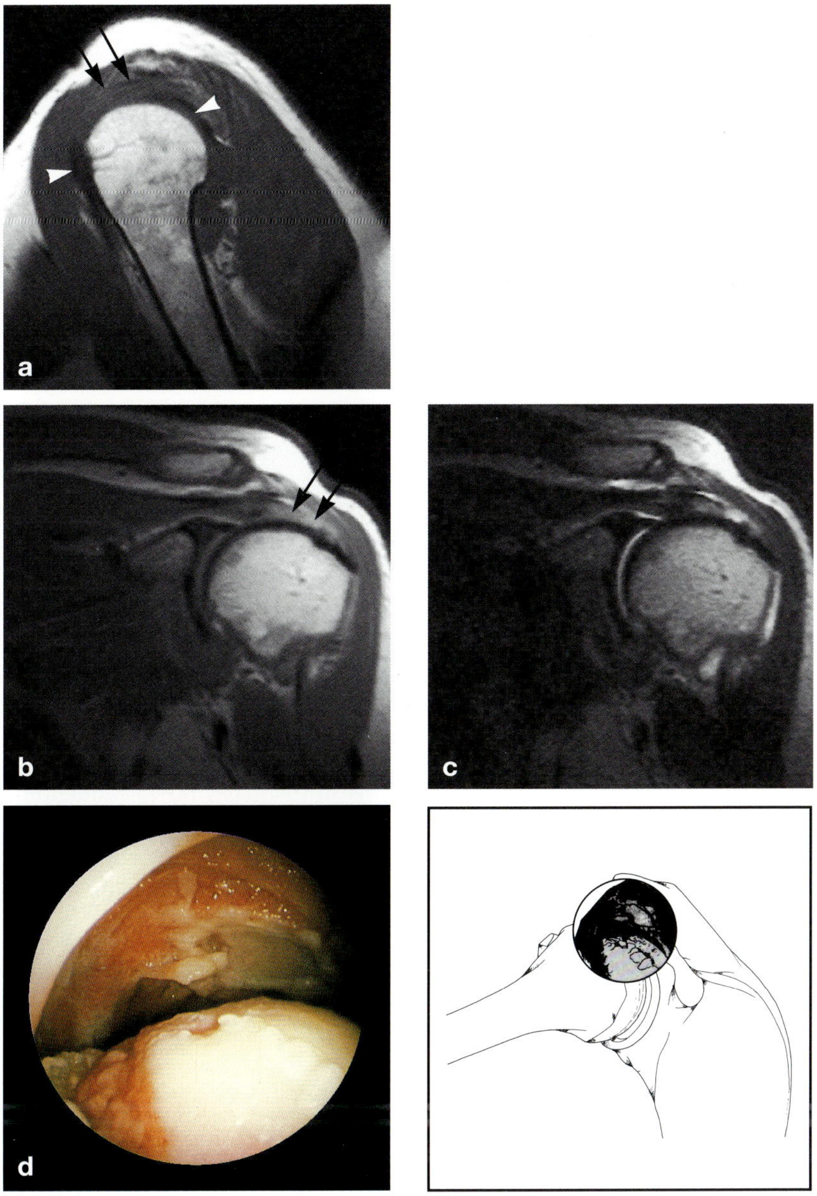

Abb. 5.44 a–d

5.2.3 Mm. supraspinatus und infraspinatus (Fortsetzung)

Fall 45: 54 Jahre, männlich. Sturz vor 6 Monaten. Elevation des rechten Arms aktiv nicht mehr möglich (Abb. 5.45).

Befunde

Arthro-CT

a) Axialschnitt 3 in Innenrotation: Breite Kommunikation zwischen Gelenkkavum und Bursa subdeltoidea bei großem Abriß der Supraspinatussehne; Abriß der nach ventral vom oberen Labrum abgehenden langen Bizepssehne *(Pfeil)*.
b) Axialschnitt 4 in Außenrotation: Anterolateral ist Luft in der Bursa subacromialis sichtbar, ebenfalls in der Bizepssehnenscheide, wo die Bizepssehne selbst nicht erkennbar ist. Dorsal aufgeweitete Kapsel, die weiter medial als üblich am Glenoidhinterrand inseriert.
c) Axialschnitt 5 in Innenrotation: Leichte Dezentrierung des Humeruskopfes nach ventral mit reduzierter Distanz zum Korakoid. Wiederum ist nur das verdickte Lig. transversum abgrenzbar *(Pfeil)*. Lateral des Humeruskopfes ist etwas Kontrastmittel in der Bursa subdeltoidea sichtbar.

Arthroskopie

d) Verstärkte Translation des Kopfes nach vorne und hinten. Das vordere und hintere Labrum ist adhärent. Gerissene lange Bizepssehne mit Stummel, der in das Gelenk hineinreicht. Die Supraspinatussehne zeigt einen ausgedehnten Abriß mit kleinem Sehnenrest am Tuberculum majus.

Diagnose

- Abriß der Supraspinatussehne.
- Abriß der Bizepssehne.
- Instabilität nach ventral und dorsal.
- Korakoidimpingement bei Innenrotation.

Therapie

- Exzision des intraartikulären Bizepssehnenrests.
- Rotatorenmanschettenrekonstruktion.

Bemerkungen

Beim Befund im Sulcus intertubercularis handelt es sich um das hypertrophe Lig. transversum bei vollständig gerissener und nach kaudal dislozierter langer Bizepssehne. Für die Interpretation ist im weiteren wichtig, daß die Bizepssehne nicht wie üblich von Luft und Kontrastmittel umgeben im Sulcus zur Darstellung gelangt und andererseits bei intaktem Ligament eine Bizepssehnenluxation ausgeschlossen werden kann. Im vorliegenden Fall ist die Instabilität hauptsächlich durch den Abriß der Supraspinatussehne erklärbar. Nach Rekonstruktion verbessert sich die Stabilität. Möglicherweise verhält sich das Korakoid als Hypomochlion und führt zu einer vermehrten Aufklappbarkeit des hinteren Gelenkspaltes. Im Gegensatz zum subakromialen liegt hier ein sog. ventrales Impingement vor, verursacht durch eine Fehlstellung des Korakoids (evtl. auch postoperativ) oder durch eine Subluxation des Humeruskopfes nach ventral.

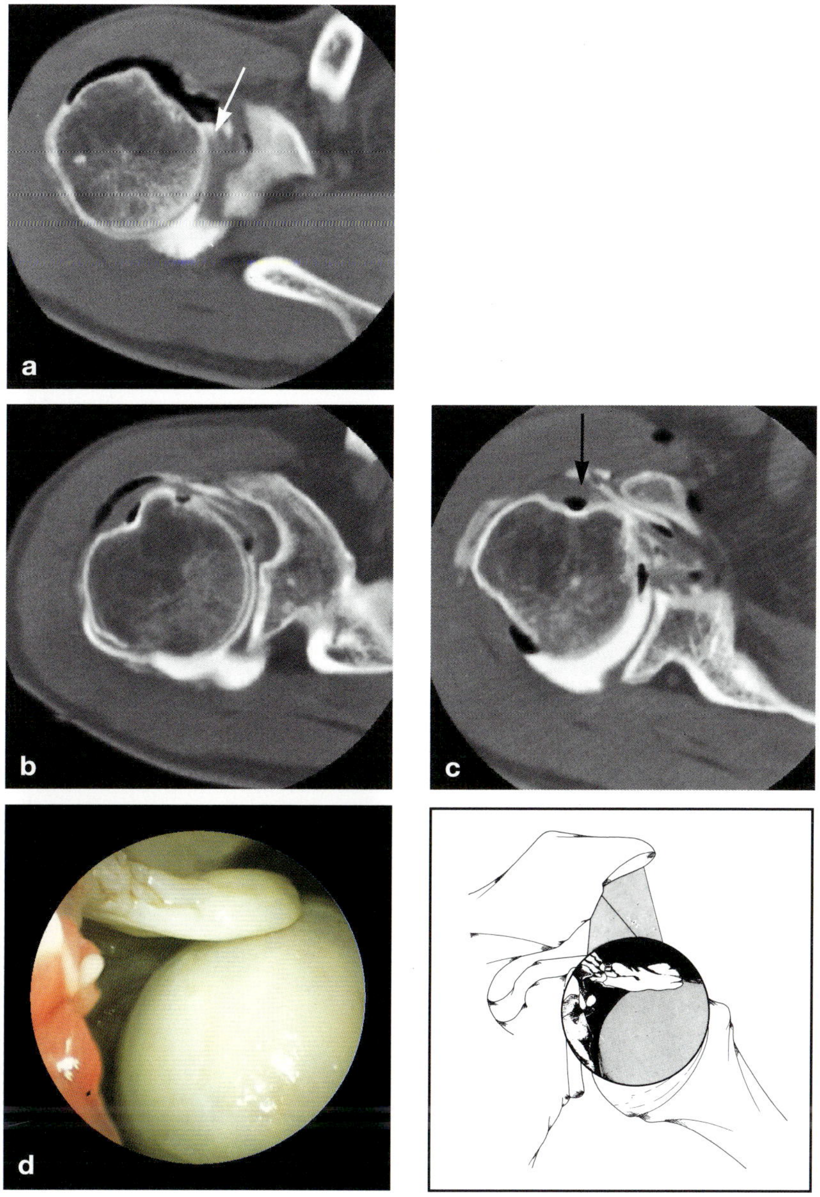

Abb. 5.45 a–d

5.2.3 Mm. supraspinatus und infraspinatus (Fortsetzung)

Fall 46: 42 Jahre, männlich. Unklare Schulterschmerzen links; klinisch Impingementsymptomatik, möglicherweise auch Rotatorenmanschettenläsion (Abb. 5.46).

Befunde

MRT

a) Frontalschnitt 3 (SE 2400/20): Im Ansatzbereich erhöhte Signalintensität der Supraspinatussehne *(Pfeil).*
b) Frontalschnitt 3 (SE 2400/80): Die Signalintensitätserhöhung entspricht z. T. einer Flüssigkeitsinterposition in einem Abriß der Supraspinatussehne *(Pfeil).* Freie Flüssigkeit auch lateral des Humeruskopfes in der Bursa subdeltoidea *(Pfeilspitzen).*
c) Sagittalschnitt 4 (SE 600/15): Signalerhöhung in den ventralen Abschnitten der Supraspinatussehne *(Pfeil)* (vgl. Abb. 5.49 d). Lange Bizepssehne *(Pfeilspitzen).*

Arthro-MRT

d) Sagittalschnitt 4 (SE 600/15): Eindeutiger Nachweis des Supraspinatusabrisses, der durch ein KM-Extravasat demarkiert wird *(Pfeil).*

Diagnose

Abriß der Supraspinatussehne am Ansatz ventral und Intervalläsion zwischen Supraspinatus- und Subskapularissehne.

Therapie

Akromioplastik sowie Naht der Supraspinatussehne.

Bemerkungen

Diagnosekriterien eines Ab- oder Durchrisses sind die im T2-gewichteten Bild persistierende Signalerhöhung in der unterbrochenen Supraspinatussehne und die Flüssigkeitskollektionen in der Bursa subacromialis und subdeltoidea.
Der Vergleich der Nativ-MRT mit der Arthro-MRT zeigt, daß in diesem Fall die Nativuntersuchung ohne weiteres eine genaue Diagnostik erlaubt. Dabei ist anzumerken, daß der vorliegende Riß relativ groß und daher gut abgrenzbar ist. Mit Recht wird von einzelnen Autoren darauf hingewiesen, daß bei solchen Läsionen eine intraartikuläre KM-Injektion nicht notwendig sei, wobei natürlich das Ausmaß eines Risses nie vorher bekannt ist. Durch die KM-Injektion wird die MRT zu einer invasiven Untersuchungsmethode.

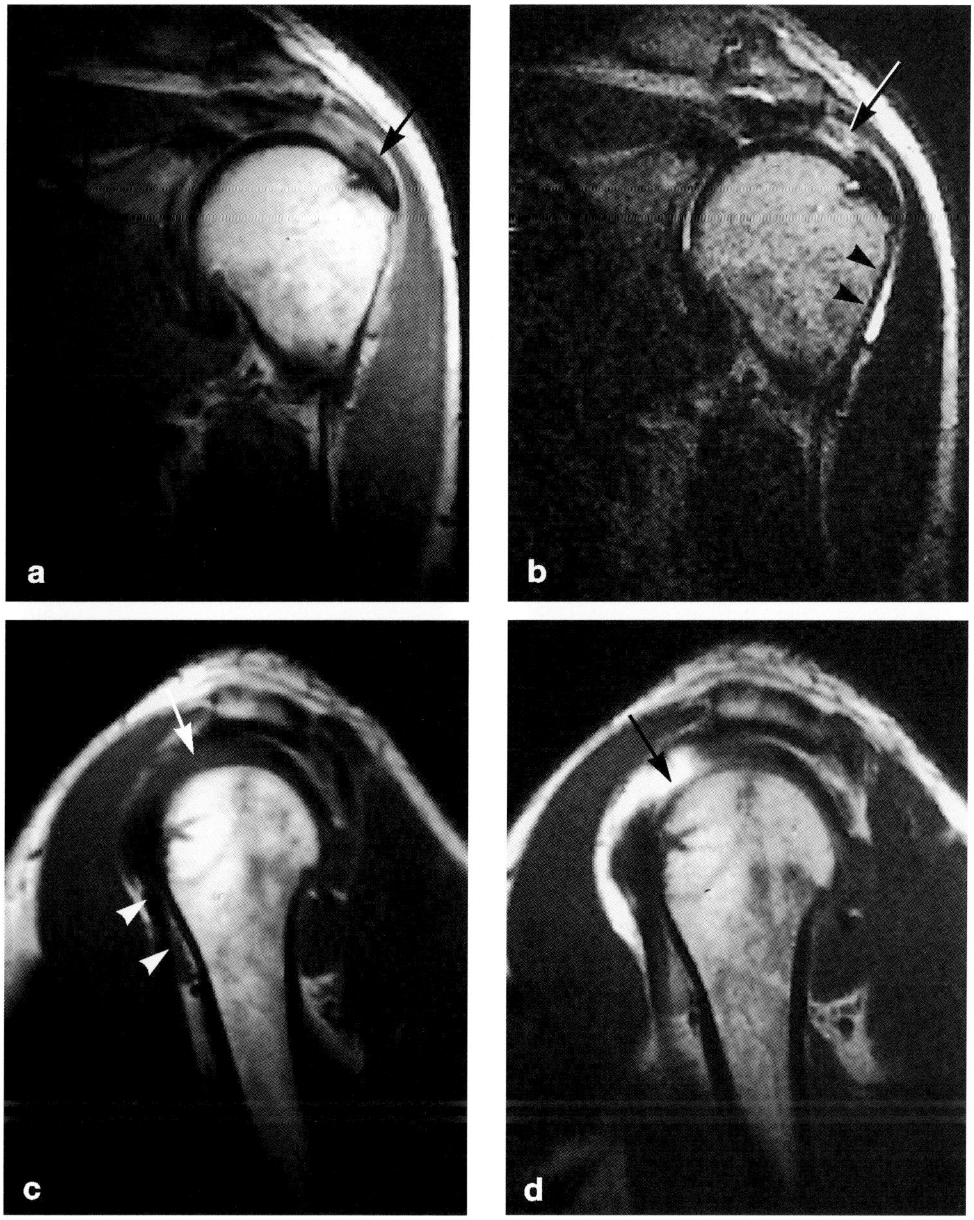

Abb. 5.46 a–d

5.2.3 Mm. supraspinatus und infraspinatus (Fortsetzung)

Fall 47: 66 Jahre, männlich. Bekannte Rotatorenmanschettenruptur rechts, die mehrere Jahre zurückliegt. Jetzt erneutes Trauma mit klassischer Pseudoparese (Abb. 5.47).

Befunde

MRT

a) Sagittalschnitt 2 (SE 600/15): Supra- und Infraspinatussehne sind nicht abgrenzbar. Die lange Bizepssehne kann in ihrem intraartikulären Abschnitt unterhalb der Supraspinatussehne ebenfalls nicht mit Sicherheit identifiziert werden (vgl. Abb. 5.50 c).
b) Frontalschnitt 3 (SE 2400/80): Retrahierte Supraspinatussehne mit Hochstand des Humeruskopfes und direkter Kommunikation zwischen Bursa und Gelenkkavum bei vollständigem Supraspinatussehnenabriß.

Arthro-MRT

c) Sagittalschnitt 2 (SE 600/15): Die Bizepssehne kann jetzt unmittelbar am Glenoidoberrand abgegrenzt werden *(Pfeil)*.
d) Sagittalschnitt 4 (SE 600/15): Kleiner Osteophyt im Lig. coracoacromiale eingebettet *(Pfeilspitze)*. Lange Bizepssehne im Querschnitt *(Pfeil)*; fehlende, retrahierte Supraspinatussehne und teilweiser Abriß der Infraspinatussehne.

Arthroskopie

Der ganze Supraspinatus sowie Anteile von Infraspinatus und Subskapularis sind von ihren Ansätzen losgerissen. Die lange Bizepssehne ist ausgefranst und verdünnt, aber noch intakt (ohne Abbildung).

Diagnose

- Vollständiger Supra- sowie teilweiser Infraspinatus- und Subskapularissehnenabriß mit Muskelretraktion.
- Teilruptur der Bizepssehne im intraartikulären Abschnitt.

Therapie

Eventuell operative Rekonstruktion.

Bemerkungen

Bedingt durch den Verlauf der langen Bizepssehne und ihren geringen Durchmesser ist es nicht möglich, alle Sehnenabschnitte auf einem Bild oder auf mehreren Aufnahmen mit einer Schichtorientierung ausreichend darzustellen. Der intraartikuläre Sehnenabschnitt läßt sich am besten auf parasagittalen MRT-Bildern erfassen, auf denen der Sehnenquerschnitt rund oder oval signalarm erscheint. Ein Gelenkerguß oder die intraartikuläre Injektion eines paramagnetischen MRT-Kontrastmittels verbessern, wie im vorliegenden Fall, die Abgrenzbarkeit der Bizepssehne von der aufliegenden Supraspinatussehne, dem Lig. coracohumerale und dem superioren glenohumeralen Ligament.

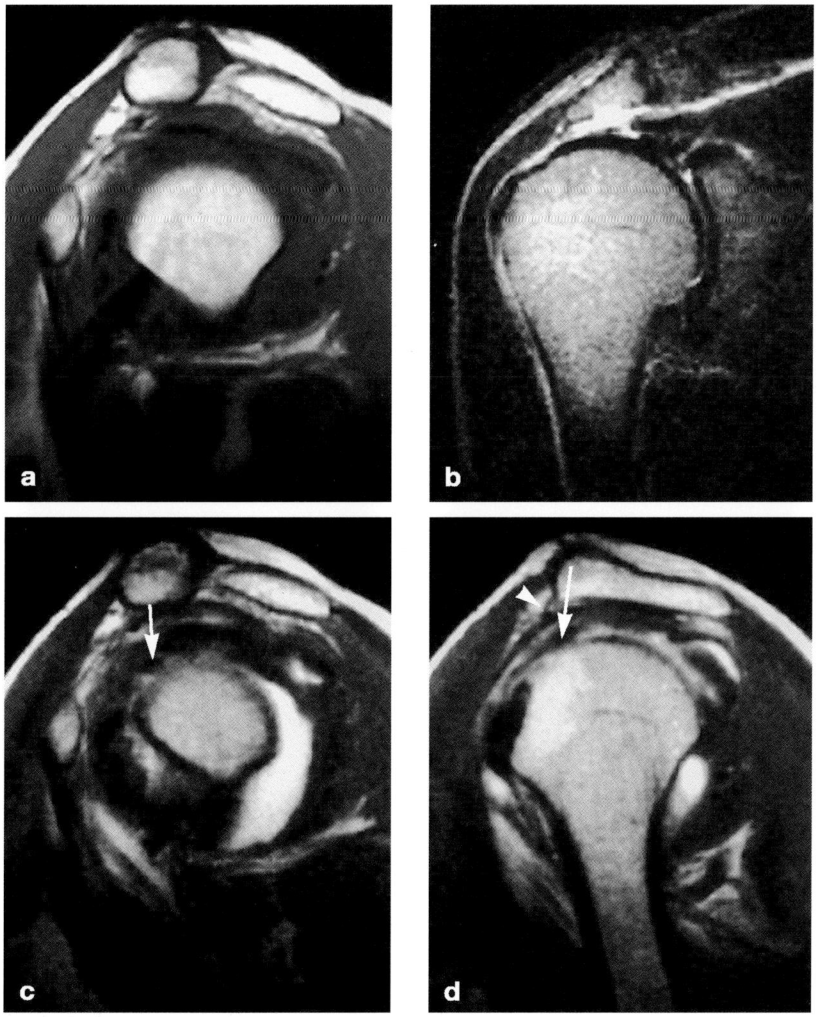

Abb. 5.47 a–d

Bemerkungen (Fortsetzung)

Der absteigend im Sulcus gelegene Sehnenabschnitt kann im Gegensatz zum intraartikulären Segment auch sonographisch gut untersucht werden. Axialschnitte ermöglichen die beste Beurteilung dieses Sehnenteils im Rahmen einer MRT oder einer Arthro-CT.

Die bildgebende Diagnostik entzündlicher oder degenerativer Veränderungen der langen Bizepssehne ist ebenso wie der Nachweis teilweiser Rupturen als schwierig anzusehen. Sehnenverlauf und die geringe Dicke der Sehne erfordern bei der Beurteilung von Schnittbildaufnahmen immer die Berücksichtigung von Partialvolumeneffekten. Bei der sonographischen Untersuchung können außerdem Artefakte entstehen, wenn der Einschallwinkel in bezug auf den Sehnenverlauf nicht bei 90° liegt. Das sog. „magic-angle"-Phänomen führt auf MRT-Bildern mit kurzer Echozeit (T1- oder protonendichte-gewichtete Aufnahmen) zu irreführenden Signalanhebungen des Sehnengewebes.

Bei den Rupturen zumeist des intraartikulären Bizepssehnensegmentes handelt es sich einerseits um akut aufgetretene Verletzungen, und andererseits um eine Begleitpathologie einer schon länger bestehenden Ruptur der Supraspinatussehne. Diese Begleitverletzung der langen Bizepssehne erklärt sich bei Läsionen der Rotatorenmanschette durch ein Impingement der Bizepssehne zwischen Humeruskopf und Akromion.

Der Nachweis einer unauffälligen langen Bizepssehne im Sulcus intertubercularis schließt die Ruptur des intraartikulären Sehnenabschnitts nicht aus, da durch Verklebungen eine Refixation der Sehne im Sulcus erfolgen kann. In diesen Fällen ist auch der klinische Untersuchungsbefund falsch-negativ.

5.2.3 Mm. supraspinatus und infraspinatus (Fortsetzung)

Fall 48: 54 Jahre, männlich. Rezidivierende Schmerzschübe mit Impingementsymptomatik der rechten Schulter. Seit einem Sturz vor kurzer Zeit Zunahme der Beschwerden (Abb. 5.48).

Befunde

Arthro-MRT

a) Frontalschnitt 2 (SE 2400/20): Flüssigkeitsansammlung im Bereich des Supraspinatussehnenansatzes unmittelbar lateral des Sulcus intertubercularis, vereinbar mit größerem Riß der Supraspinatussehne.
b) Frontalschnitt 3 (SE 2400/20): Abriß der Supraspinatussehne jetzt klar erkennbar *(Pfeile)*.
c) Axialschnitt 4 (2D-FLASH 600/14/60°): Der Riß ist an typischer Stelle im vorderen, lateralen Abschnitt der Supraspinatussehne sichtbar.

Diagnose

Teilweiser Supraspinatussehnenabriß am Tuberculum majus.

Therapie

Sehnennaht.

Bemerkungen

Möglicherweise wäre dieser Abriß auch in der Nativ-MRT zur Darstellung gelangt.

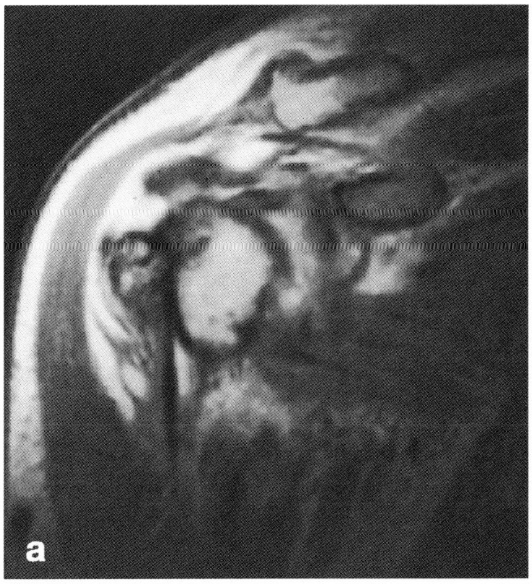

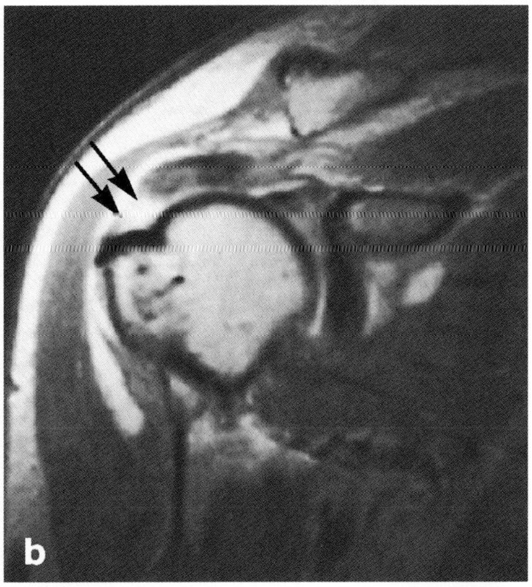

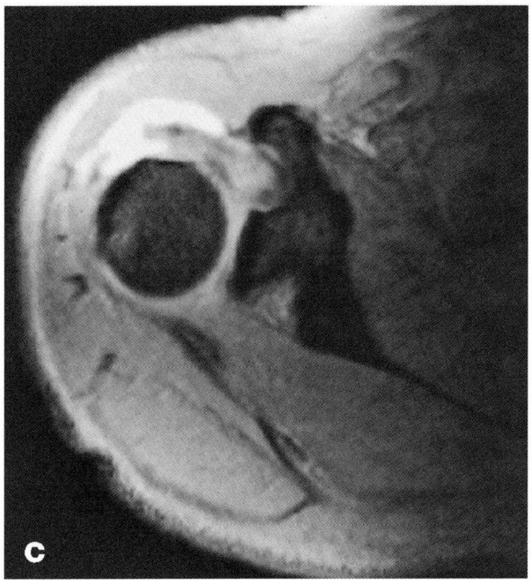

Abb. 5.48 a–c

5.2.3 Mm. supraspinatus und infraspinatus (Fortsetzung)

Fall 49: 70 Jahre, männlich. Seit 6 Monaten Schmerzen im rechten Schultergelenk ohne erinnerliches Trauma. Impingementsymptomatik mit Verdacht auf Läsion der Supraspinatussehne (Abb. 5.49).

Befunde

Röntgen

a) a.-p. in Außenrotation: Verkalkungen im Verlauf der Supraspinatussehne oberhalb des glenohumeralen Gelenkspaltes; Osteophyt am Akromionunterrand *(Pfeile)*, möglicherweise Ursache eines subakromialen Impingements. Sklerosierung des Tuberculum majus im Ansatzbereich der Supraspinatussehne.

Sonographie

b) Supraspinatussehne längs: Die Sehne ist medial verdickt. Im lateralen Drittel sind hyperechogene Areale zu erkennen *(Pfeile)*.

Arthrographie

c) a.-p. in Außenrotation: Direkt unterhalb des subakromialen Osteophyten großes KM-Depot in der Supraspinatussehne. Kein KM-Übertritt in die Bursa subacromialis und subdeltoidea.

Arthro-CT

d) Axialschnitt 1: Zufallsbefund eines Os acromiale.
e) Axialschnitt 2: Das große KM-Depot ist lateral im Intervall zwischen den Mm. supraspinatus und infraspinatus gelegen. Wiederum kein KM-Austritt in die Bursa.

Fortsetzung s. S. 156.

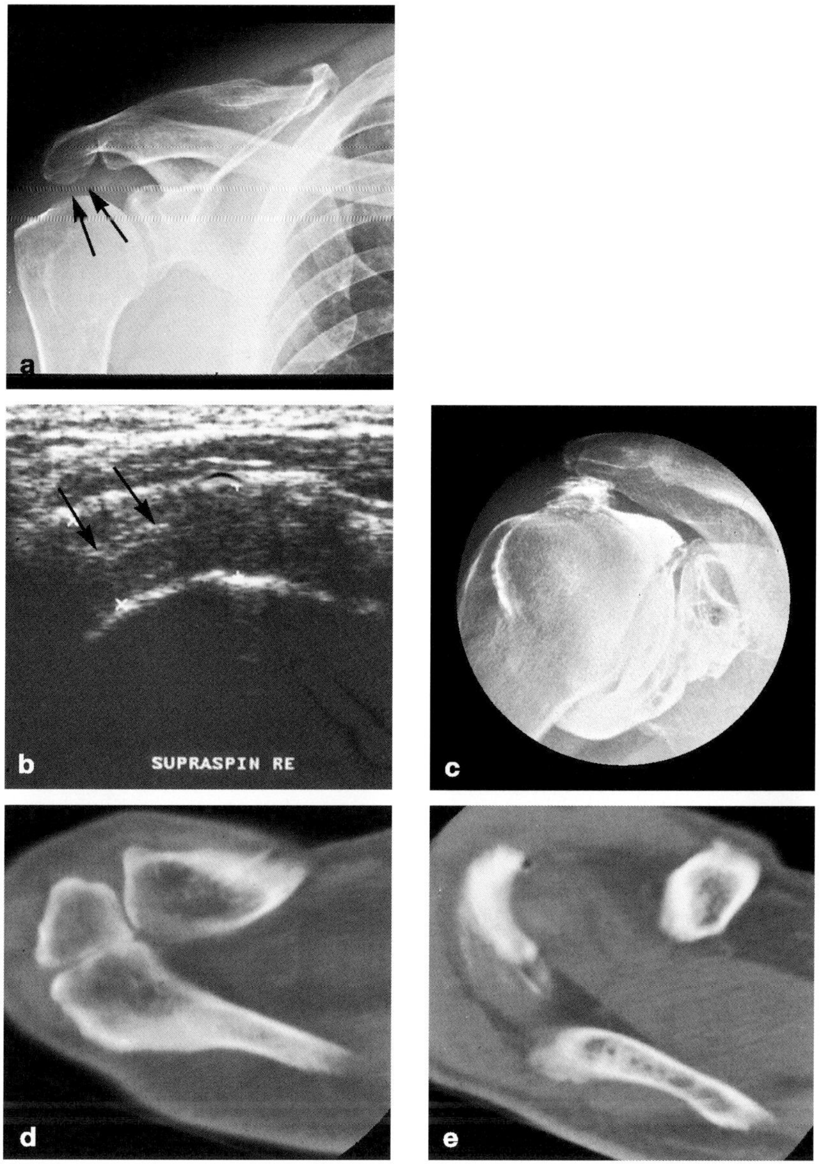

Abb. 5.49 a–e

5.2.3 Mm. supraspinatus und infraspinatus (Fortsetzung)

Fall 49: 70 Jahre, männlich. Seit 6 Monaten Schmerzen im rechten Schultergelenk ohne erinnerliches Trauma. Impingementsymptomatik mit Verdacht auf Läsion der Supraspinatussehne (Abb. 5.49).

Befunde (Fortsetzung)

Arthroskopie

f, g) Großer Partialriß der Supraspinatussehne. Kein durchgehender Defekt feststellbar. Kein CO_2 oder Flüssigkeitsaustritt in den subakromialen Raum. Degenerative Veränderungen und gelbliche Verfärbungen im Sehnenansatzgebiet. Breite Entknorpelungszone medial des Tuberculum majus, die nicht mit einer Hill-Sachs-Läsion verwechselt werden darf.

Diagnose

- Großer Partialriß der Supraspinatussehne.
- Os acromiale.

Therapie

Konservativ.

Bemerkungen

Die Sonographie zeigt unter Berücksichtigung des Seitenvergleichs eine Schwellung der Supraspinatussehne und eine intratendinöse Hyperechogenität. Diese Befunde erlauben keine sichere Unterscheidung zwischen einer ödematösen Schwellung und einem Partialriß der Sehne. Die Doppelkontrastarthrographie besitzt auch für den Nachweis partieller Rupturen eine hohe Sensitivität, insbesondere wenn es sich um derart ausgedehnte Läsionen handelt. Zusatzbefunde der Arthro-CT sind die genaue Lokalisation, die Ausdehnung der Partialruptur und ein Os acromiale. Manschettenrupturen sollen bei Vorliegen eines Os acromiale gehäuft auftreten.

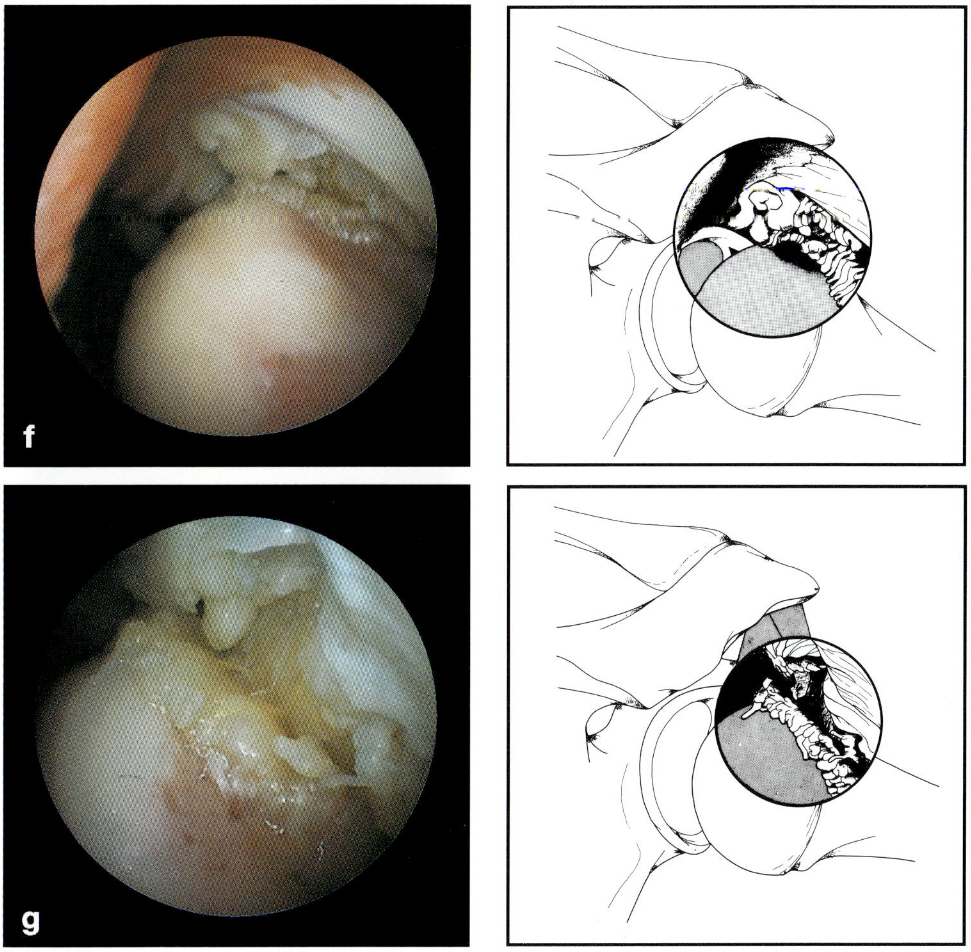

Abb. 5.49 f, g

5.2.3 Mm. supraspinatus und infraspinatus (Fortsetzung)

Fall 50: 57 Jahre, männlich. Seit mehreren Jahren Knackgeräusche und Kraftverminderung, zuletzt zunehmende Schultergelenkschmerzen rechts. Leichte Supraspinatusatrophie und Druckdolenz im Bereich des Tuberculum majus; Painfull arc (Abb. 5.50).

Befunde

Arthro-CT

a) Axialschicht 4 in Innenrotation: Ventral und dorsal erkennbarer KM-Austritt in die Bursa subdeltoidea *(Pfeile)*. Kleine Osteophyten im Sulcus intertubercularis *(Pfeilspitze)*. Verschmälerter Gelenkspalt bei normal zentriertem Humeruskopf.
b) Axialschnitt 5 in Innenrotation: Weiter Recessus subcoracoideus *(Pfeilspitze)*. Ventrale Kapselansatzvariante (Typ III) mit Weichteilgewebesaum zwischen Glenoidvorderrand und dem Kontrastmittel im vorderen Gelenkkavum.
c) Axialschnitt 4 in Außenrotation: Einrisse am Oberrand des M. infraspinatus und breite Kommunikation zwischen Gelenk und Bursa subdeltoidea *(Pfeil)*. Denudierung des Tuberculum majus im Bereich des Supraspinatussehnenansatzes *(Pfeilspitze)*. Verringerte Distanz zwischen Processus coracoideus und Humeruskopf mit Impingement der Subskapularissehne bei ventraler Subluxation.

Arthroskopie

d) Breiter Abriß von Supra- und Infraspinatusanteilen. Direkter Einblick vom Gelenk her in den Subakromialraum. In Bildmitte *(Pfeil)* ist das korakoakromiale Ligament sichtbar. Ventral unregelmäßige Akromionberandung; vom Akromion ist teilweise der Knochen direkt sichtbar.

Diagnose

- Kompletter Abriß des M. supraspinatus.
- Teilweiser Abriß und Einrisse im M. infraspinatus.
- Ventrales Impingement.

Therapie

Rekonstruktion der Rotatorenmanschette.

Bemerkungen

Läsionen des M. infraspinatus sind vergleichsweise seltener als Supraspinatusdefekte. Die axiale Schichtebene erlaubt gerade in den vorderen und hinteren Anteilen der Rotatorenmanschette die gute Abgrenzung von Einrissen und teilweisen Abrissen der Sehnen. Die genaue Ausdehnungsbestimmung der Läsion wird durch die Untersuchung in Innen- und Außenrotation erleichtert.
Das ventrale Impingement der Subskapularissehne wird durch das Ventralgleiten des Humeruskopfes bei Außenrotation in dieser Funktionsstellung am deutlichsten dokumentiert.

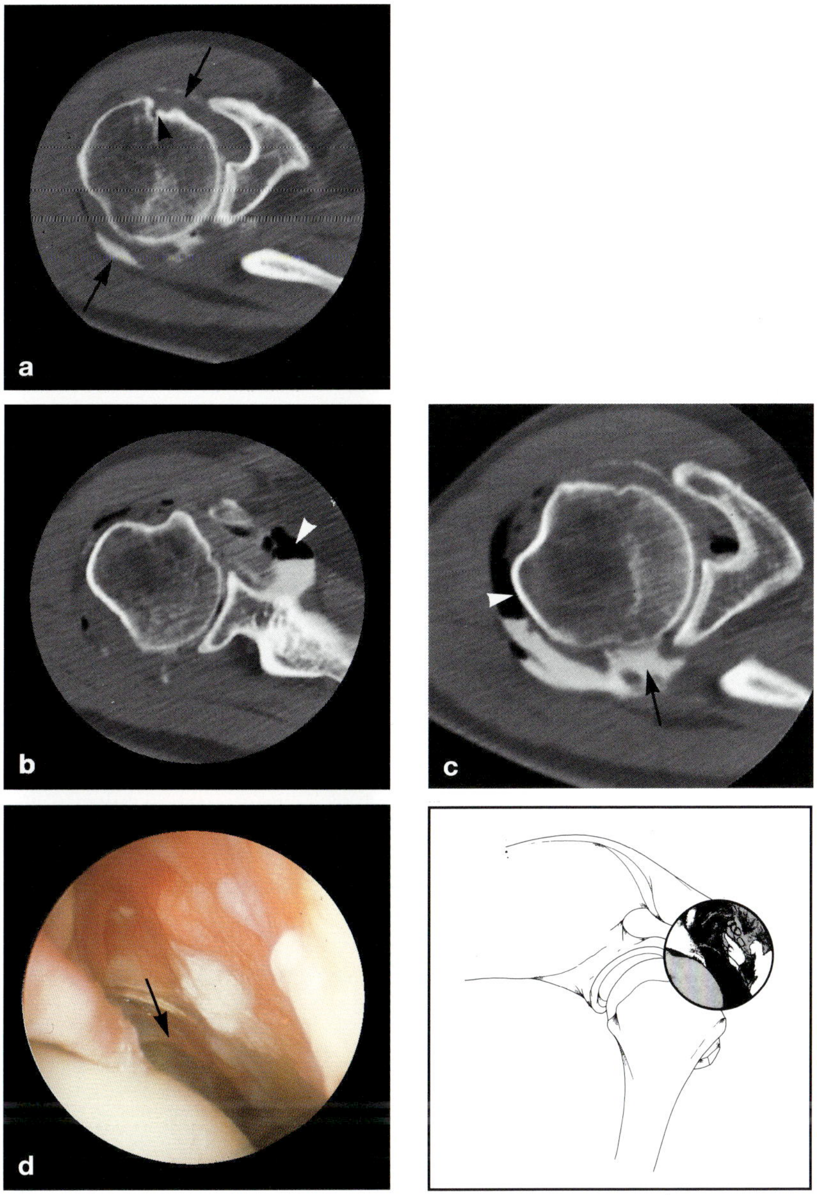

Abb. 5.50 a–d

5.2.3 Mm. supraspinatus und infraspinatus (Fortsetzung)

Fall 51: 70 Jahre, weiblich. Schultergelenkluxation rechts 3 Wochen zuvor (Abb. 5.51).

Befunde

Röntgen

a) a.-p. in Neutralstellung: Hochstand des Humeruskopfes mit Subluxationsstellung im glenohumeralen Gelenk. Osteophyt am Akromionvorderrand *(Pfeil)*. Ansatztendinose mit teils rarefizierenden, teils sklerosierenden Veränderungen am Tuberculum majus. Ringförmige Sklerosierungslinie in der Humerusepiphyse, die vermutlich einer Geröllzyste entspricht.
b) a.-p. in Außenrotation: Unter axialem Zug läßt sich der Humeruskopf reponieren. Die ringförmige Sklerose liegt jetzt weiter medial. Lateral wird am Tuberculum majus ein flacher Defekt sichtbar (Hill-Sachs-Impressionsfraktur).

Arthro-MRT

c) Frontalschnitt 3 (SE 2400/20): Deutlicher Hochstand des Humeruskopfes bei Retraktion des M. supraspinatus, der am Tuberculum majus vollständig abgerissen ist. Bestätigung der Hill-Sachs-Läsion *(Pfeil)*.
d) Sagittalschnitt 3 (SE 600/15): Auch im Sagittalbild ist dorsal die breite Kommunikation zwischen Gelenkkavum und Bursa subdeltoidea sichtbar, der M. infraspinatus ist demnach ebenfalls komplett abgerissen und retrahiert. Bridenbildung subakromial *(Pfeil)*.

Diagnose

Vollständiger Abriß und Retraktion der Mm. supraspinatus und infraspinatus.

Therapie

Konservativ, evtl. operativ.

Bemerkungen

Die ausgedehnte Rotatorenmanschettendefektruptur kann bereits auf der Röntgennativaufnahme diagnostiziert werden. Die MRT gibt diesbezüglich keine relevanten Zusatzinformationen. So kann die Atrophie der Supra- oder Infraspinatusmuskulatur meist schon klinisch festgestellt werden. Allerdings können andere Begleitverletzungen im Rahmen der Luxation, z. B. Bizepssehnenverletzungen oder Labrumläsionen, mittels MRT nachgewiesen werden.
Der Humeruskopfhochstand erklärt sich durch eine Kontraktur im Deltoideusbereich und zusätzliche Adhäsionen zwischen Deltoideus und Kapsel im ventrosuperioren Anteil. Bei Patienten über 40 Jahren tritt bei Schultergelenkluxationen zusätzlich recht häufig eine Rotatorenmanschettenläsion auf.

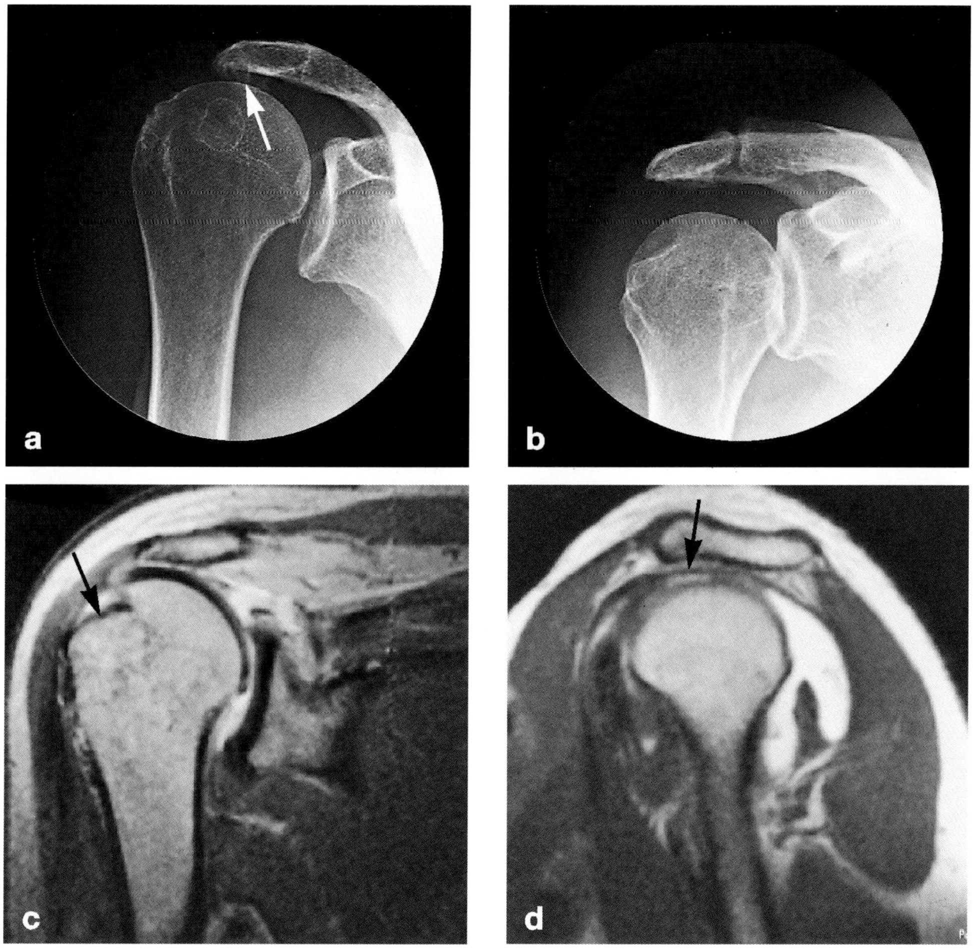

Abb. 5.51 a–d

5.2.3 Mm. supraspinatus und infraspinatus (Fortsetzung)

Fall 52: 67 Jahre, männlich. Schultergelenktrauma rechts, persistierende Beschwerden (Abb. 5.52).

Befunde

Arthro-MRT

a) Axialschnitt 3 (2D-FLASH 600/14/60°): Retraktion des vollständig abgerissenen M. supraspinatus; aufgefasertes Sehnenende *(Pfeil).*
b) Axialschnitt 5 (2D-FLASH 600/14/60°): Auch die Subskapularissehne ist vollständig rupturiert. Subluxation des Humeruskopfes nach dorsal; KM-Extravasat in die Bursa subdeltoidea.
c) Frontalschnitt 3 (SE 2400/80): Subluxation des Humeruskopfes nach kranial mit direktem Kontakt zum Akromion. Ansatznaher Abriß und Retraktion der Supraspinatussehne mit kleinem Sehnenrest am Tuberculum majus *(Pfeil).*
d) Sagittalschnitt 2 (SE 600/15): Der Sagittalschnitt zeigt nach intraartikulärer KM-Injektion den vollständigen Abriß der Supraspinatussehne und die teilweisen Abrisse von Infraspinatus- und Subskapularissehne am anschaulichsten. Intraartikulär kann die lange Bizepssehne unterhalb des Lig. coracoacromiale abgegrenzt werden *(Pfeil).*

Arthroskopie

e, f) Intakte lange Bizepssehne; ansatznaher Defekt am Supraspinatussehnenansatz; direkter Durchblick auf die Bursa subacromialis.

Diagnose

- Vollständiger Supraspinatussehnenabriß.
- Teilweise Abrisse der Infra- und Subskapularissehne.

Therapie

Operative Rekonstruktion.

Bemerkungen

Ausgedehnte Rotatorenmanschettendefekte lassen sich auch sonographisch einfach nachweisen und bedürfen bei der Abklärung mittels MRT keiner intraartikulären KM-Injektion.
Der Humeruskopf wird in diesem Fall durch die lange Bizepssehne und das Lig. coracoacromiale noch ordentlich zentriert. Eine Resektion des Lig. coracoacromiale anläßlich des subakromialen Débridements würde in diesem Fall zu einer verstärkten ventralen Subluxation führen und die Schultergelenkfunktion verschlechtern.

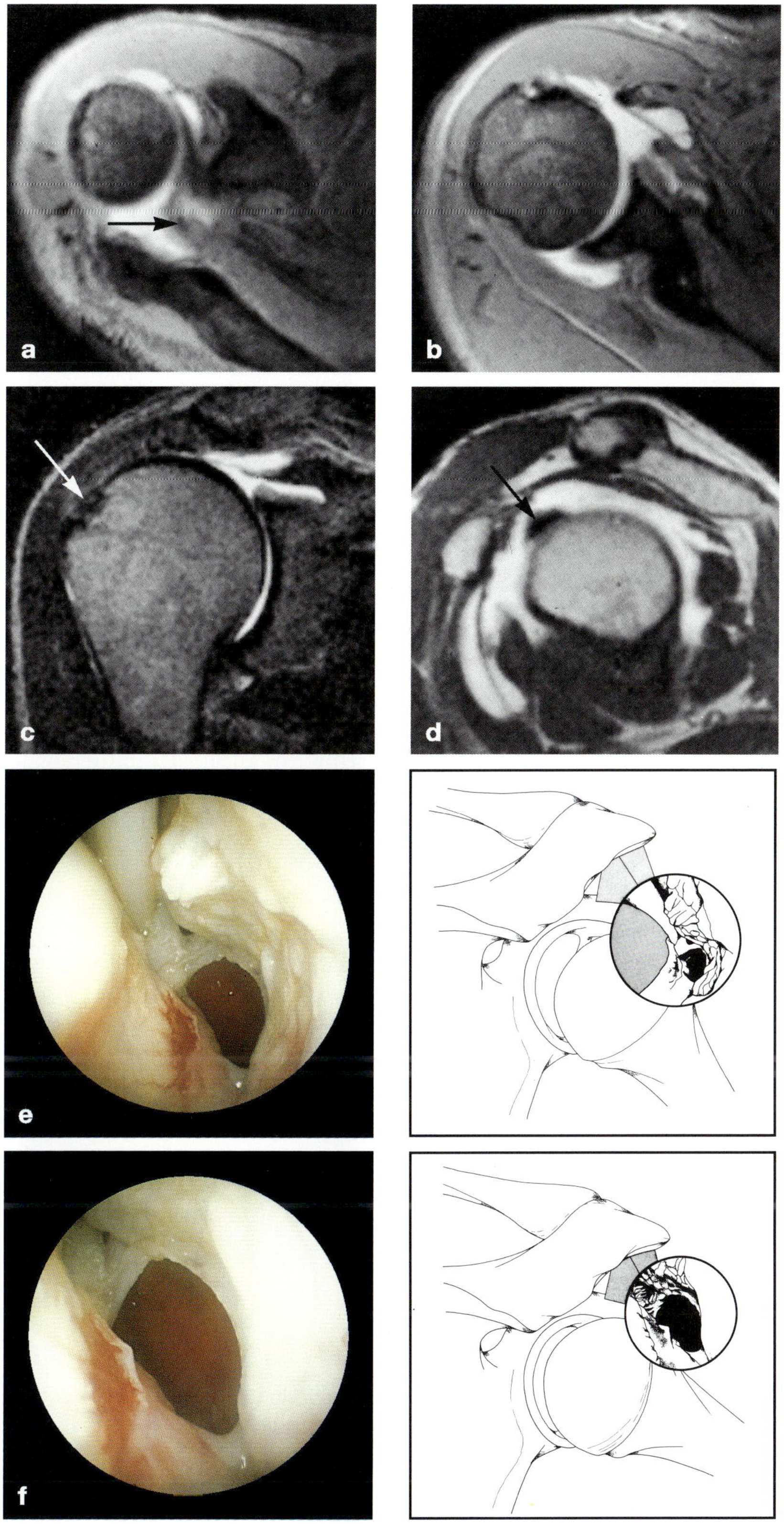

Abb. 5.52 a–f

5.2.3 Mm. supraspinatus und infraspinatus (Fortsetzung)

Fall 53: 62 Jahre, männlich. Pseudoparese des rechten Arms, Nachtschmerzen, Verdacht auf Rotatorenmanschettenruptur (Abb. 5.53).

Befunde

Nativ-MRT

a) Axialschnitt 5 (2D-FLASH 600/14/60°): Der Sulcus intertubercularis ist leer. Subskapularissehne angedeutet erkennbar.
b) Frontalschnitt 3 (SE 2400/80): Die Supraspinatussehne ist abgerissen; Hochstand des Humeruskopfes.

Arthro-MRT

c) Axialschnitt 5 (2D-FLASH 600/14/60°) in Außenrotation: Die Bizepssehne wiederum im Sulcus nicht abgrenzbar. Verdünnung der Subscapularissehne am Ansatz des mittleren glenohumeralen Ligaments *(Pfeil)*.
d) Frontalschnitt 2 (2D-FLASH 600/14/60°): Lange Bizepssehne nicht abgrenzbar. Supraspinatusabriß; Hochstand des Humeruskopfes.

Arthroskopie

Die lange Bizepssehne ist im Sulcusbereich abgerissen und hat sich ins Gelenk eingeschlagen. Ausgedehnte Synovitis im ventralen Kapselbereich. Zusätzlich konnte arthroskopisch noch eine Supra- und Infraspinatussehnenruptur festgestellt werden (ohne Abbildung).

Diagnose

- Supra- und Infraspinatussehnenruptur.
- Ruptur der langen Bizepssehne.

Therapie

Operative Rekonstruktion der Rotatorenmanschette.

Bemerkungen

Zusätzlich zur Rotatorenmanschettendefektruptur läßt sich auch die Ruptur der langen Bizepssehne nachweisen. Klinisch wurde diese Ruptur nicht diagnostiziert, da kein prominenter Bizepsmuskelbauch festgestellt werden konnte. Erklärbar wäre dieses Phänomen durch die distale Refixation der langen Bizepssehne.

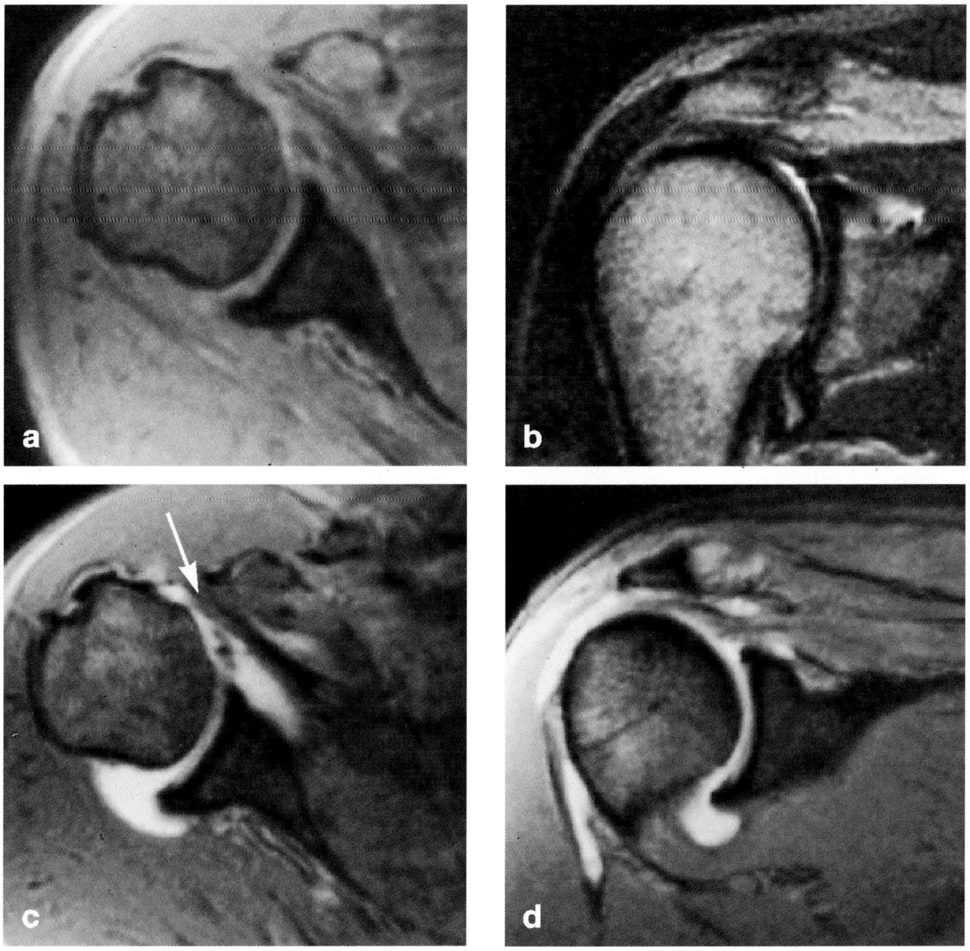

Abb. 5.53 a–d

5.2.3 Mm. supraspinatus und infraspinatus (Fortsetzung)

Fall 54: 58 Jahre, männlich. Verdacht auf Rotatorenmanschettenruptur links, evtl. Tuberculum-majus-Ausriß (Abb. 5.54).

Befunde

Arthrographie

a) a.-p. in Innenrotation: KM-Extravasat in die Bursa subacromialis durch einen breiten Durchriß der Supraspinatussehne. Die Gelenkkapsel ist im ventralen Abschnitt sehr weit. Die genaue Lokalisation des Risses ist im Übersichtsbild bei KM-gefüllter Bursa schlecht erkennbar.
b) Arthrotomographie a.-p.: Die ergänzend angefertigte konventionelle Tomographie erlaubt eine genaue Lokalisation des umschriebenen, ca. 1 cm breiten Durchrisses der Rotatorenmanschette unmittelbar oberhalb des Apex des Humeruskopfes.

Diagnose

Supraspinatussehnendurchriß.

Therapie

Vorerst konservativ.

Bemerkungen

Die Durchleuchtung des Patienten anläßlich der KM-Injektion erlaubt bei der konventionellen Arthrographie in den meisten Fällen eine Lokalisation des Risses. Gelegentlich ist es jedoch von Vorteil, wenn mittels konventioneller Tomographie ein Riß der Rotatorenmanschette ergänzend überlagerungsfrei dargestellt wird. Diese Praxis kann sich an Instituten bewähren, an denen keine modernen Schnittbildverfahren zur Verfügung stehen. Insbesondere die MRT ermöglicht eine gleichwertige Diagnostik.

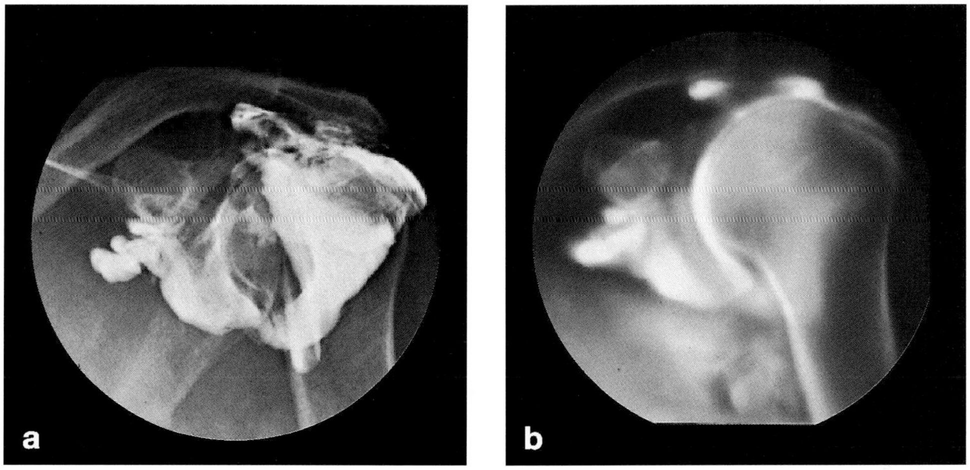

Abb. 5.54 a, b

5.2.3 Mm. supraspinatus und infraspinatus (Fortsetzung)

Fall 55: 53 Jahre, weiblich. Klinisch subakromiales Impingement der rechten Schulter (Abb. 5.55).

Befunde

MRT

a) Axialschnitt 2 (SE 2000/20): Der üblicherweise parallele Verlauf der vorderen und hinteren Supraspinatussehnenbegrenzung ist nicht mehr vorhanden. Die Supraspinatussehne verjüngt sich wegen eines Risses der vorderen Sehnenfasern nach lateral *(Pfeile).*
b) Axialschnitt 2 (SE 2000/90): Flüssigkeitsansammlung ventral und lateral des Humeruskopfes. Die Supraspinatussehne ist ausgedehnt gerissen, lediglich die dorsalen Fasern sind noch intakt; Atrophie des M. deltoideus.
c) Frontalschnitt 3 (SE 600/20): Enge subakromiale Verhältnisse mit leichter Zuspitzung des Außenrands des Akromions. Dehiszenz der Supraspinatussehne ansatznah *(Pfeil).*
d) Frontalschnitt 3 (SE 2000/90): Umschriebene Flüssigkeitsansammlung am Ansatz der Supraspinatussehne, deren Kontinuität unterbrochen ist *(Pfeil).*

Arthroskopie

e) Ansatznahe Ruptur der Supraspinatussehne. Mit dem Arthroskop kann für die Inspektion des subakromialen Raums in die Öffnung eingefahren werden.

Diagnose

Durchriß des M. supraspinatus.

Therapie

Akromioplastik und Manschettennaht.

Bemerkungen

In der Nativ-MRT ist der Nachweis einer umschriebenen Flüssigkeitsansammlung innerhalb von Abschnitten der Rotatorenmanschette beweisend für einen Sehnenriß. Die engen subakromialen Verhältnisse haben in diesem Fall zu einem Impingement und einer vorzeitigen Degeneration der Supraspinatussehne geführt. Solche ansatznahen Läsionen können arthroskopisch übersehen werden. Die Dehiszenz stellt sich oft erst bei extremen Rotationsbewegungen dar.

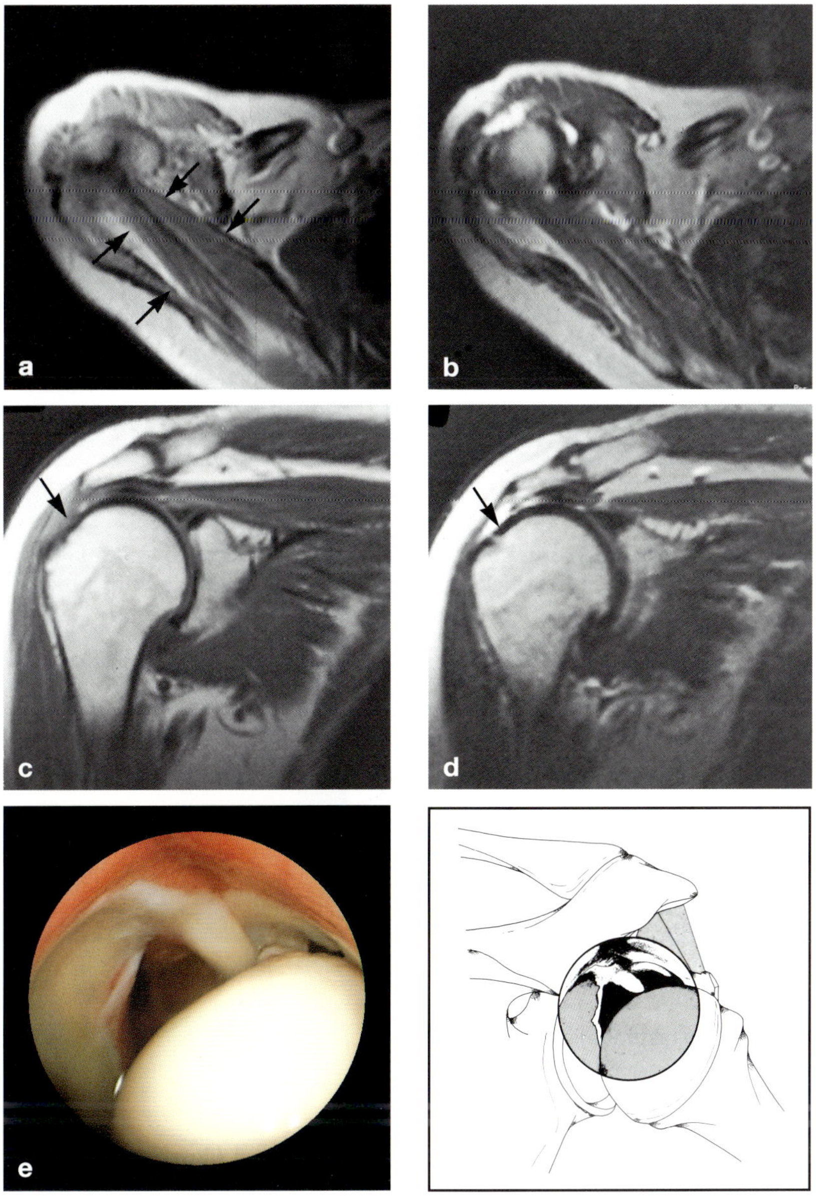

Abb. 5.55 a–e

5.2.3 Mm. supraspinatus und infraspinatus (Fortsetzung)

Fall 57 : 63 Jahre, männlich. Untere Schultergelenkluxation links mit Läsion des Plexus brachialis. Erhebliche persistierende Schmerzen. Verdacht auf Instabilität und Rotatorenmanschettenläsion (Abb. 5.57).

Befunde

MRT

a) Frontalschnitt 3 (SE 2000/20): Retraktion der vollständig abgerissenen Supraspinatussehne und Atrophie des M. supraspinatus. Degenerativ verplumptes AC-Gelenk, das die abgerissene Supraspinatussehne imprimiert *(Pfeil).*
b) Frontalschnitt 3 (SE 2000/80): Der Subakromialraum steht durch die Supraspinatussehnenruptur in direkter Verbindung mit dem Schultergelenkkavum und enthält ebenfalls signalreiche Flüssigkeit *(Pfeil).*
c) Axialschnitt 5 (2D-FLASH 680/18/50 °): Dorsale Schultergelenkkapselruptur und Durchriß des M. infraspinatus *(Pfeil).* Bizepssehne im Sulcus intertubercularis nicht abgrenzbar *(Pfeilspitze).*
d) Axialschnitt 6 (2D-FLASH 680/18/50 °): Weiter kaudal liegt die Bizepssehne wieder im Sulcus. Sie ist von einer geringen Flüssigkeitsmenge umgeben. Breitflächige, signalfreie Verkalkung des M. teres minor am Ansatz *(Pfeil).*
e) Sagittalschnitt 2 (SE 600/15): Erhebliche degenerative Verplumpung des AC-Gelenks; Atrophie des rupturierten M. supraspinatus; fehlende Abgrenzbarkeit des intraartikulär horizontal verlaufenden Bizepssehnenabschnitts.

Arthroskopie

f) Intakter Limbus ventral und dorsal. Die lange Bizepssehne fehlt vollständig. Sehr große Defektruptur im Bereich der Supra- und Infraspinatussehne mit retrahierten Sehnenanteilen (arthroskopische Befunde nicht vollständig abgebildet).

Diagnose

- Rotatorenmanschettendefektruptur (Supra- und Infraspinatussehne).
- Abriß der langen Bizepssehne mit narbiger Refixation im kaudalen Sulcus intertubercularis.
- Ansatzverkalkung des M. teres minor.

Therapie

Versuch der operativen Rotatorenmanschettenrekonstruktion.

Bemerkungen

Rupturen der langen Bizepssehne sind bei länger bestehenden, ausgedehnten Defekten der Supraspinatussehne häufig anzutreffen. Nicht ungewöhnlich ist auch die Refixation der Sehne im Sulcus intertubercularis durch Verklebungen. Mit der MRT kann diese Diagnose ohne intraartikuläre KM-Injektion gestellt werden. Auch das Ausmaß des Rotatorenmanschettendefekts ist gut zu erfassen, wobei die Atrophie des M. supraspinatus für das Vorliegen einer älteren Ruptur spricht.

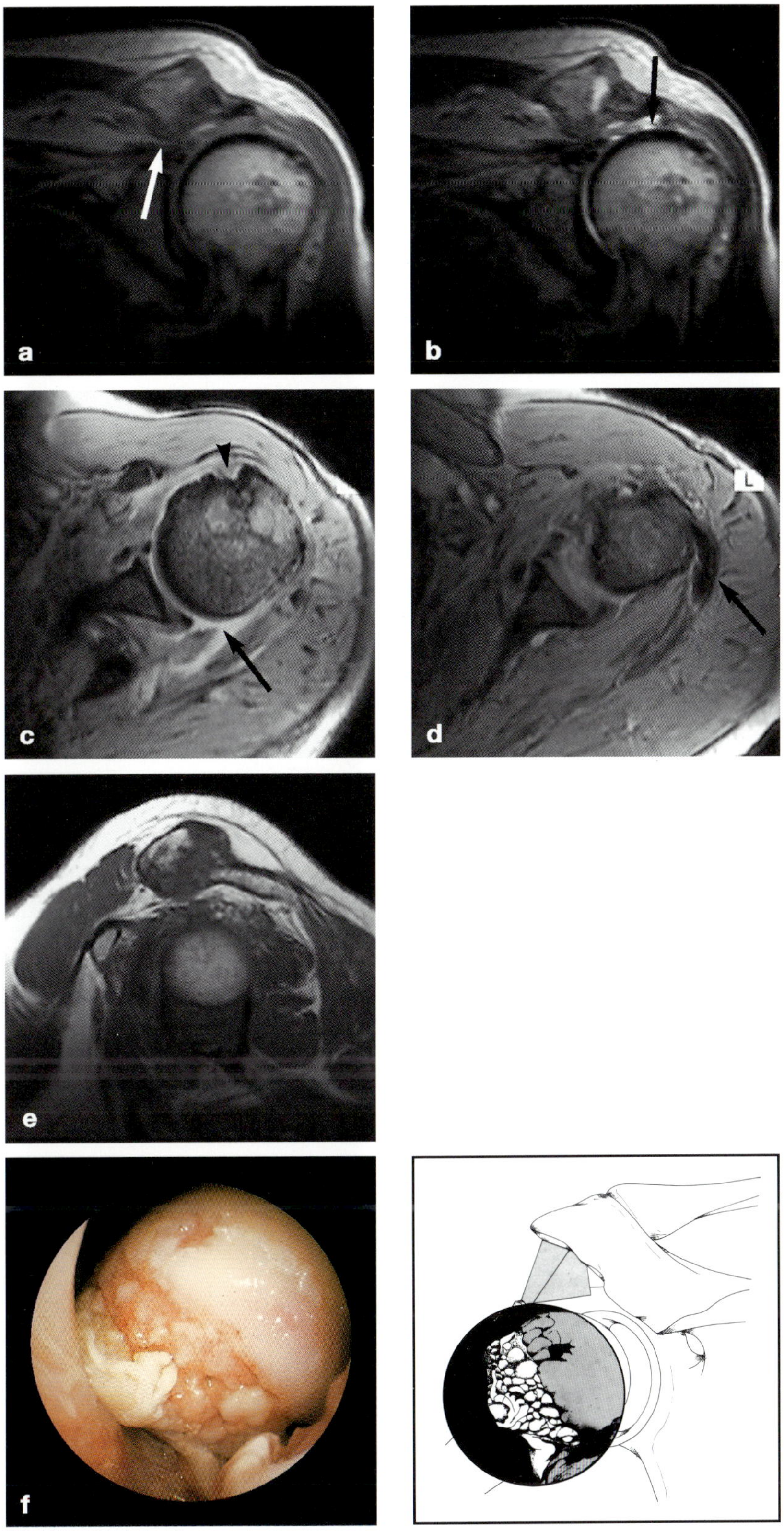

Abb. 5.57 a–f

5.2.3 Mm. supraspinatus und infraspinatus (Fortsetzung)

Fall 58: 80 Jahre, weiblich. Schulterschmerzen rechts. Verdacht auf Rotatorenmanschettenruptur (Abb. 5.58).

Befunde

Sonographie

a) Längsschnitt Supraspinatussehne rechts: Konkave Eindellung der bursaseitigen Oberfläche der Supraspinatussehne *(Pfeil)*.
b) Querschnitt Supraspinatussehne rechts: Auch in der 2. Untersuchungsebene rißbedingte Verdünnung der Supraspinatussehne darstellbar.

Diagnose

Partialriß der Supraspinatussehne rechts.

Therapie

Konservativ.

Beurteilung

Die Sonographie ist ein kostengünstiges Untersuchungsverfahren. Sie ist allerdings häufig unsicher und schlecht reproduzierbar. Eine seitenvergleichende Untersuchung muß unbedingt durchgeführt werden. Die Befunddokumentation ist nur eingeschränkt möglich. Bei großer Erfahrung des Untersuchers ist die Trefferquote relativ gut. Beurteilbar sind in der Regel die exponierten Weichteilstrukturen.

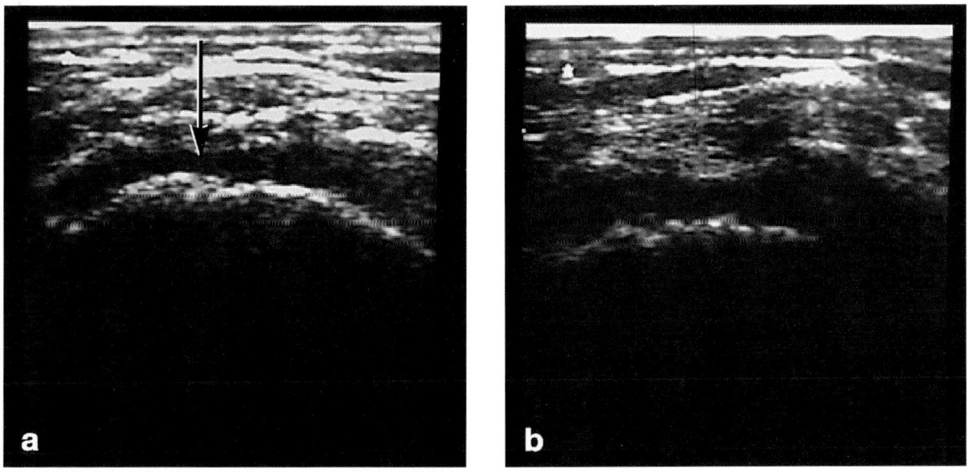

Abb. 5.58 a, b

5.2.3 Mm. supraspinatus und infraspinatus (Fortsetzung)

Fall 59: 44 Jahre, männlich. Beim Heben von schweren Gewichten wurde ein Krachen im rechten Schultergelenk verspürt. Schmerzen und Pseudoparese (Abb. 5.59).

Befunde

Arthro-MRT

a) Sagittalschnitt 4 (SE 600/15): Umschriebene KM-Ansammlung im vorderen Anteil der Supraspinatussehne *(Pfeil).*
b) Frontalschnitt 3 (830/10/90°, Fettsättigungspuls): Durch das KM-Extravasat *(Pfeile)* kann der teilweise Abriß der Supraspinatussehne an typischer Stelle ventrolateral gut abgegrenzt werden. Fettgewebe im Knochenmark und subkutan aufgrund des Fettsättigungspulses signalarm dargestellt.

Diagnose

Traumatischer teilweiser Abriß der Supraspinatussehne.

Therapie

Refixation.

Bemerkungen

Durch die intraartikuläre KM-Injektion kann dieser teilweise Abriß der Supraspinatussehne sehr gut nachgewiesen und hinsichtlich seiner Ausdehnung genau abgegrenzt werden. Die Anamnese und der MRT-Befund sprechen für einen akuten, traumatischen Sehnenriß bei nicht vorgeschädigter Supraspinatussehne.

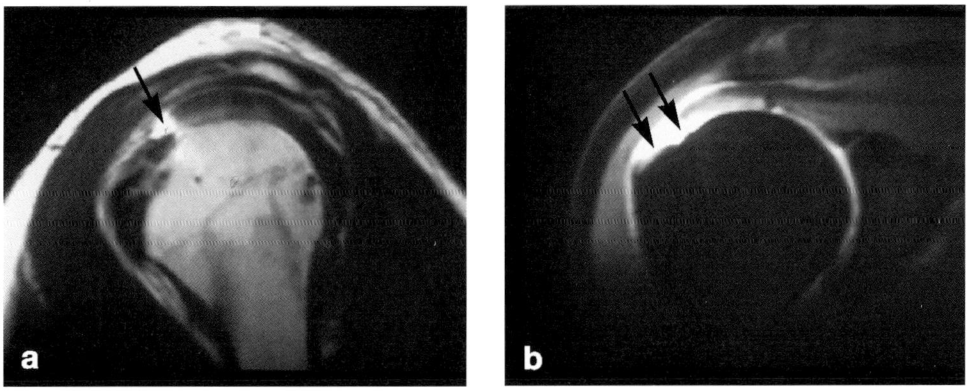

Abb. 5.59 a, b

5.2.3 Mm. supraspinatus und infraspinatus (Fortsetzung)

Fall 60: 75 Jahre, männlich. Vor 2 Monaten Sturz auf die rechte Schulter. Klinisch Verdacht auf Rotatorenmanschettenruptur (Abb. 5.60).

Befunde

Arthrographie

a) a-.p. in Neutralstellung: Bereits in der Frühphase KM-Austritt durch den lateralen Anteil der Supraspinatussehne mit Füllung der Bursa *(Pfeil)*. Außerdem multiple kleine Füllungsdefekte *(Pfeilspitzen)*.
b) a.-p. in Neutralstellung: In einer späteren Untersuchungsphase zunehmende Füllung der Bursa subacromialis über den Abriß der Supraspinatussehne *(Pfeil)*.

Diagnose

Teilweiser Supraspinatussehnenabriß und Synovitis (Füllungsdefekte).

Therapie

Je nach Klinik und biologischem Alter konservativ oder Rekonstruktion.

Bemerkungen

Die Beobachtung der KM-Verteilung in der Frühphase der Arthrographie ist wichtig, um kleinere Einrisse genau lokalisieren zu können. Oft sind spätere Bilder diesbezüglich schwieriger zu interpretieren, da die Bursa subacromialis bei Füllung die Gelenkkapsel überlagert. Eine Frühform einer Synovitis kann sich durch Füllungsdefekte, wie im vorliegenden Fall, manifestieren. Erst zu einem späteren Zeitpunkt kommt es zu einer Kapselkontraktur.

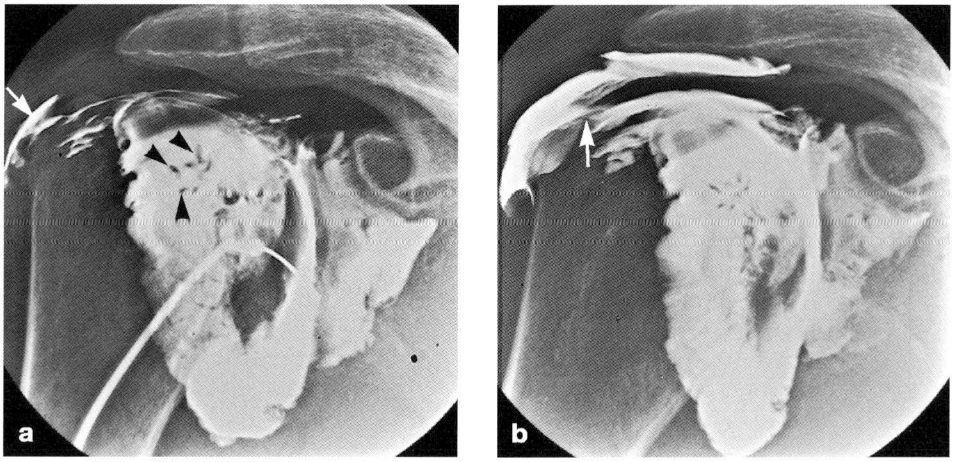

Abb. 5.60 a, b

5.2.3 Mm. supraspinatus und infraspinatus (Fortsetzung)

Fall 61: 49 Jahre, männlich. Schwerarbeiter mit Pseudoparese des rechten Arms nach Trauma. Verdacht auf Rotatorenmanschettenläsion (Abb. 5.61).

Befunde

MRT

a) Frontalschnitt 3 (SE 2000/20): Hochstand des Humeruskopfes bei vollständiger Supraspinatussehnenruptur. Deutlich sichtbar sind die Atrophie des M. supraspinatus und die Sehnenretraktion *(Pfeile)*.
b) Sagittalschnitt 1 (SE 600/15): Darstellung der Supra- und Infraspinatusatrophie im Sagittalschnitt.

Arthroskopie

c) Große Manschettendefektruptur. Reststummel am Tuberculum majus.

Diagnose

Vollständiger Supra- und Infraspinatussehnenabriß mit fortgeschrittener Muskelatrophie.

Therapie

Eine Rekonstruktion der Rotatorenmanschette mit dem vorliegenden Material ist hier nicht mehr möglich. Diskutiert werden kann hier eine Akromionosteotomie, wie in diesem Fall durchgeführt, oder ein partieller Manschettenersatz durch Deltoideusmuskulatur.

Bemerkungen

Derart ausgedehnte, vollständige Defektrupturen sind zumeist auf konventionellen a.p.-Röntgenaufnahmen bereits diagnostizierbar. Die MRT erbringt wesentliche Informationen hinsichtlich der Muskelatrophie, die bei älteren Sehnenrupturen entsteht. Damit wird eine Abschätzung der rekonstruktiven Operabilität möglich.

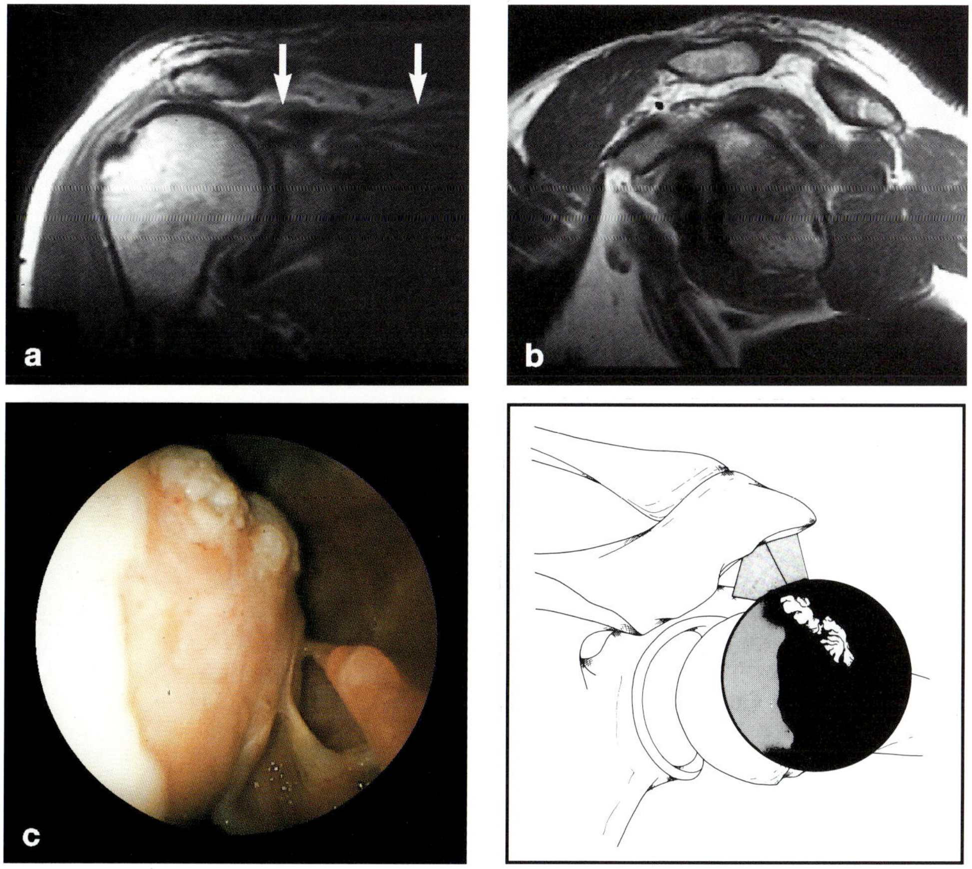

Abb. 5.61 a–c

5.2.3 Mm. supraspinatus und infraspinatus (Fortsetzung)

Fall 62: 31 Jahre, männlich. Sturz auf die linke Schulter vor 4 Wochen. Klinisch Verdacht auf Supraspinatusläsion (Abb. 5.62).

Befunde

Sonographie

a) Längsschnitt Supraspinatussehne links: Große Flüssigkeitskollektion in der Bursa subacromialis, die mit dem Gelenkkavum über einen Abriß der Supraspinatussehne kommuniziert. Die Supraspinatussehne ist im Rupturbereich retrahiert *(Pfeile)*.

b) Längsschnitt Supraspinatussehne rechts: Der Seitenvergleich zeigte rechts einen unauffälligen Befund. Die echoreichen Strukturen in der Supraspinatussehne *(Pfeile)* entsprechen Artefakten infolge des nicht exakt rechtwinkligen Auftreffens der Schallwellen auf die Muskelsehne.

Arthroskopie

c, d) Große Rotatorenmanschettendefektruptur der Supraspinatussehne.

Diagnose

Traumatischer Abriß der Supraspinatussehne links.

Therapie

Akromioplastik und Rotatorenmanschettennaht.

Bemerkungen

Ausgedehnte Läsionen der Supraspinatussehne sind auch sonographisch gut nachzuweisen, wobei im vorliegenden Falle der große Erguß in Bursa und Gelenkkavum die Diagnose erleichtert. Die Sonographie dient hier der Bestätigung einer bereits klinisch gestellten Diagnose und der Befunddokumentation. Die Arthroskopie wurde zum Ausschluß weiterer Binnenläsionen und zur Bestimmung der Defektgröße der Arthrotomie vorangestellt.

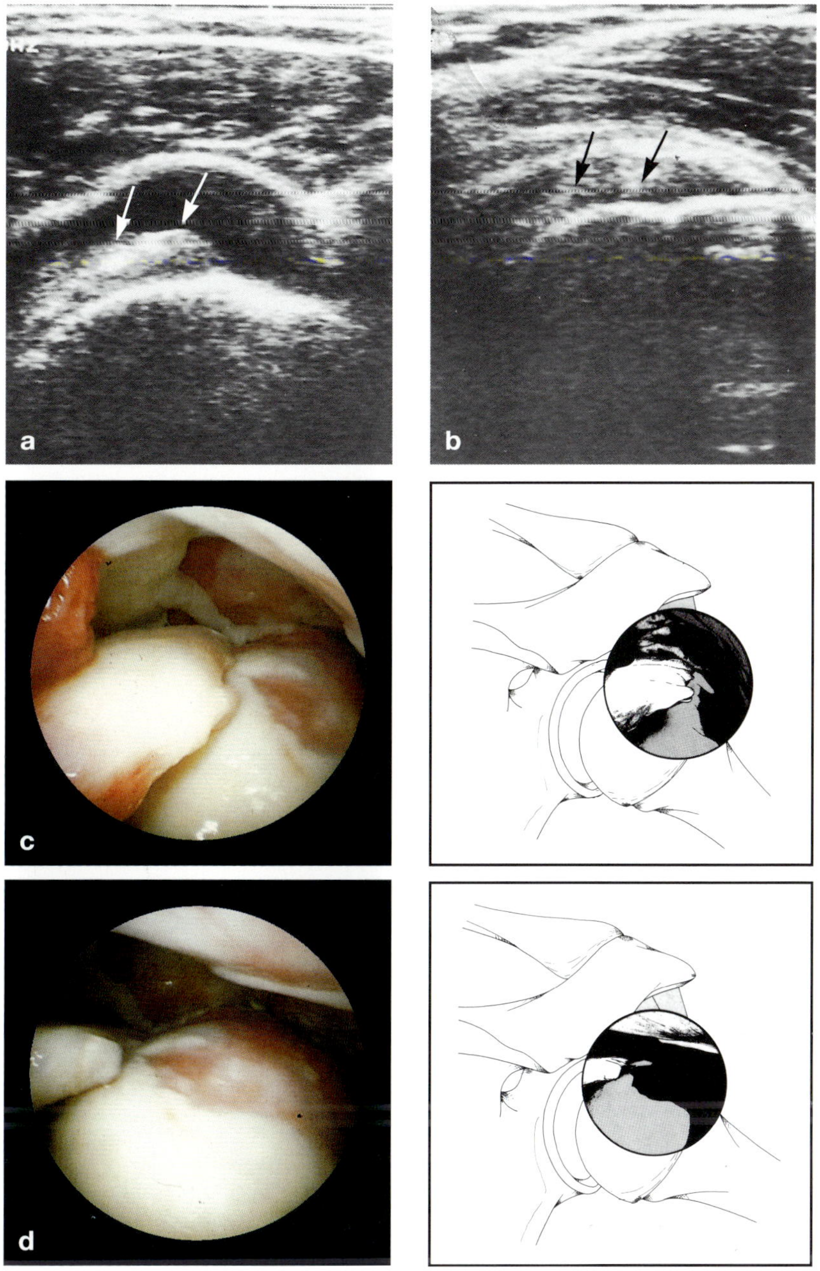

Abb. 5.62 a–d

5.2.3 Mm. supraspinatus und infraspinatus (Fortsetzung)

Fall 63: 36 Jahre, männlich. Über 1 Jahr belassene Balser-Platte bei lateraler Klavikulafraktur links. Nach Metallentfernung belastungsabhängige, einschießende Schulterschmerzen links (Abb. 5.63).

Befunde

Sonographie

a) Längsschnitt Supraspinatussehne links: Irregularität der akromionseitigen Oberfläche der Supraspinatussehne *(Pfeile)*, wobei die Sehne intakt ist. Keine Flüssigkeit in der Bursa subacromialis.
b) Längsschnitt Supraspinatussehne rechts: Zum Seitenvergleich Darstellung der kontralateral rechten Supraspinatussehne, die einen regelrecht konvexbogigen Oberflächenverlauf aufweist.

Arthroskopie

Subakromial narbige Veränderungen; Supraspinatussehne intakt (ohne Abbildung).

Diagnose

Rotatorenmanschettenimpingement nach Balser-Plattenosteosynthese mit narbigen, subakromialen Veränderungen.

Therapie

Subakromiales Shaving und Akromioplastik.

Bemerkungen

Der sonographische Befund konnte arthroskopisch bestätigt werden. Es handelte sich lediglich um narbige Veränderungen der Bursa subacromialis, die infolge einer zu lange belassenen Balser-Platte entstanden waren. Nach Metallentfernung wurde wegen der deutlichen Schmerzsymptomatik eine arthroskopische Akromioplastik erforderlich.

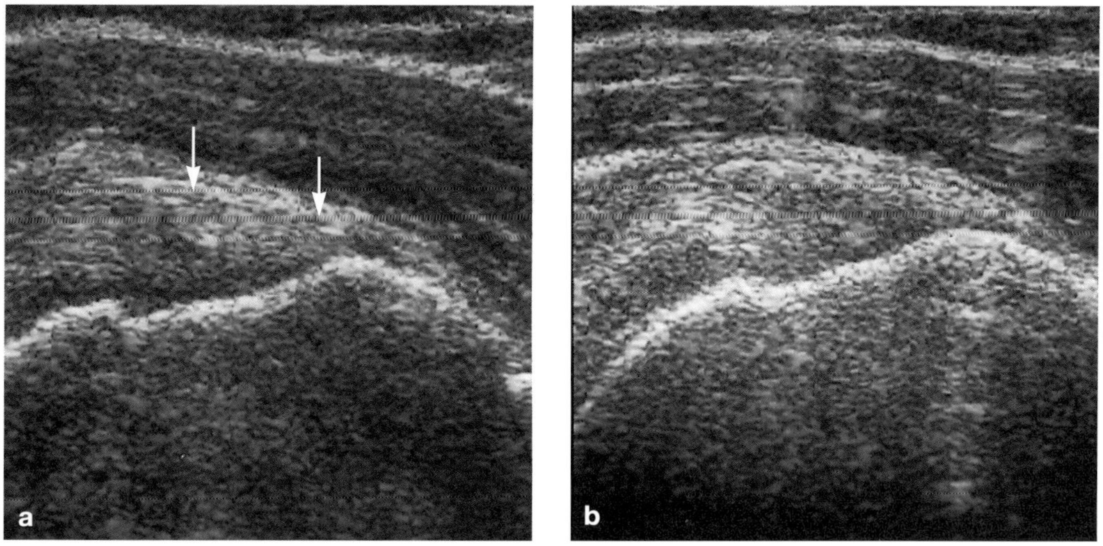

Abb. 5.63 a, b

5.2.4 Lange Bizepssehne

Fall 64: 49 Jahre, männlich. Verletzung des rechten Schultergelenks beim Tennisspiel (Aufschlag). Persistierende Schmerzen ventral, die bis in den Ellbogen ziehen (Abb. 5.64).

Befunde

MRT

a) Axialschnitt 6 (2D-FLASH 600/15/50°): Die Bizepssehne verläuft im unteren Sulcus relativ weit medial und ist von einer kleinen Menge Flüssigkeit umgeben *(Pfeil)*.
b) Axialschnitt 6 (2D-FLASH 600/15/50°): Der Sulcus intertubercularis ist mit Flüssigkeit angefüllt, während die Bizepssehne nach medial luxiert ist *(Pfeil)*.
c) Axialschnitt 5 (2D-FLASH 600/15/50°): Bizepssehne als streifenförmige Struktur mit geringer Signalintensität dorsal der Subskapularissehne intraartikulär erkennbar *(Pfeil)*.

Arthroskopie

d, e) Das Eintreten der langen Bizepssehne in den Sulcus erfolgt an regulärer Stelle, allerdings ist das Lig. coracohumerale im Eingangsbereich des Sulcus eingerissen. Die Bizepssehne kann aber nicht aus dem Sulcus herausluxiert werden.

Diagnose

Bizepssehnenluxation nach medial intraartikulär bei unvollständig abgerissener Subskapularissehne, welche noch mit Fasern am Lig. transversum fixiert ist.

Therapie

Abtragen der überstehenden abgerissenen Bandanteile mit dem Shaver.

Bemerkungen

Ausgehend von ihrem proximalen Ansatz am Tuberculum supraglenoidale oder am Labrum glenoidale verläuft die lange Bizepssehne kurzstreckig intraartikulär nach ventrolateral. Am Eingang zum Sulcus intertubercularis ändert sie ihre Verlaufsrichtung nach kaudal, wird im Sulcus von der Bizepssehnenscheide umgeben und durch 3 Ligamente gehalten. Der wichtigste Fixationspunkt ist kranial das Lig. coracohumerale, das zusammen mit dem superioren glenohumeralen Ligament die vordere Schultergelenkkapsel zwischen M. supraspinatus und M. subscapularis verstärkt. In der Mitte wird der Sulcus durch das Lig. transversum überbrückt, in das Fasern der Subskapularissehne einstrahlen, womit diese über das Lig. transversum auch mit dem Tuberculum majus verbunden ist. Kaudal bildet sich aus der Sehne des M. pectoralis major das Lig. falciforme, das die lange Bizepssehne ventrolateral überzieht.
Die regelmäßig nach medial gerichtete Bizepssehnenluxation führt zu unterschiedlichen Dislokationsformen. Die Luxation vor die Subskapularissehne setzt lediglich eine Ruptur des Lig. transversum voraus und ist eine eher seltene Form der Bizepssehnenluxation. Liegen gleichzeitig auch oberflächliche Einrisse im M. subscapularis vor, kann die Bizepssehne zwischen Muskel- bzw. Sehnengewebe verlagert werden. Die am häufigsten anzutreffende Form der Bizepssehnenluxation führt, wie im vorliegenden Beispiel, zu einer intraartikulären Dislokation der Sehne.

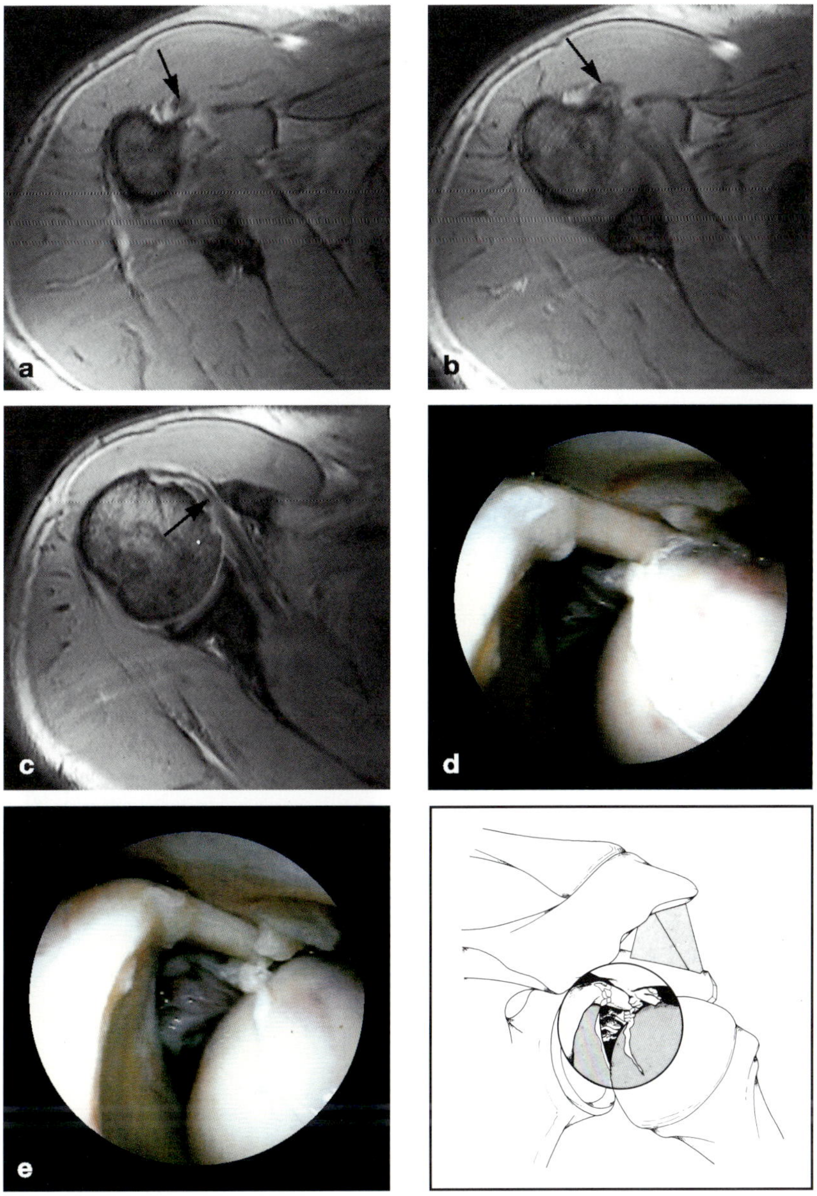

Abb. 5.64 a–e

Bemerkungen (Fortsetzung)

Diese Verlagerung bedingt immer eine zumindest partielle Ablösung des M. subscapularis vom Tuberculum minus, wobei der Muskel über ein intaktes Lig. transversum jedoch lateralseitig noch fixiert und ausgespannt bleiben kann. Ist in Folge einer solchen Luxation die lange Bizepssehne auf den Axial- oder Frontalschnitten vor dem ventralen Labrum glenoidale abgrenzbar, muß gezielt nach einer Ruptur des Lig. coracohumerale gesucht werden, da es bei dieser Luxationsform zumeist gerissen ist. Auch Verletzungen der Supraspinatussehne sind ein häufig assoziierter Befund. Die nach intraartikulär gerichtete Bizepssehnenluxation kann differentialdiagnostisch Probleme bei der Abgrenzung gegenüber einer Läsion des ventralen Labrum glenoidale bereiten. Der leere, allenfalls mit Flüssigkeit gefüllte Sulcus intertubercularis ist dann der für die Diagnose einer Bizepssehnenluxation wegweisende Befund auf MR- oder CT-Bildern. Die Sonographie kann ebenfalls das Fehlen der Bizepssehne im Sulcus dokumentieren. Die Unterscheidung zwischen Luxation und Ruptur ist jedoch ebensowenig zuverlässig möglich wie die Klärung der Form der Bizepssehnenluxation. Arthroskopisch ist die Bizepssehnenluxation nicht einfach zu erfassen. Im vorliegenden Fall genügte erstaunlicherweise ein arthroskopisches Shaving, um den Patienten wieder sporttauglich zu machen.

5.2.4 Lange Bizepssehne (Fortsetzung)

Fall 65: 45 Jahre, männlich. Klinisch Verdacht auf Rotatorenmanschettenruptur links (Abb. 5.65).

Befunde

MRT

a) Axialschnitt 2 (SE 2400/20): Der M. supraspinatus ist atrophiert und nur die hinteren Muskelbündel sind abgrenzbar *(Pfeile)*. Inhomogene Darstellung der Infraspinatussehne.
b) Axialschnitt 6 (SE 2400/20): Im Sulcus intertubercularis kann die Bizepssehne nicht abgegrenzt werden, sie ist nach medial luxiert *(Pfeil)*. Der M. subscapularis ist weitgehend fettgewebig degeneriert, was auf einen älteren Sehnenriß hinweist.
c) Axialschnitt unterhalb des Glenohumeralgelenkes (SE 2400/20): Lateral des Muskelbauches des M. biceps brevis und anteromedial des Humerusschaftes ist die lange Bizepssehne erkennbar *(Pfeil)*.
d) Frontalschnitt 2 (SE 600/15): Die Luxation der langen Bizepssehne nach medial ist gut erkennbar *(Pfeile)*. Vom vollständig rupturierten M. subscapularis sind nur noch einzelne atrophische Fasern abgrenzbar *(Pfeilspitzen)*. Degenerative Osteophyten des lateralen Klavikulaendes.

Diagnose

- Luxation der langen Bizepssehne aus dem Sulcus bei Subskapularissehnenabriß.
- Vollständige ältere Supraspinatussehnenruptur.
- Atrophie der Manschettenmuskulatur.
- AC-Gelenkarthrose.

Therapie

- Reposition der langen Bizepssehne.
- Refixation der Subskapularis- und Supraspinatussehne.

Bemerkungen

Bei luxierter Bizepssehne liegt in der Regel auch eine Ablösung der Subskapularissehne vor, was mit diesem Fall dokumentiert wird. Die sicher ältere Rotatorenmanschettenruptur hat zu einer schweren Atrophie der Mm. subscapularis und supraspinatus geführt. Die Verwechslungsgefahr einer verlagerten Bizepssehne mit einem ventralen Labrumriß oder glenohumeralen Ligamenten erfordert die differenzierte Beurteilung insbesondere der Axialschichten.

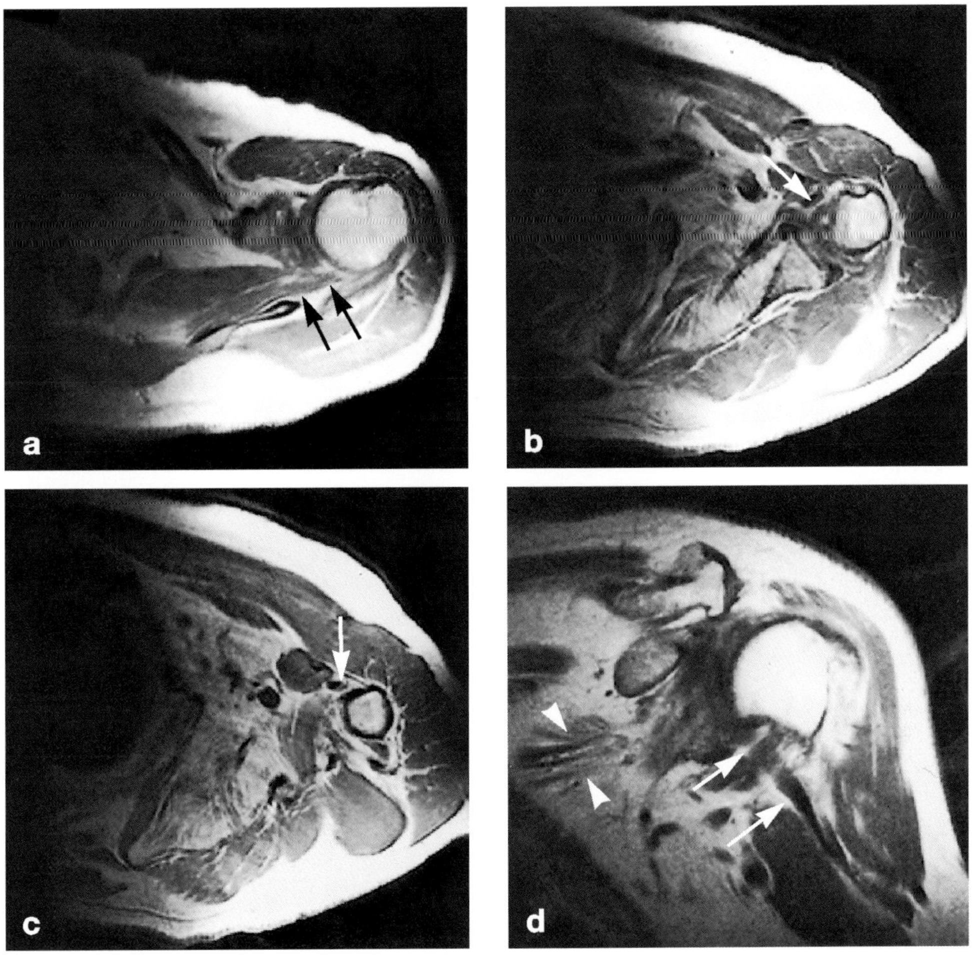

Abb. 5.65 a–d

5.2.4 Lange Bizepssehne (Fortsetzung)

Fall 66: 48 Jahre, männlich. Seit längerem Schmerzsensationen der rechten Schulter bei Abduktion und Elevation, typischerweise beim Werfen (früher wettkampfmäßige Leichtathletik) (Abb. 5.66).

Befunde

Arthro-MRT

a) Frontalschnitt 1 (2D-FLASH 600/14/60°): Breites signalarmes Band, das vom Glenoidoberrand nach kaudal und lateral zieht. Bizepssehne lateral im teilweise kontrastierten Sulcus nicht erkennbar; großes KM-Depot in der Bursa subdeltoidea.
b) Frontalschnitt 3 (2D-FLASH 600/14/60°): KM-Depot in einem großen Riß der Supraspinatussehne mit Füllung der Bursa subdeltoidea. Bizepssehne unterhalb des Sulcus abschnittsweise sichtbar, schräg nach medial gerichtet *(Pfeil)*.
c) 4 Axialschnitte Niveau 5 und 6 (2D-FLASH 600/14/60°): Wie vermutet erstreckt sich die orthograd getroffene, nach medial luxierte Bizepssehne entlang der medialen Humeruskopfkontur nach kaudal *(Pfeile)*. Die Subskapularissehne ist am Ansatz abgerissen. Vordere Kapselruptur mit KM-Depot vor dem Humeruskopf. Der Sulcus intertubercularis erscheint KM-gefüllt, aber sonst „leer".
d) Sagittalschnitt 2 (SE 600/15): Die lange Bizepssehne zieht vom Glenoidoberrand direkt nach kaudal *(Pfeil)*.
e) Sagittalschnitt 4 (SE 600/15): Der größere Supraspinatusriß und die Kontrastfüllung der vorderen Bursa subdeltoidea sind gut erkennbar *(Pfeile)*.

Arthroskopie

f) Hier verläuft die lange Bizepssehne am Glenoidrand entlang, kranial davon narbige Veränderungen. Die Subskapularissehne ist im Ansatzbereich von kranial her desinseriert. Der atypische Verlauf der langen Bizepssehne korreliert gut mit dem MRT-Befund (Bizepssehnenluxation).

Diagnose

- Luxation der langen Bizepssehne bei ausgedehntem Abriß des Subskapularis.
- Supraspinatusdurchriß.

Therapie:

- Refixation der langen Bizepssehne im Sulcus intertubercularis.
- Rekonstruktion der Subskapularissehne mit Refixation am Tuberculum minus.
- Naht der Supraspinatussehne.

Bemerkungen

Die arthroskopische Dokumentation ist unbefriedigend. Wird eine Bizepssehnenluxation vermutet, sollte besser die 70°-Optik verwendet werden.

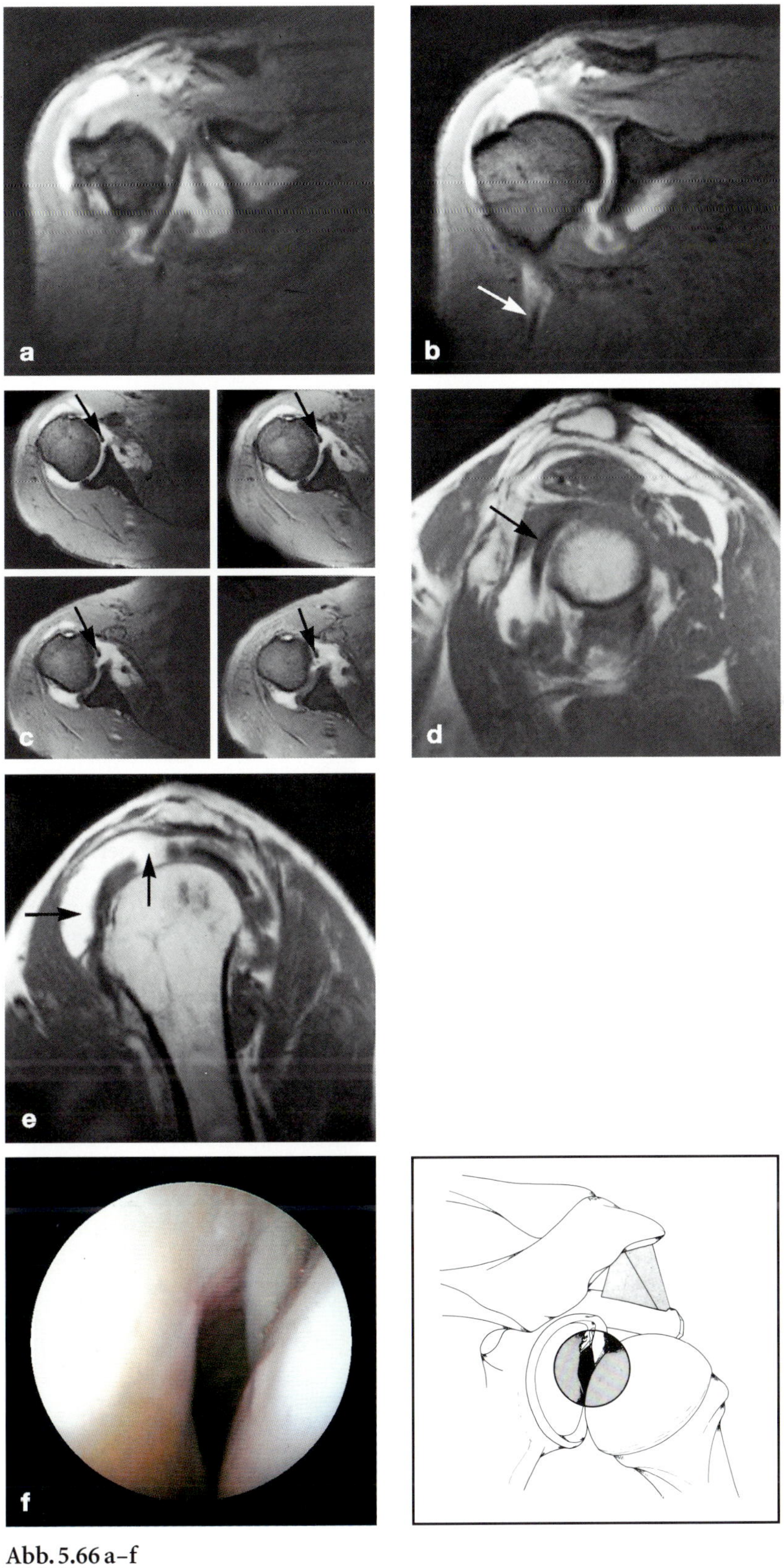

Abb. 5.66 a–f

5.2.5 Verkalkungen

Fall 67: 64 Jahre, männlich. Sturz vor 1 Jahr mit Verletzung der rechten Schulter. Klinisch Atrophie der Schultermuskulatur mit Schultertiefstand rechts, deutlich eingeschränkte Beweglichkeit (Abb. 5.67).

Befunde

CT

a) Axialschnitt 1: Kalkdichte Struktur ventrolateral des Akromions: Ein großer, teilweise angeschnittener Osteophyt oder eine dystrophische Verkalkung im Deltoideusansatz können nicht differenziert werden. Ein Os acromiale ist wenig wahrscheinlich, erscheint doch das Akromion normal konfiguriert.
b) Axialschnitt 5 in Neutralstellung: 2 kleine Verkalkungen liegen in der Subskapularissehne *(Pfeile)* bei leichter Atrophie des M. subscapularis.
c) Axialschnitt 5 in Innenrotation: Die Verkalkungen verlagern sich bei Innenrotation mit der Subskapularissehne nach medial, was ihre intratendinöse Lage bestätigt. Subskapularisatrophie besser erkennbar.

Diagnose

- Tendinopathia calcarea der Subskapularissehne bei Subskapularisatrophie.
- Verkalkungen des Deltoideusansatzes am Akromionvorderrand.

Therapie

Konservativ.

Bemerkungen

Am häufigsten werden Verkalkungen im Rahmen einer Tendinopathia calcarea im Bereich der Supraspinatussehne beobachtet. Verkalkungen der Infraspinatus- oder (wie im vorliegenden Fall) der Subskapularissehne sind schwieriger zu erkennen, da sie sich in den konventionellen Röntgenaufnahmen auf den Humeruskopf projizieren. Dystrophische Sehnenverkalkungen kommen aufgrund von Mikrotraumata zustande, können bisweilen sehr groß werden, sind aber auch rückbildungsfähig. Unterschiedliche Therapiemaßnahmen, die von der Kryo- und Wärmetherapie über die Entzündungsbestrahlung und die lokale Steroidinjektion bis zur operativen Sanierung reichen, können angewendet werden. Viele dieser Behandlungen bewirken eine Durchblutungsänderung, die letztlich zu einer pH-Verschiebung und Auflösung der Verkalkungen führt.

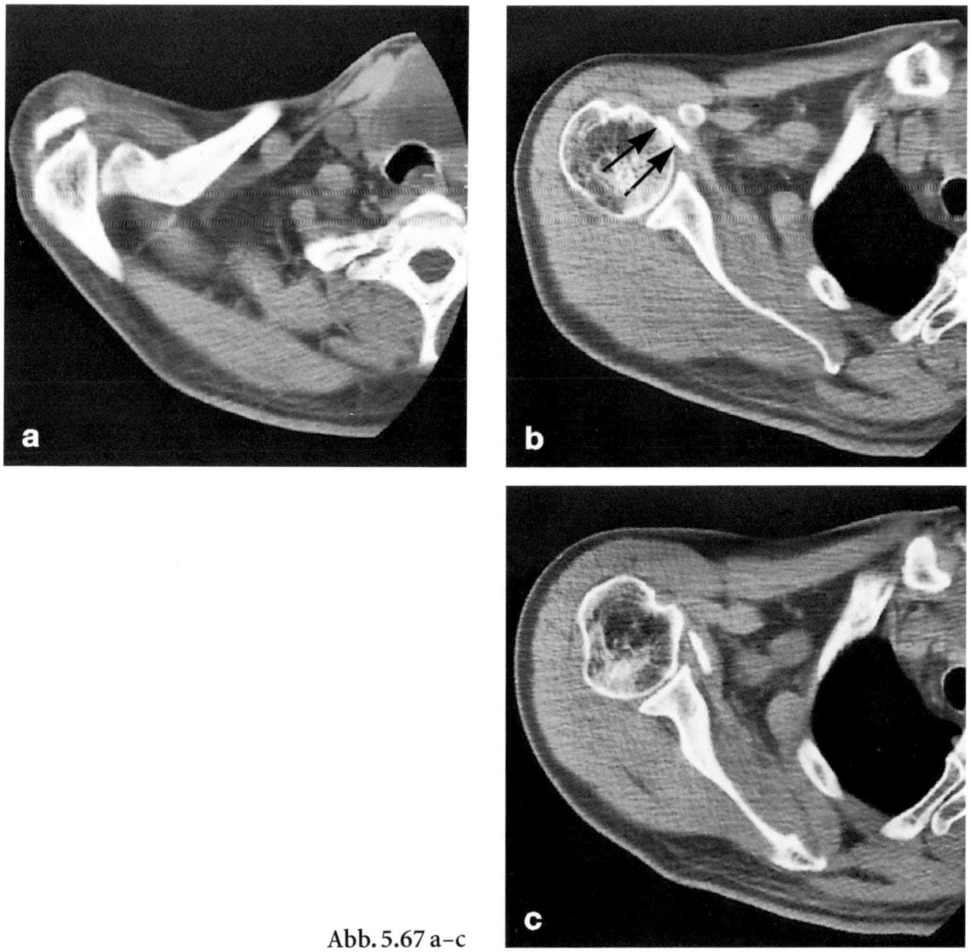

Abb. 5.67 a–c

5.2.5 Verkalkungen (Fortsetzung)

Fall 69: 46 Jahre, weiblich. Chronische Schmerzen im rechten Schultergelenk (Abb. 5.69).

Befunde

Röntgen

a) a.-p. in Außenrotation (digitale Aufnahme): Ausgedehnte Verkalkungen im Verlauf der Supraspinatussehne und im Recessus axillaris der Gelenkkapsel.
b) a.-p. in Innenrotation (digitale Aufnahme): Ausgedehnte Verkalkungen an der Oberfläche des humeralen Gelenkknorpels werden bei Innenrotation zusätzlich sichtbar *(Pfeile)*. Am oberen Labrum bzw. am Abgangsbereich der langen Bizepssehne sind weitere Verkalkungen zu erkennen *(Pfeilspitze)*.

Arthro-MRT

c) Frontalschnitt 3 (SE 2400/20): Die Verkalkungen führen subakromial zu einer homogenen Signalauslöschung, die die Kontur der Supraspinatussehne überschreitet *(Pfeil)*. Weiter lateral wirkt die Sehne dagegen inhomogen mit signalarmen und signalreichen Anteilen. Die Knorpelverkalkungen sind wegen eines „Chemical-shift-Artefakts", der den Gelenkknorpel homogen signalarm erscheinen läßt, nicht nachweisbar.
d) Frontalschnitt 3 (SE 2400/20): Inhomogene Darstellung der lateralen Supraspinatussehne unmittelbar am Tuberkulum, sicher teilweise bedingt durch die dort liegenden Verkalkungen. Insertion der Bizepssehne am Glenoidoberrand erkennbar.
e) Frontalschnitt 3 (SE 2400/80): Kleines KM-Depot der lateralen Supraspinatussehne, beweisend für Partialriß.

Diagnose

- Kleiner Partialriß der Supraspinatussehne.
- Tendinopathia calcarea der Supraspinatussehne.
- Chondrokalzinose des humeralen Gelenkknorpels.
- Kapselverkalkungen im Recessus axillaris.
- Degenerative Verkalkungen des Labrum glenoidale bzw. der langen Bizepssehne am Ursprung.

Therapie

Konservativ.

Bemerkungen

Verkalkungen sind mit der MRT nicht zuverlässig zu diagnostizieren. Andererseits können ausgedehntere Kalzifikationen durch sog. Suszeptibilitätseffekte (unterschiedliche Magnetisierbarkeit von Weichteilgewebe und Verkalkungen) zu Signalauslöschungen führen. Diese zeigen eine größere Ausdehnung als die Verkalkungen selbst. Kleinere und weniger dichte Befunde dagegen führen oftmals zu keiner sichtbaren Signalintensitätsänderung (Partialvolumeneffekt) oder können in ohnehin signalarmen Strukturen (Muskelsehnen, Faserknorpel) nicht abgegrenzt werden.

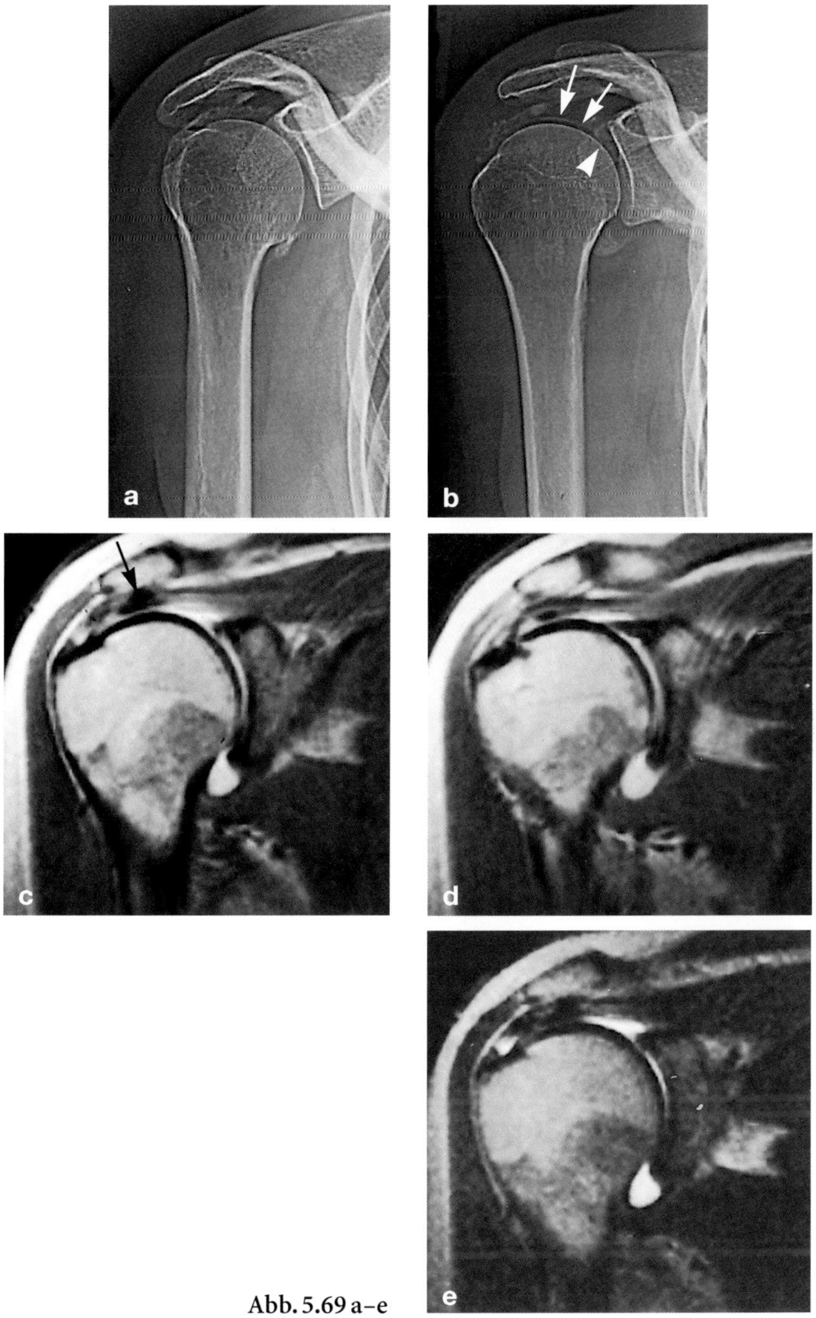

Abb. 5.69 a–e

Bemerkungen (Fortsetzung)

Die konventionelle Röntgendiagnostik bleibt für den Nachweis von Verkalkungen die Methode der Wahl. Aufnahmen in Innen- und Außenrotation sowie in Abduktion sind für die topographische Zuordnung und überlagerungsfreie Darstellung der Verkalkungen hilfreich. Bei der digitalen Radiographie handelt es sich um eine Weiterentwicklung der konventionellen Aufnahmetechnik. Statt den konventionellen Film-Folien Kombinationen werden Phosphorlumineszenzfolien eingesetzt, die nach der Exposition eines latentes Ladungsbild speichern. Nach der Exposition wird die Speicherfolie mit einem Laser abgetastet, wobei die stimulierte Lumineszenz über einen Photomultiplier registriert und in digitale Daten umgewandelt wird. Die Vorteile des Verfahrens bestehen im großen Objektumfang der Bilder und in einer möglichen Reduktion der Aufnahmedosis und belichtungsbedingter Fehlaufnahmen.

5.2.5 **Verkalkungen** (Fortsetzung)

Fall 70: 65 Jahre, weiblich. Schulterschmerzen links (Abb. 5.70).

Befunde

Röntgen

a) a.-p. in Innenrotation: Amorphe Verkalkungen in Projektion auf das Tuberculum majus.
b) a.-p. in Abduktion und Außenrotation: Die Verkalkungen verlagern sich nach medial hinter den Humeruskopf und lassen sich dadurch der Infraspinatussehne zuordnen.

Diagnose

Tendinopathia calcarea der Infraspinatussehne.

Therapie

Antiphlogistika, evtl. später operative Ausräumung.

Bemerkungen

Verkalkungen des Sehnengewebes sind an der Rotatorenmanschette ein relativ häufiger Befund. Sie treten auch bei asymptomatischen Patienten auf und die Nomenklatur sollte entweder rein deskriptiv oder unter Berücksichtigung der klinischen Symptome erfolgen. Die Röntgendiagnostik erfordert zumindest 2 a.-p.-Aufnahmen in Innen- und Außenrotation, um die Verkalkungen nachweisen und lokalisieren zu können. Sind die Kalzifikationen im M. subscapularis gelegen, können sie meist nur auf axialen Aufnahmen diagnostiziert werden.
Ob die Verkalkungen primär entstanden als Beschwerdeursache anzusehen sind oder eine sekundäre Folge einer Tendinitis darstellen, ist Gegenstand der Diskussion. Neben einer symptomatischen Behandlung reichen die therapeutischen Maßnahmen bis zur operativen Entfernung. Die Indikation richtet sich ausschließlich nach der Symptomatik.

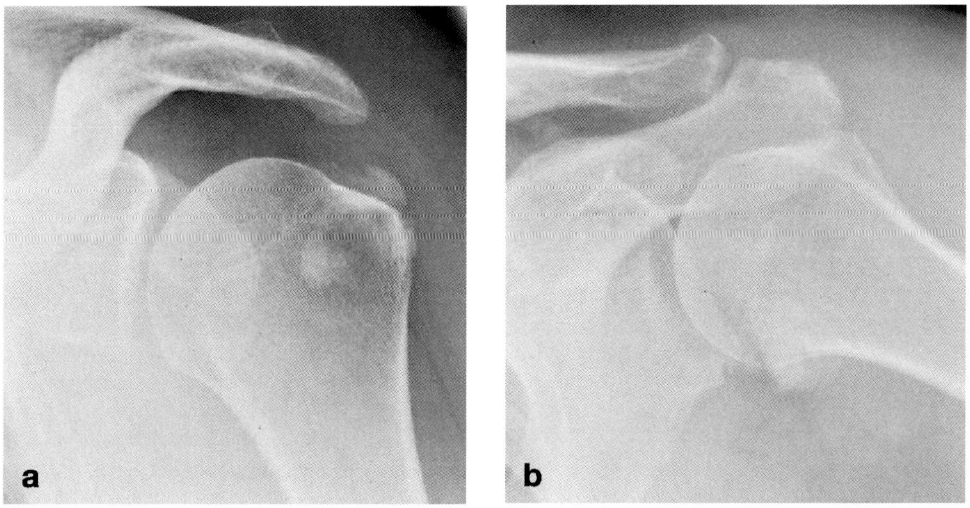

Abb. 5.70 a, b

5.2.5 **Verkalkungen** (Fortsetzung)

Fall 71: 50 Jahre, männlich. Direkte Schulterkontusion rechts; Schmerzen und Bewegungseinschränkung (Abb. 5.71).

Befunde

Röntgen

a) a.-p. in Innenrotation: Es besteht ein leichter Hochstand des Humeruskopfes. Ausgedehnte, linear angeordnete Verkalkungen der Supraspinatussehne.

Arthrographie

b) a.-p. in Neutralstellung: Breite Kommunikation zwischen Gelenkkavum und Bursa subacromialis und subdeltoidea mit KM-Extravasat. Fehlende Kontrastierung der Bizepssehnenscheide und stummelförmige KM-Aussparung im Bereich des oberen Labrum glenoidale. Lateral erkennt man den Ansatz der Supraspinatussehne umgeben von intra- und extraartikulärem Kontrastmittel *(Pfeile)*.
c) a.-p. in Außenrotation: Darstellung der stummelförmigen Reste der Supraspinatussehne *(Pfeil)*.

Arthroskopie

d) Praktisch vollständig durchgerissene lange Bizepssehne im Eintrittsbereich in den Sulcus. Kleine Gewebebrücken sind noch vorhanden. Die zusätzliche Manschettenruptur ist auf dieser Einstellung nicht erkennbar.

Diagnose

- Tendinitis calcarea der Supraspinatussehne.
- Abriß der langen Bizepssehne intraartikulär.
- Supra- und Infraspinatusdurchrisse.

Therapie

Rotatorenmanschettennaht, Kalkentfernung, Resektion des Bizepssehnenstummels.

Bemerkungen

Die früher beim Vorliegen von Verkalkungen häufig gestellte klinische Diagnose einer „Periarthritis humeroscapularis" (PHS) ist u. E. heute nicht mehr zulässig, können doch arthroskopisch und mittels moderner Schnittbildverfahren neben den Verkalkungen oft relevante Weichteilverletzungen gefunden werden.

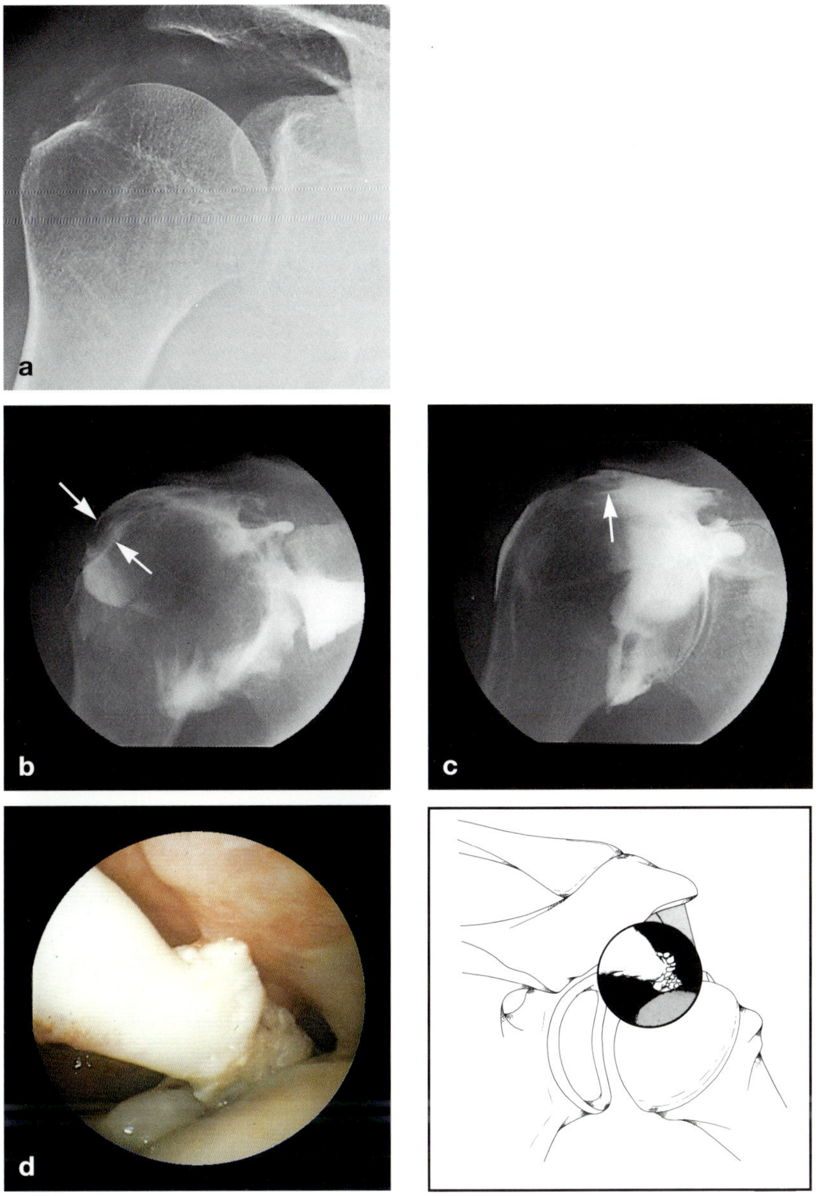

Abb. 5.71 a–d

5.2.5 **Verkalkungen** (Fortsetzung)

Fall 72: 46 Jahre, weiblich. Seit 3 Monaten zunehmende Schmerzen im linken Schultergelenk. Kein Trauma (Abb. 5.72).

Befunde

Bursographie und Needling

a) a.-p. in Außenrotation: Verkalkungen am Ansatz der Supraspinatussehne.
b) a.-p. in Innenrotation: Punktion der Verkalkungen, dabei Auslösung des typischen Schmerzes. Injektion von Lokalanästhetikum perifokal im Bereich der Verkalkungen. Anschließend Punktion der Bursa subacromialis (zweite Nadel, *Pfeil*).
c) a.-p. in Innenrotation: Füllung der Bursa mit Kontrastmittel, Lokalanästhetikum und Kortikosteroiden mit Depotwirkung.

Diagnose

Tendinopathia calcarea der Supraspinatussehne.

Therapie

Mittels sog. Needling, sowie perifokaler und intrabursaler Injektion von Lokalanästhetikum und Kortikosteroiden.

Bemerkungen

Die dokumentierte Therapie (Needling) kann als einfache Behandlungsmethode versucht werden. Durch die Gewebereizung kann es zu einer Erhöhung des Stoffwechsels perifokal im Bereich der Verkalkungen kommen. Ein ähnlicher Effekt wird mit der Entzündungsbestrahlung erzielt. In therapieresistenten Fällen kann die Kalkmasse arthroskopisch oder offen entfernt werden.

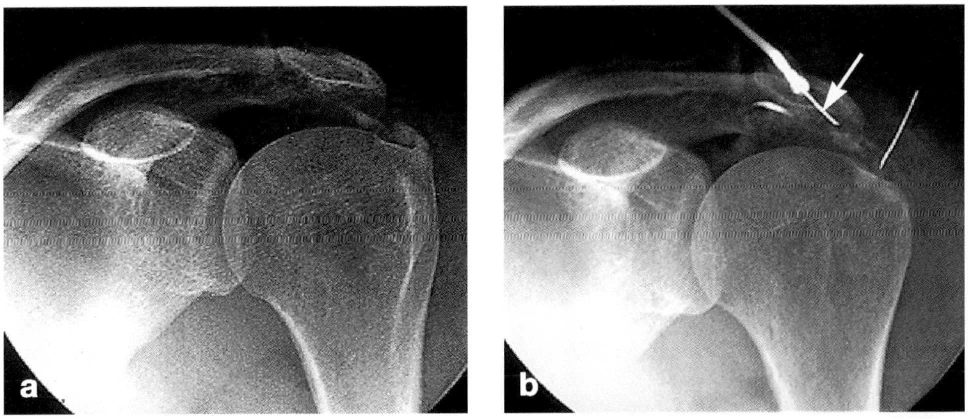

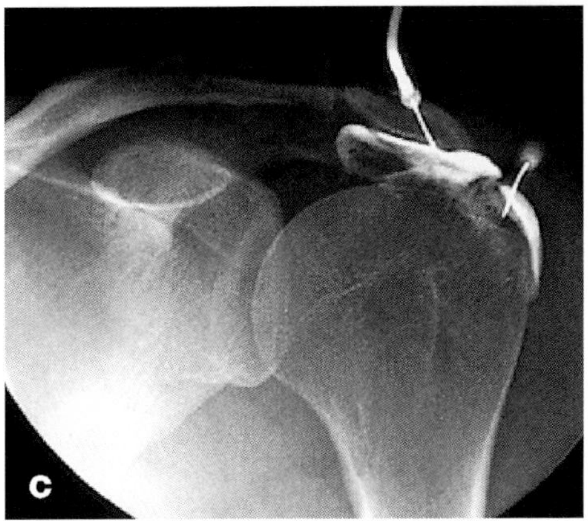

Abb. 5.72 a–c

5.2.5 Verkalkungen (Fortsetzung)

Fall 73: 47 Jahre, weiblich. Starke Schulterschmerzen rechts; Status nach mehrfachem Needling (Abb. 5.73).

Befunde

Röntgen

a) a.-p. in Außenrotation: Verkalkungen im Ansatzbereich der Supraspinatussehne.

Arthroskopie

b) Es ist sehr gut zu sehen, wie der Kalk durch die Rotatorenmanschette bis ins Gelenkinnere vorbricht. Ansonsten intakte Verhältnisse. Von subakromial kann der Kalk nicht eingesehen werden.

Diagnose

Tendinopathia calcarea der Supraspinatussehne.

Therapie

Operative Kalkausräumung (offen).

Bemerkungen

Die Kalkdepots liegen in der Regel an der Grenze zwischen Supra- und Infraspinatussehne ansatznahe am Tuberculum majus. In diesem Fall lag der Kalk mehr ventral und brach gegen das Gelenkkavum durch. Typischer wäre ein Kalkdurchbruch in den Subakromialraum.

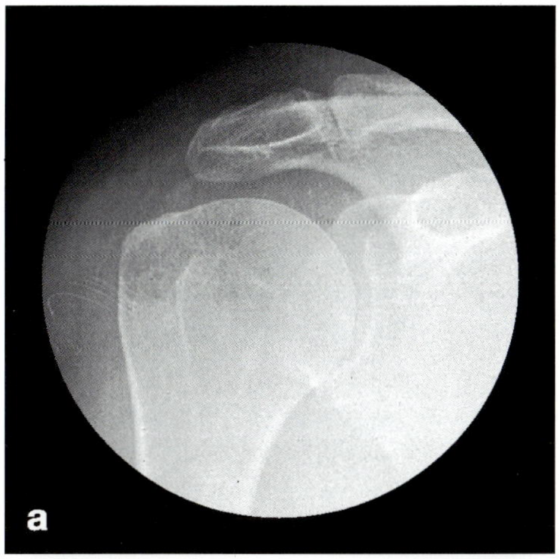

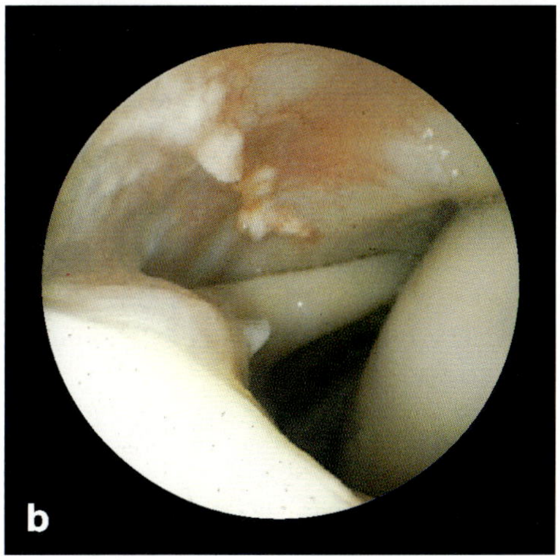

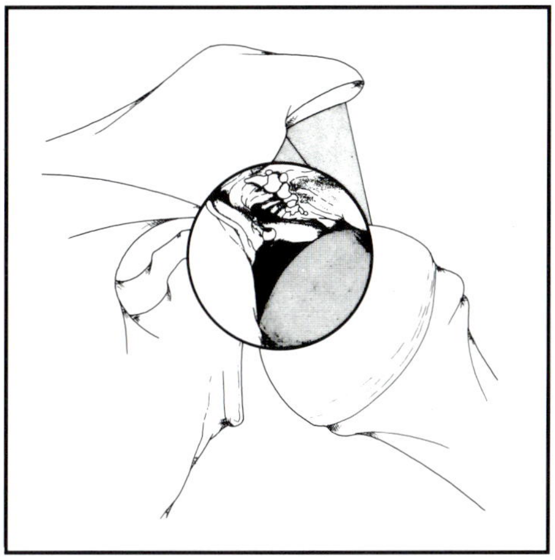

Abb. 5.73 a, b

5.3 Kombinationsverletzungen

Fall 74: 50 Jahre, männlich. Sturz beim Fußballspiel. Instabilitätsgefühl rechtes Schultergelenk (Abb. 5.74).

Befunde

Arthrographie

a) a.-p. in Innenrotation: KM-Depot in der Supraspinatussehne *(Pfeil)* und KM-Austritt in die Bursa subacromialis.
b) a.-p. in Abduktion: Durchriß der Supraspinatussehne gut erkennbar *(Pfeil)*.

Arthro-CT

c) Benachbarte Axialschnitte Niveau 2 in Innenrotation: Ansatznaher Abriß der Supraspinatussehne mit KM-Austritt in die Bursa subdeltoidea *(Pfeile)*. Diskrete Konturunregelmäßigkeit des Humeruskopfes *(Pfeilspitze)*.
d) Axialschnitt 3 in Außenrotation: Vollständiger Abriß des ventralen Labrums. Subskapularissehne nicht sichtbar am Tuberculum minus. Leichte Subluxation infolge Instabilität des ventralen Kapselmechanismus.
e) Axialschnitt 3 in Innenrotation: Abriß des ventralen Labrums; Kapselabriß mit Denudierung des vorderen Skapulahalses.

Arthroskopie

f) Limbusabriß vorne, Hill-Sachs-Läsion. Vollständiger Durchriß der Supraspinatussehne; Teilriß am Subskapularisansatz (im Bild nicht dargestellt).

Diagnose

- Ventraler Labrumabriß und ventrale Kapselläsion.
- Teilweiser Abriß der Subskapularissehne.
- Vollständiger Supraspinatussehnendurchriß.

Therapie

Rotatorenmanschettennaht, gleichzeitig ventrale Stabilisierung mit Limbusrefixation.

Bemerkungen

Im Gegensatz zur konventionellen Arthrographie erlauben Schnittbildverfahren mittels axialer Schichten die Diagnose von ventralen und dorsalen Läsionen am Labrum glenoidale und an der Gelenkkapsel. Die axiale Schichtebene eignet sich deshalb besonders gut zur Abklärung einer Instabilität. Die Arthroskopie hingegen erlaubt eine genauere funktionelle Beurteilung.

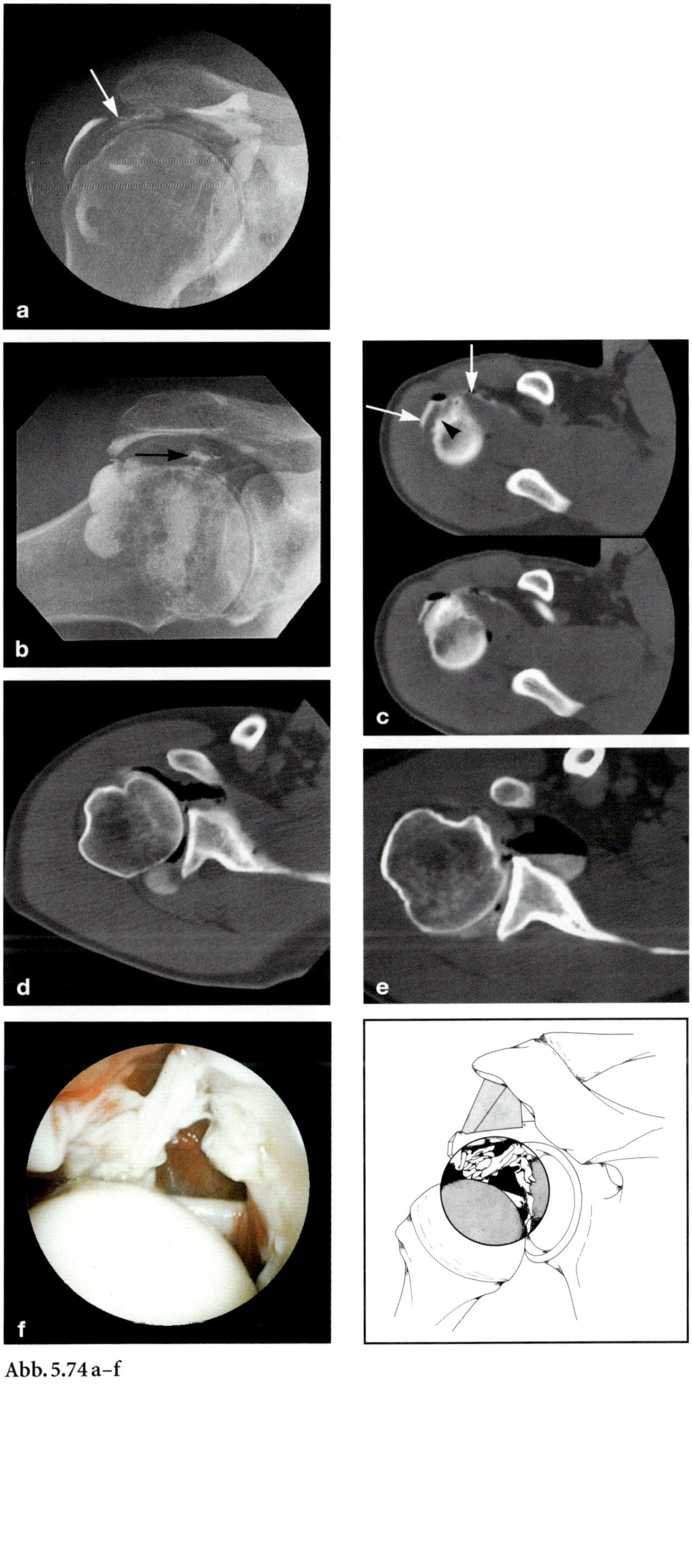

Abb. 5.74 a–f

5.3 **Kombinationsverletzungen** (Fortsetzung)

Fall 75: 56 Jahre, männlich. Früherer Eishockeyspieler mit diversen Traumata der linken Schulter; Zustand nach multiplen Luxationen. Jetzt Zunahme der Impingementsymptomatik und Pseudoparese; Verdacht auf Limbusläsion und Rotatorenmanschettenruptur (Abb. 5.75).

Befunde

Arthrographie

a) a.-p. in Innenrotation: In der Doppelkontrastarthrographie akkumuliert die Luft oberhalb des Humeruskopfes. Der Schatten der Supraspinatussehne ist nicht erkennbar. Im Humeruskopf ist eine zystoide Struktur von etwa 1,5 cm sichtbar.
b) a.-p. in Innenrotation: Bei Druck in axialer Richtung kann der Humerus nach kranial verlagert werden und befindet sich jetzt unmittelbar unterhalb des Akromions. Außerdem ist ein Entweichen der Luft in die Bursa subdeltoidea sichtbar.

Arthro-CT

c) Axialschnitt 3: Große zystoide Struktur von knapp 2 cm Durchmesser lateral im Humeruskopf. Mediodorsal des Kopfes sind die Fasern der Supraspinatussehne erkennbar, welche nur noch in den dorsalen Abschnitten intakt sind *(Pfeile)*. Kontrastmittel akkumuliert direkt vor dem Humeruskopf und unterhalb des vorderen Muskelbauchs des M. deltoideus als Hinweis auf einen ausgedehnten Riß der Supraspinatussehne. Zudem fehlt die lange Bizepssehne am oberen Labrum, evtl. weil sie abgerissen ist.
d) Axialschnitt 5: Ausgedehnte Osteophyten des Glenoidvorder- und -hinterrandes als Ausdruck einer schweren Omarthrose. Dyskongruenz der Gelenkflächen bei leichter ventraler Subluxation des Humeruskopfes. Flüssigkeit intraartikulär, aber auch in der Bursa sichtbar.
e) Axialschnitt 6 in Innenrotation: In der massiv aufgeweiteten vorderen Gelenkkapsel sind kaudal kleine Corpora libera sichtbar *(Pfeile)*. Erhebliche Atrophie des M. subscapularis, der vor der Skapula nur noch als Schatten erkennbar ist. Weite Bizepssehnenscheide mit langer Bizepssehne.
f) Axialschnitt 4 in Außenrotation: Die große Humeruskopfzyste hat sich von dorsolateral nach dorsal verlagert. Deformierung der Humeruskopfkontur in der Nachbarschaft der Zyste, offenbar Ausdruck einer kleinen Hill-Sachs Impressionsfraktur. Deutliche ventrale Subluxation des Humeruskopfes als Ausdruck einer vorderen Instabilität.
g) Axialschnitt 4 in Außenrotation: Massive Subluxation des Humeruskopfes nach ventral bei ausgeprägter Omarthrose und Ruptur sowohl der Subskapularis- als auch der Supraspinatussehne. KM-Imbibition der Infraspinatussehne.

Fortsetzung s. S. 210

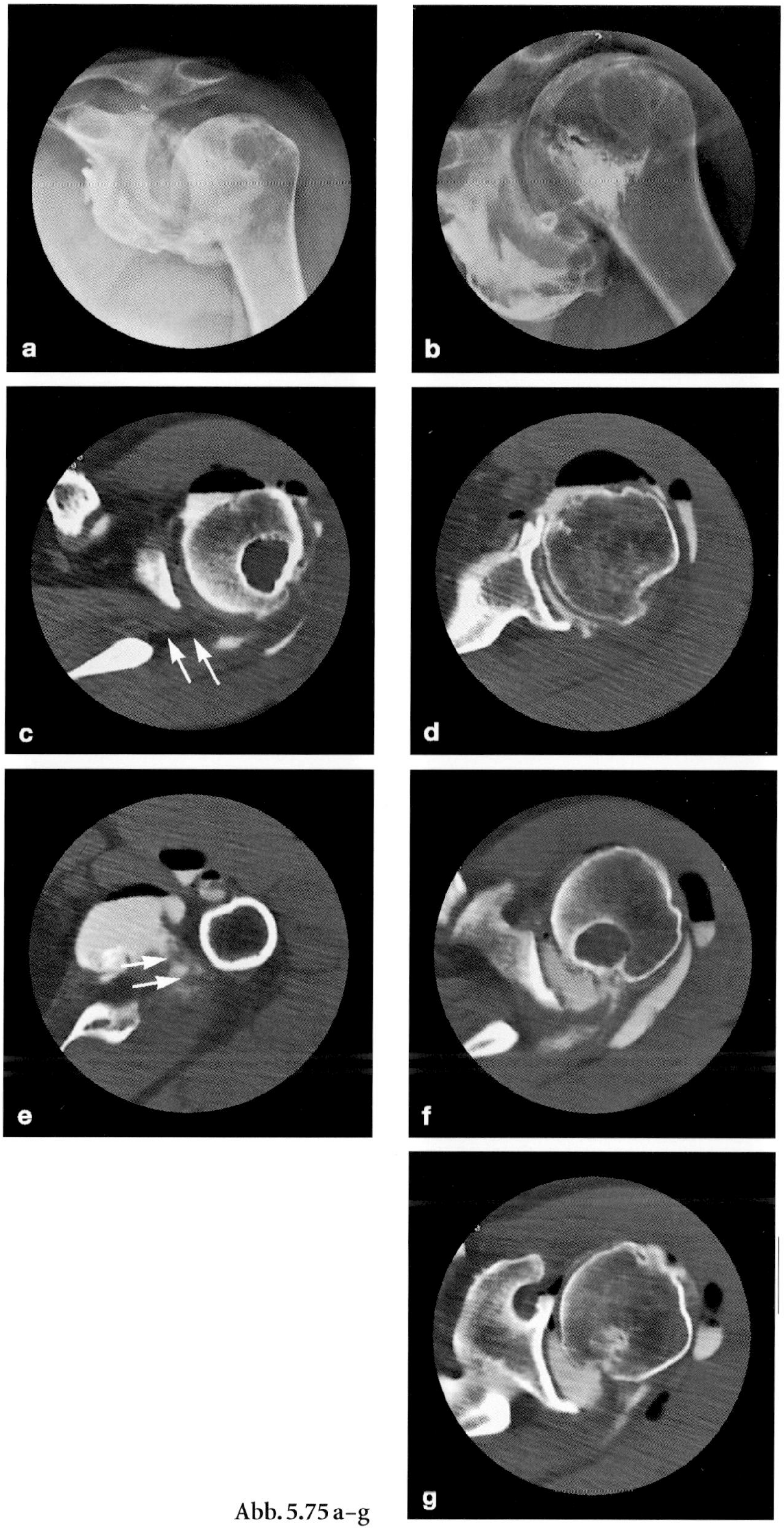

Abb. 5.75 a–g

5.3 Kombinationsverletzungen (Fortsetzung)

Fall 75: 56 Jahre, männlich. Früherer Eishockeyspieler mit diversen Traumata der linken Schulter; Zustand nach multiplen Luxationen. Jetzt Zunahme der Impingementsymptomatik und Pseudoparese; Verdacht auf Limbusläsion und Rotatorenmanschettenruptur (Abb. 5.75).

Befunde (Fortsetzung)

Arthroskopie

h) Weitgehende Entknorpelungen von Humeruskopf und Glenoid. Ein Labrum ist nicht erkennbar. Schaumbildung wegen der Vermischung von CO_2 mit Ergußflüssigkeit; fehlende lange Bizepssehne. Zusätzlich liegt noch eine vollständige Rotatorenmanschettendefektruptur vor (im Bild nicht erkennbar).

Diagnose

- Schwere Omarthrose.
- Ventrale Instabilität.
- Große Rotatorenmanschettendefektruptur.
- Abriß der langen Bizepssehne mit Neoinsertion im Sulcus.

Therapie

- Rotatorenmanschettenrekonstruktion.
- Ventrale Stabilisierung.

Bemerkungen

Bei diesem älteren Spitzensportler (Eishockey) waren mehrere Schulterluxationen bekannt. Die Befunde im Arthro-CT und in der Arthroskopie decken sich gut. Auch im CT ist die lange Bizepssehne intraartikulär nicht dargestellt. Die computertomographisch im unteren Sulcus sichtbare lange Bizepssehne spricht für eine Neoinsertion dieser Sehne, ein wenig bekannter spontaner Reparationsmechanismus.

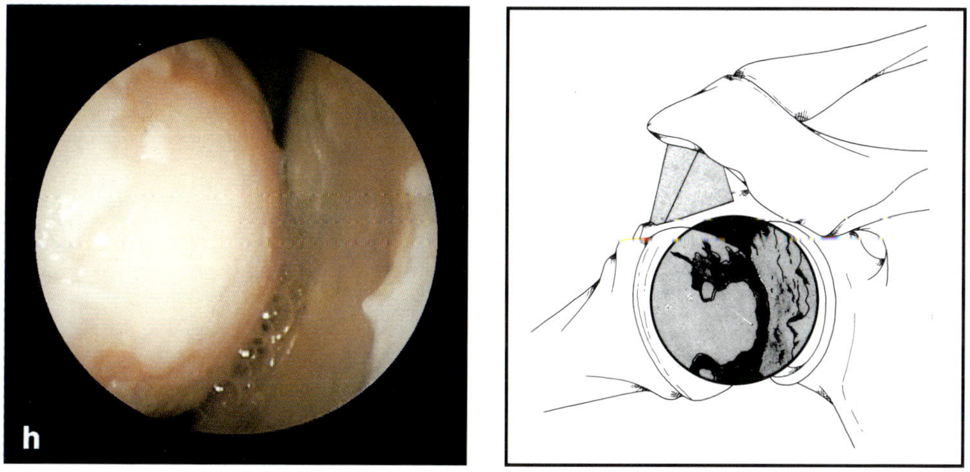

Abb. 5.75 h

5.3 Kombinationsverletzungen (Fortsetzung)

Fall 76: 51 Jahre, weiblich. Zustand nach subkapitaler Humerusfraktur rechts und konservativer Behandlung. Klinisch Impingement, positiver Apprehensiontest (Instabilitätsprüfung) und ventrale Instabilität (Abb. 5.76).

Befunde

MRT

a) Frontalschnitt 3 (SE 2000/20): Am Unterrand des Akromions erkennt man einen signalarmen Osteophyten, der den Subakromialraum deutlich einengt *(Pfeil)*. Die Supraspinatussehne ist nicht exakt längs geschnitten, was eine Verdünnung vortäuscht. Atrophie des M. deltoideus.
b) Frontalschnitt 3 (SE 2000/80): Das entsprechende T2-gewichtete Bild zeigt eine kleine Flüssigkeitskollektion in der Bursa subacromialis *(Pfeil)*. Die Signalintensität der Supraspinatussehne ist auch auf diesem Bild regelrecht. Degenerative Verplumpung des AC-Gelenks, wobei die Kapselverdickung allerdings nach kranial gerichtet ist *(Pfeilspitze)* und nicht zum Impingement beiträgt.
c) Sagittalschnitt 4 (SE 600/15): Nach kranial unscharfe Begrenzung der Supraspinatussehne mit Auslöschung der subakromialen Fettgewebeschicht *(Pfeile)*.

Diagnose

- Subakromiales Impingement.
- Bursitis subacromialis.
- Ventrale Instabilität.

Therapie

Subakromiales Shaving (arthroskopisch). Auf eine Resektion des Lig. coracoacromiale wird allerdings wegen der bestehenden ventralen Instabilität verzichtet. Zusätzlich stabilisierende Physiotherapie.

Bemerkungen

Der Flüssigkeitsnachweis in der Bursa subacromialis gilt als indirektes Zeichen eines Ab- oder Durchrisses der Rotatorenmanschette. Die subakromialen Flüssigkeitskollektionen sind dann meist ausgedehnt und reichen bis in die Bursa subdeltoidea. Die Spezifität dieses Zeichens ist allerdings, wie das Beispiel zeigt, eingeschränkt und es kann nur im Zusammenhang mit einer pathologischen Veränderung der Rotatorenmanschette als sekundärer Hinweis auf einen Rotatorenmanschettendefekt gewertet werden. Mit den ödematös entzündlichen Veränderungen des subakromialen Fettgewebes verhält es sich gleichermaßen. Beide Befunde stellen häufig anzutreffende Begleitveränderungen bei Rotatorenmanschettenläsionen, insbesondere bei Supraspinatussehnenrupturen, dar.
Die Befundtrias – subakromialer Osteophyt, Ödem des subakromialen Fettgewebes, kleine Flüssigkeitskollektion subakromial – ist demnach charakteristisch für ein subakromiales Impingement mit Bursitis subacromialis.

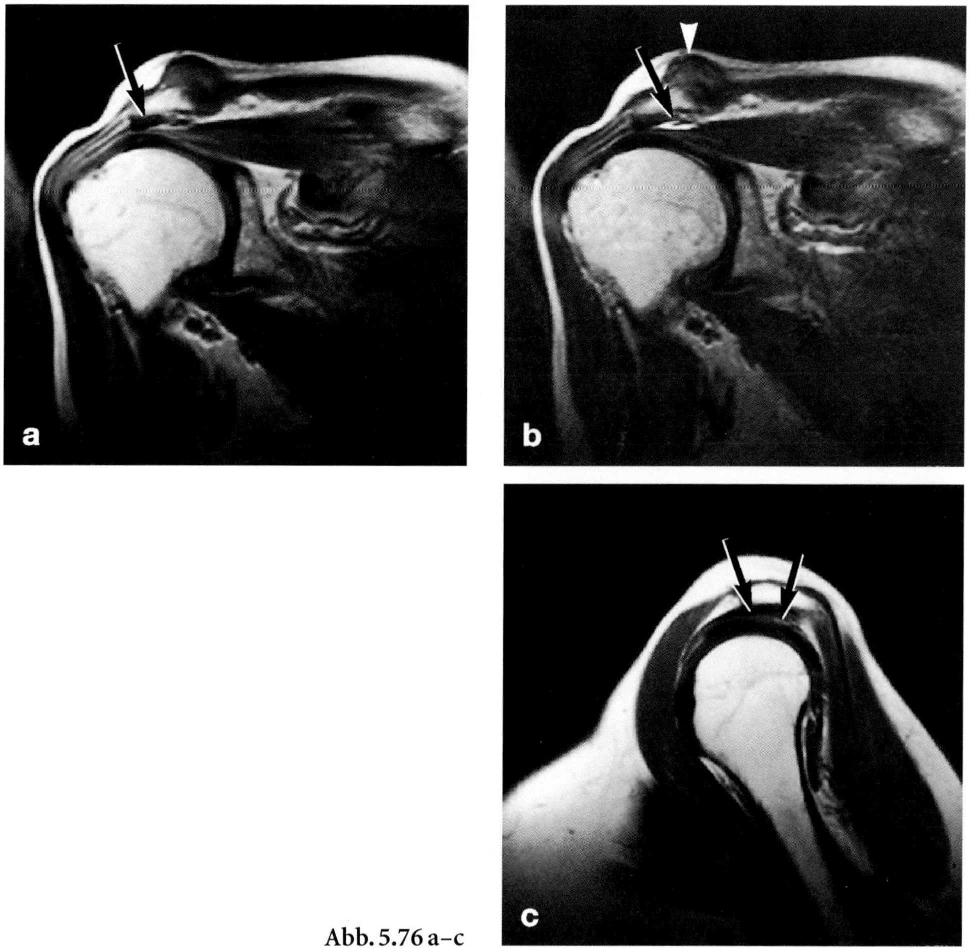

Abb. 5.76 a–c

5.3 Kombinationsverletzungen (Fortsetzung)

Fall 77: 53 Jahre, männlich. Schmerzen und rezidivierende Blockierungen nach Schultergelenkluxation rechts (Abb. 5.77).

Befunde

Röntgen

a) a.-p. in Innenrotation: Sklerosierende Veränderungen am Tuberculum majus und am Akromion. Entrundeter Humeruskopf und marginale Osteophyten, die en face dargestellt einen irregulären Verdichtungssaum verursachen *(schwarze Pfeile)*. 2 Corpora libera im Recessus axillaris und am Hinterrand des Glenoids *(weiße Pfeile)*; Osteophyten am AC-Gelenk.

Arthroskopie

b) Vollständiger Supraspinatussehnenabriß. Die lange Bizepssehne ist abgeplattet und stark verbreitert.
c) Corpus liberum zwischen Humeruskopf und Glenoid.

Diagnose

- Kompletter Supraspinatussehnenabriß.
- Teilweiser Infraspinatussehnenabriß.
- Abriß der langen Bizepssehne.
- Corpora libera.

Therapie

- Arthroskopische Entfernung des einen, sichtbaren Corpus liberum.
- Rotatorenmanschettenrekonstruktion und Operation nach Putti-Platt.

Bemerkungen

Voraussetzung für eine gute Diagnostik sind einwandfreie Röntgenbilder in richtiger Projektion. Gerade wenig röntgendichte Corpora libera können durch Überprojektionen dem Nachweis entgehen. Im Rahmen von Schulterluxationen bei über 40jährigen Patienten sind gleichzeitig auftretende Supraspinatusabrisse (evtl. auch Infraspinatusabrisse) häufig anzutreffen.

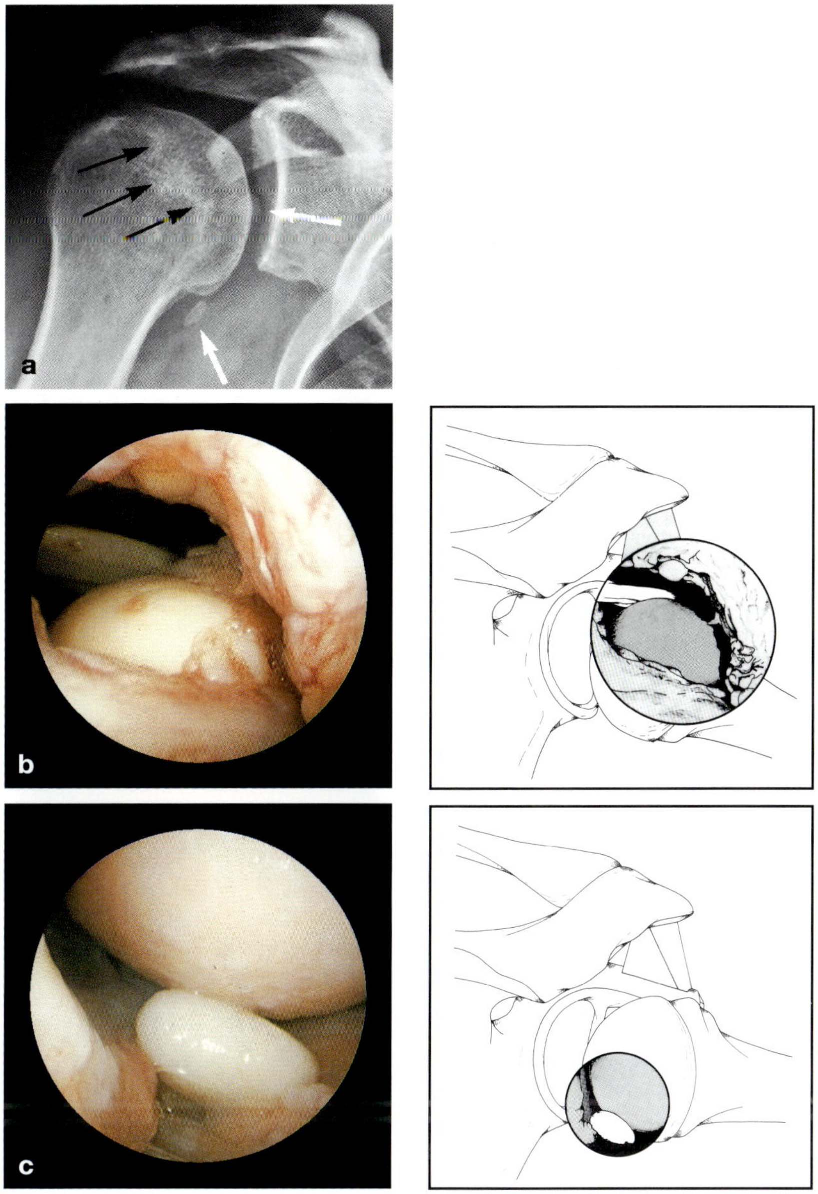

Abb. 5.77 a–c

5.3 Kombinationsverletzungen (Fortsetzung)

Fall 78: 55 Jahre, männlich. Vordere Schultergelenkluxation rechts mit verspäteter Reposition. Verdacht auf Verletzung der Rotatorenmanschette (Abb. 5.78).

Befunde

Röntgen

a) a.-p. in Innenrotation: Superior-lateraler Defekt am Humeruskopf, der einen deutlichen Hochstand zeigt. Knochenfragment am Glenoidoberrand.

Arthro-MRT

b) Frontalschnitt 3 (TSE 4000/21): Im beschriebenen Defekt kommt es zu einer KM-Ansammlung *(Pfeil)*. Oberhalb des Defekts umschriebene Signalerhöhung in Kortikalis und Knochenmark *(Pfeilspitze)*; sehr dünne, am Ansatz signalerhöhte Supraspinatussehne.
c) Frontalschnitt 3 (2D-FLASH 600/18/60°): Die dorsal angrenzende Schicht zeigt den fast vollständigen Abriß der Supraspinatussehne.
d) Frontalschnitt 4 (2D-FLASH 600/18/60°): Das im Röntgenbild sichtbare Fragment ist im Verlauf der Infraspinatussehne gelegen *(Pfeil)*.
e) Frontalschnitt 3 (2D-FLASH 830/15/90°, Fettsättigung): Großer Rotatorenmanschettendefekt mit Kommunikation von Gelenkkavum und Bursa. Im Humeruskopf kranial des Fragmentausrisses Knochenmarködem, das gegenüber dem sonstigen Fettmark (Fettsättigung) gut kontrastiert *(Pfeile)*.

Arthroskopie

f) Knöcherner Sehnenausriß am Tuberculum majus bei frischer Hill-Sachs-Läsion.

Diagnose

- Hill-Sachs-Läsion mit ossärem Ausriß im posterioren Anteil des Tuberculum majus mit Verlagerung eines Humeruskopffragments nach medial durch Zug der Infraspinatussehne.
- Vollständiger Abriß der Supraspinatussehne.

Therapie

Rotatorenmanschettenrekonstruktion.

Bemerkungen

Der Ursprung des ossären Fragments kann durch die genaue Bildanalyse der Röntgenübersichtsbilder diagnostiziert werden, da nach vorderer Schultergelenkluxation auch an die Möglichkeit eines Tuberkulumausrisses gedacht werden muß.

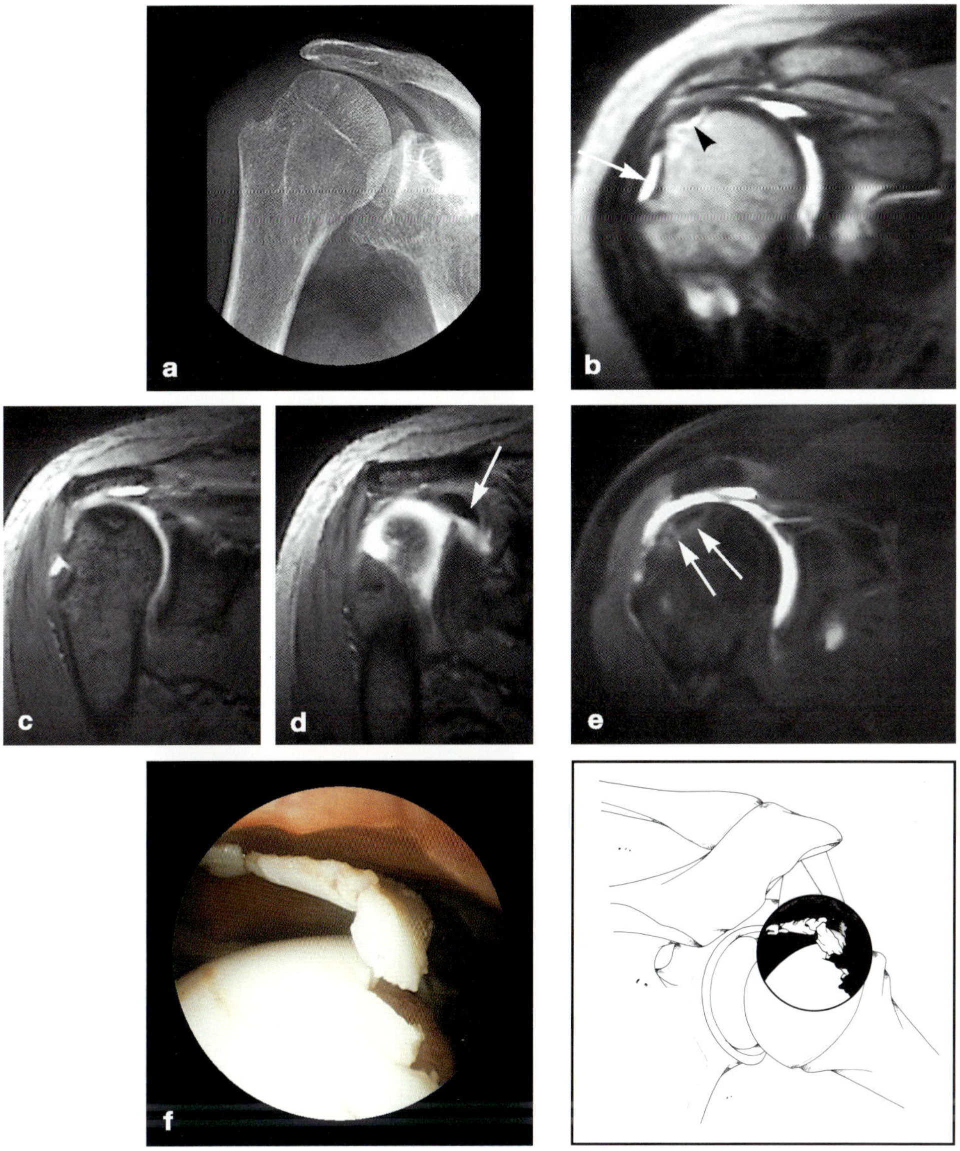

Abb. 5.78 a–f

5.4 Entzündliche Erkrankungen

Fall 79: 41 Jahre, männlich. Fahrradunfall mit Sturz auf die linke Schulter. Verdacht auf traumatische Rotatorenmanschettenläsion (Abb. 5.79).

Befunde

Arthro-MRT

a) Frontalschnitt 1 (SE 2000/20): Horizontale signalarme feine Synechien lateral der langen Bizepssehne in der Sehnenscheide.
b) Sagittalschnitt 5 (SE 600/15): Die korrespondierende Sagittalschicht zeigt ebenfalls die Synechien der Sehnenscheide der langen Bizepssehne.

Diagnose

Synovitis im Bereich der Bizepssehnenscheide.

Therapie

Antiphlogistisch.

Bemerkungen

Die Diagnose entzündlicher Kapselveränderungen beruht konventionell arthrographisch auf der Erfassung einer Capsulitis constructiva. Mittels moderner Schnittbildverfahren sind Frühveränderungen der Synovialis erkennbar. Diskrete Entzündungszeichen können nicht nur in der Gelenkkapsel, sondern auch in der Bizepssehnenscheide erkannt werden.

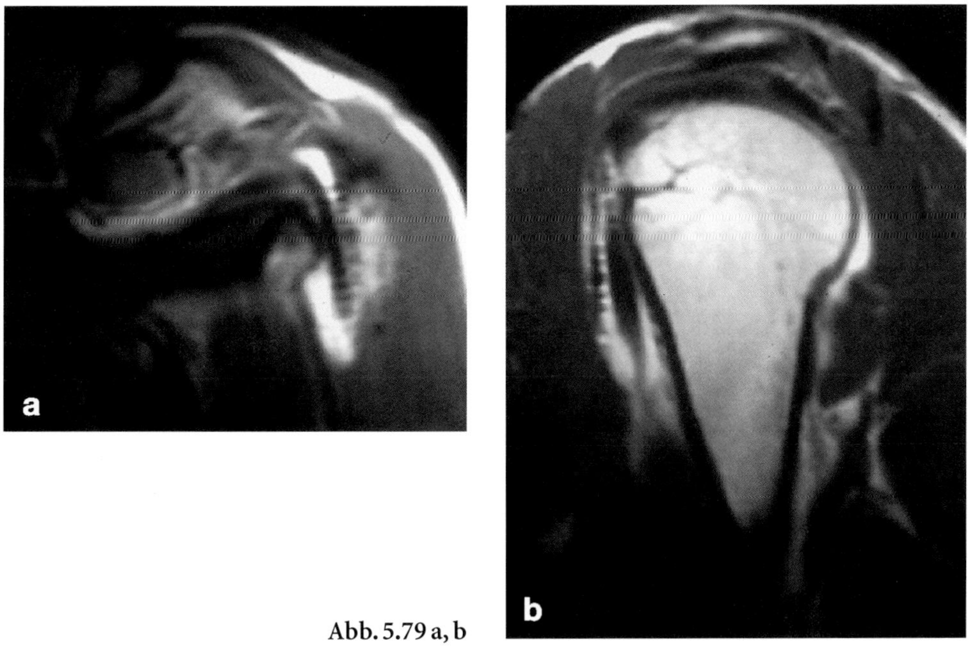

Abb. 5.79 a, b

5.4 Entzündliche Erkrankungen (Fortsetzung)

Fall 80: 55 Jahre, männlich. Therapieresistente Schmerzen der rechten Schulter bei Status nach offener subakromialer Dekompression 1 Jahr zuvor (Abb. 5.80).

Befunde

Arthro-MRT

a) Frontalschnitt 2 (SE 2000/80): Im Sulcus sind feine horizontal orientierte lineare Strukturen sichtbar, die von der langen Bizepssehne nach lateral ziehen.
b) Sagittalschnitt 4 (SE 600/15): Die in Abb. 5.80 a sichtbaren feinen, horizontal orientierten Streifen stellen sich in dieser Ebene als punktförmige Strukturen innerhalb der Sehnenscheide dar.

Diagnose

Tendovaginitis der Bizepssehnenscheide.

Therapie

Antiphlogistika.

Bemerkungen

Die feinen Synechien innerhalb der langen Bizepssehnenscheide sind Ausdruck einer Tendovaginitis. Bisher wurde bei dieser Diagnose meist eine Obliteration bzw. Verklebung der Sehnenscheide beschrieben. Die MRT kann jedoch, wie in diesem Fall, offenbar auch limitierte Formen einer Synovitis mit lediglich feinen strangförmigen entzündlichen Gewebebrücken erkennen.

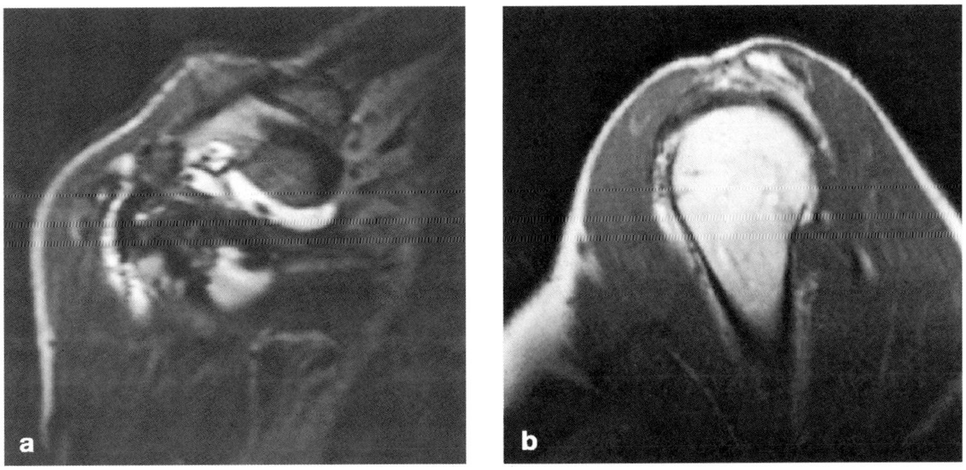

Abb. 5.80 a, b

5.4 Entzündliche Erkrankungen (Fortsetzung)

Fall 81: 60 Jahre, männlich. Eingeschränkte Schulterbeweglichkeit und Schmerzen im rechten Schultergelenk (Abb. 5.81).

Befunde

Sonographie

a) Querschnitt der langen Bizepssehne: Die Bizepssehne ist verdickt und wird von einem breiten Flüssigkeitssaum umgeben *(Pfeil)*.
b) Längsschnitt der langen Bizepssehne: Neben der Sehnenverbreiterung scheint auch eine Verdickung der Sehnenscheide zu bestehen *(Pfeil)*.

Arthro-CT

c) Axialschnitte 5 in Neutralstellung, Weichteilfenster: Verdickung von Bizepssehne und -sehnenscheide *(Pfeile)* mit feinen Synechien ventral und lateral.

Diagnose

Tendovaginitis der langen Bizepssehne.

Therapie

Antiphlogistika.

Bemerkungen

Die Sonographie erlaubt in diesem Fall die Diagnose einer Tendovaginitis. Die Entzündung der Sehnenscheide ist chronisch, was aus ihrer Verdickung geschlossen werden kann.

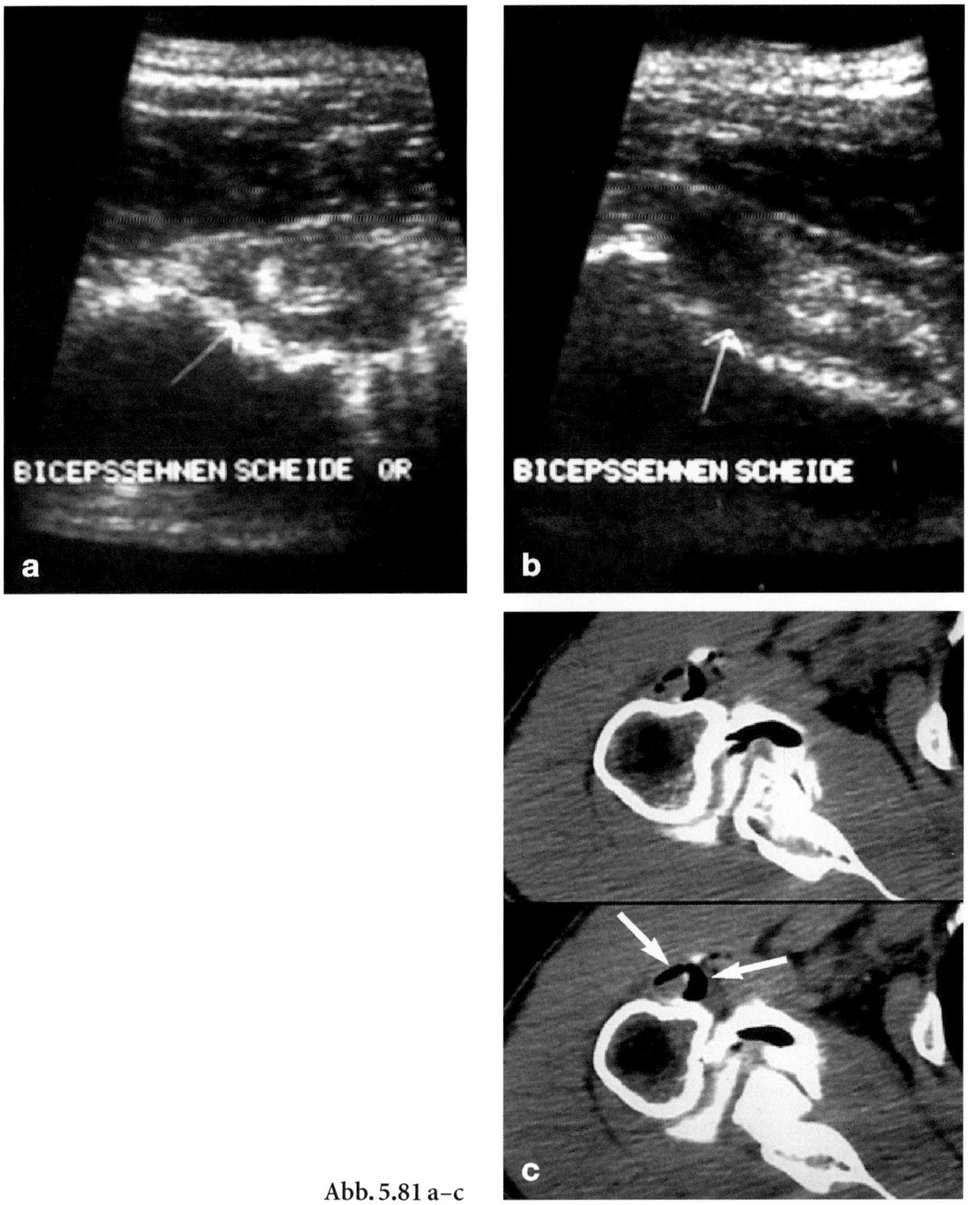

Abb. 5.81 a–c

5.4 **Entzündliche Erkrankungen** (Fortsetzung)

Fall 82: 48 Jahre, weiblich. Massive Einschränkung der Schultermotilität links. Klinisch Verdacht auf Rotatorenmanschettenläsion (Abb. 5.82).

Befunde

Arthrographie

a) a.-p. in Innenrotation: Kleiner Recessus axillaris; Verkalkung der Supraspinatussehne.
b) a.-p. in Innenrotation: Spontanes Extravasat nach intraartikulärer Injektion einer normalen KM-Menge, das auf ein kleines Kapselvolumen hinweist. Füllungsdefekte durch Synovialisproliferationen; etwas Kontrastmittel in der Sehnenscheide der langen Bizepssehne *(Pfeil).*

Diagnose

Capsulitis constrictiva, Frozen shoulder.

Therapie

Die Motilität des Gelenks verbesserte sich bereits nach der Arthrographie. Durch Injektion von Kortikosteroiden und Lokalanästhetika konnte auch eine Schmerzlinderung erzielt werden.

Bemerkungen

KM-Extravasate bei korrekter Nadelplazierung und normaler KM-Dosierung weisen auf ein vermindertes Kapselvolumen im Sinne einer Capsulitis constrictiva hin. Etwas auffällig ist in diesem Fall, daß trotz verminderten Kapselvolumens keine Obliteration der Sehnenscheide der langen Bizepssehne vorhanden ist. Bei geringgradigen Verklebungen kann eine Injektion von Lokalanästhetika und Steroiden im Rahmen der Arthrographie zur Behandlung der Kapsulitis bereits genügen, ansonsten müßte eine Mobilisation unter Anästhesie erfolgen.

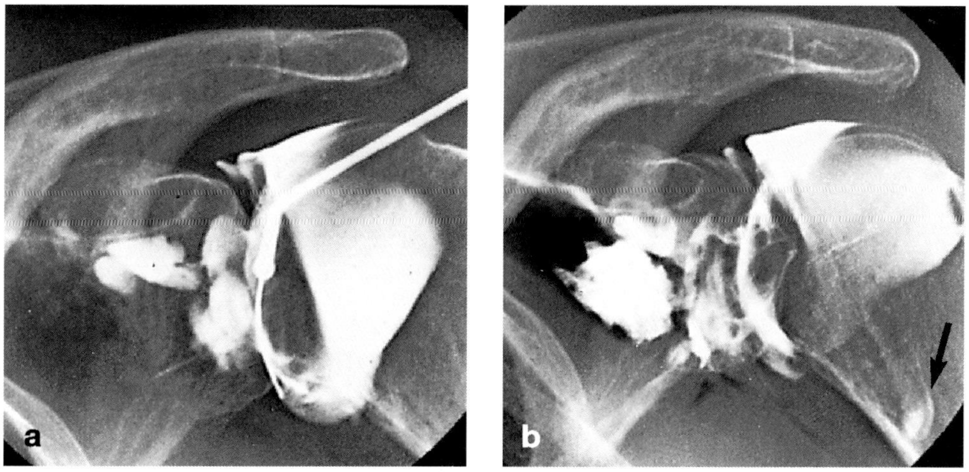

Abb. 5.82 a, b

5.4 **Entzündliche Erkrankungen** (Fortsetzung)

Fall 83: 66 Jahre, weiblich. Seronegative chronische Polyarthritis seit 15 Jahren. Status nach Synovektomie am rechten Schultergelenk; sonographisch Synovialisproliferation am linken Schultergelenk (Abb. 5.83).

Befunde

Skelettszintigraphie

a) Die Skelettszintigrafie mit 740 MBq Tc 99m-DPD zeigt beidseits einen deutlich erhöhten Knochenstoffwechsel der Schultergelenke, links etwas stärker ausgeprägt als rechts.

Röntgen

b) a.-p. in Außenrotation, linkes Schultergelenk: Knorpelverschmälerung glenohumeral; Zuspitzung des Glenoidunterrandes; Usuren am Tuberculum majus; Hochstand des Humeruskopfes; subakromialer Osteophyt.
c) a.-p. in Abduktion, linkes Schultergelenk: Zirkuläre Usuren am Humeruskopf im Bereich des Kapselansatzes. Vorwölbung der Gelenkkapsel im Recessus axillaris durch Erguß und / oder Synovialisproliferation *(Pfeile)*.

Arthrographie

d) a.-p. in Abduktion, rechtes Schultergelenk: Die Arthrographie zeigt eine erhebliche Synovialisproliferation in Form von KM-Aussparungen und eine breite Kommunikation zwischen Gelenkkapsel und Bursa subacromialis und subdeltoidea.

Fortsetzung s. S. 228.

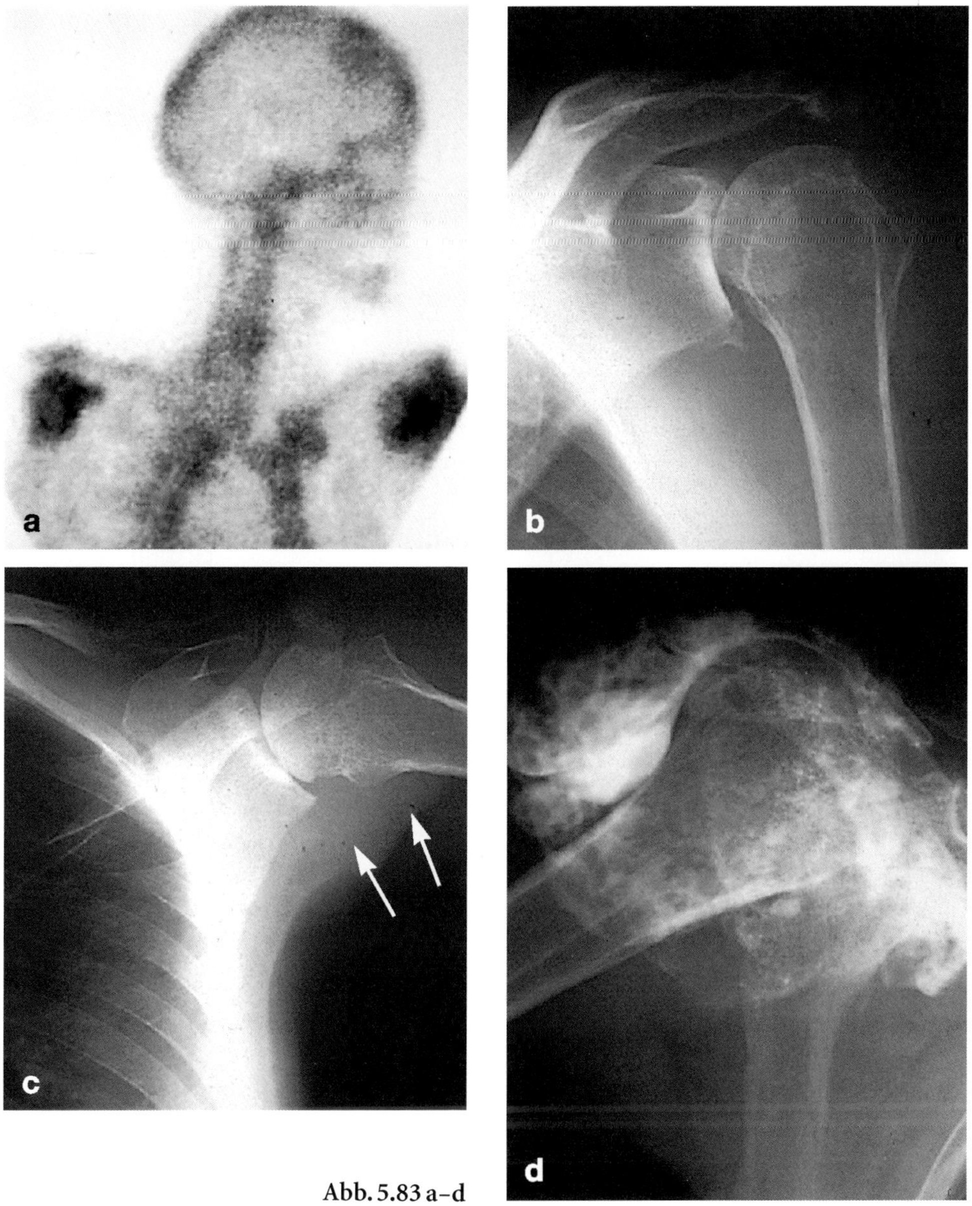

Abb. 5.83 a–d

5.4 **Entzündliche Erkrankungen** (Fortsetzung)

Fall 83: 66 Jahre, weiblich. Seronegative chronische Polyarthritis seit 15 Jahren. Status nach Synovektomie am rechten Schultergelenk; sonographisch Synovialisproliferation am linken Schultergelenk (Abb. 5.83).

Befunde (Fortsetzung)

CT

e) Axialschnitt 5 linkes Schultergelenk, Weichteilfenster, nach i.v. KM-Injektion: Auch am linken Schultergelenk finden sich ausgedehnte Synovialisproliferationen, die eine erhebliche KM-Anreicherung zeigen und in ihrer Ausdehnung nach KM-Injektion gut abgegrenzt werden können. Hypodenser Erguß in der Bursa subdeltoidea *(Pfeile).*
f) Axialschnitt 5 linkes Schultergelenk: Aufgebrauchter glenohumeraler Gelenkknorpel; Usuren am Humeruskopf im Bereich des Gelenkkapselansatzes; Osteopenie.
g) Axialschnitt 5 rechtes Schultergelenk, Weichteilfenster, nach i.v. KM.-Injektion: Weniger ausgeprägte Synovialisproliferation nach Synovektomie.
h) Axialschnitt 5 rechtes Schultergelenk, Knochenfenster: Glenohumeraler Gelenkknorpel aufgebraucht und multiple feine Usuren des freigelegten, subchondralen Knochens. Erhebliche Usuren sind ventral und dorsal am Humeruskopf sichtbar *(Pfeile).*

Diagnose

Unterschiedlich fortgeschrittene, aber beidseits massive, rheumatische Arthritis der Schultergelenke.

Therapie

Synovektomie linkes Schultergelenks. Rheumatologische Basistherapie; evtl. Arthroplastik.

Bemerkungen

Sowohl im CT als auch im MRT kann durch die i.v. KM-Gabe sehr gut das Ausmaß einer proliferierenden Synovialiserkrankung beurteilt werden. Eine arthrographische Untersuchung ist nicht mehr erforderlich. Eine ergänzende Darstellung der Computertomogramme (Knochenfenster) erlaubt die Beurteilung köcherner Usuren. Wie der vorliegende Fall zeigt, ist die Erkrankung an beiden Schultergelenken unterschiedlich weit fortgeschritten: Während rechts eine ausgebrannte chronische Polyarthritis vorliegt, ist das linke Schultergelenk akut betroffen.

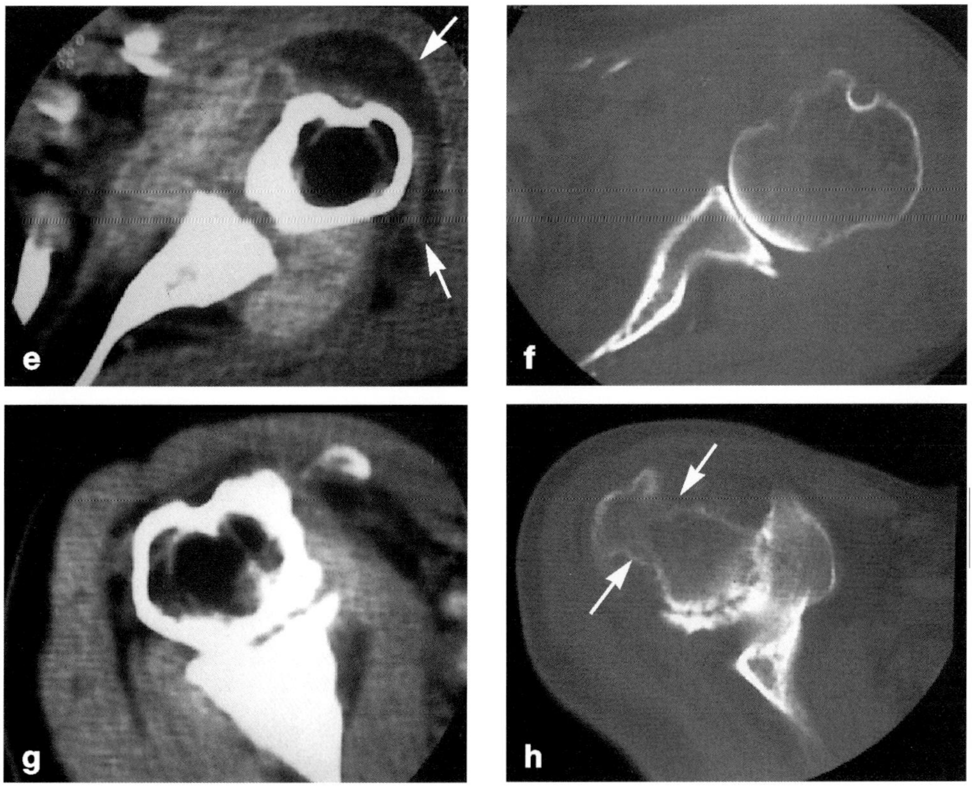

Abb. 5.83 e–h

5.4 Entzündliche Erkrankungen (Fortsetzung)

Fall 84: 58 Jahre, männlich. Schulterschmerzen links, nach intraartikulären Steroidinjektionen (Abb. 5.84).

Befunde

Röntgen

a) a.-p. in Innenrotation: Beginnende subchondrale Demineralisation und Usuren der glenoidalen und humeralen Gelenkfläche. Dyskongruenter Gelenkspalt; größere Usur am Tuberculum majus.
b) a.-p. in Innenrotation: 6 Monate später deutliche Progredienz der Destruktionen.

MRT

c) Axialschnitt 5 (SE 480/15): Riesige Usuren in allen 4 Quadranten des Humeruskopfes. Deutliche fettgewebige Atrophie der Mm. subscapularis und infraspinatus.
d) Frontalschnitt 3 (SE 600/15): Deutliche glenoidale und humerale Usuren; erhebliche Atrophie des M. supraspinatus.
e) Frontalschnitt 3 (SE 2000/80): Große Usur im Bereich des Tuberculum majus, während die anderen Usuren des Humeruskopfes in einer anderen Schichtebene liegen. Etwas signalintensive Flüssigkeit im glenohumeralen Gelenkspalt sichtbar.

Arthroskopie

Wenig ergiebig: Ausgedehnte Verwachsungen und Synovitis.

Diagnose

Pseudomonasinfekt mit Knorpeldestruktion und tiefen ossären Defekten.

Therapie

- Teilresektion von Kopf und Pfanne und
- Applikation einer Totalendoprothese nach Abheilung des Infekts.

Bemerkungen

Die Röntgenmorphologie in den Übersichtsbildern ist typisch für eine erosive Arthritis mit subchondraler Demineralisation, Usuren und progredienter Knorpelverschmälerung. Erstaunlicherweise findet sich im MRT wenig freie Gelenkflüssigkeit. Die Diagnose konnte erst anläßlich des ersten operativen Eingriffs gesichert werden. Es wurde eine ausgedehnte Synovialektomie vorgenommen, jedoch konnte trotz gleichzeitiger Antibiotikatherapie der Infekt auf Dauer nicht beherrscht werden. Die MRT zeigt klar die subchondralen Infiltrationen im Kopf- und Pfannenbereich. Nach Teilresektion der Pfanne und des Kopfes und Applikation einer Totalprothese ist das Gelenk 3 Jahre infektfrei.

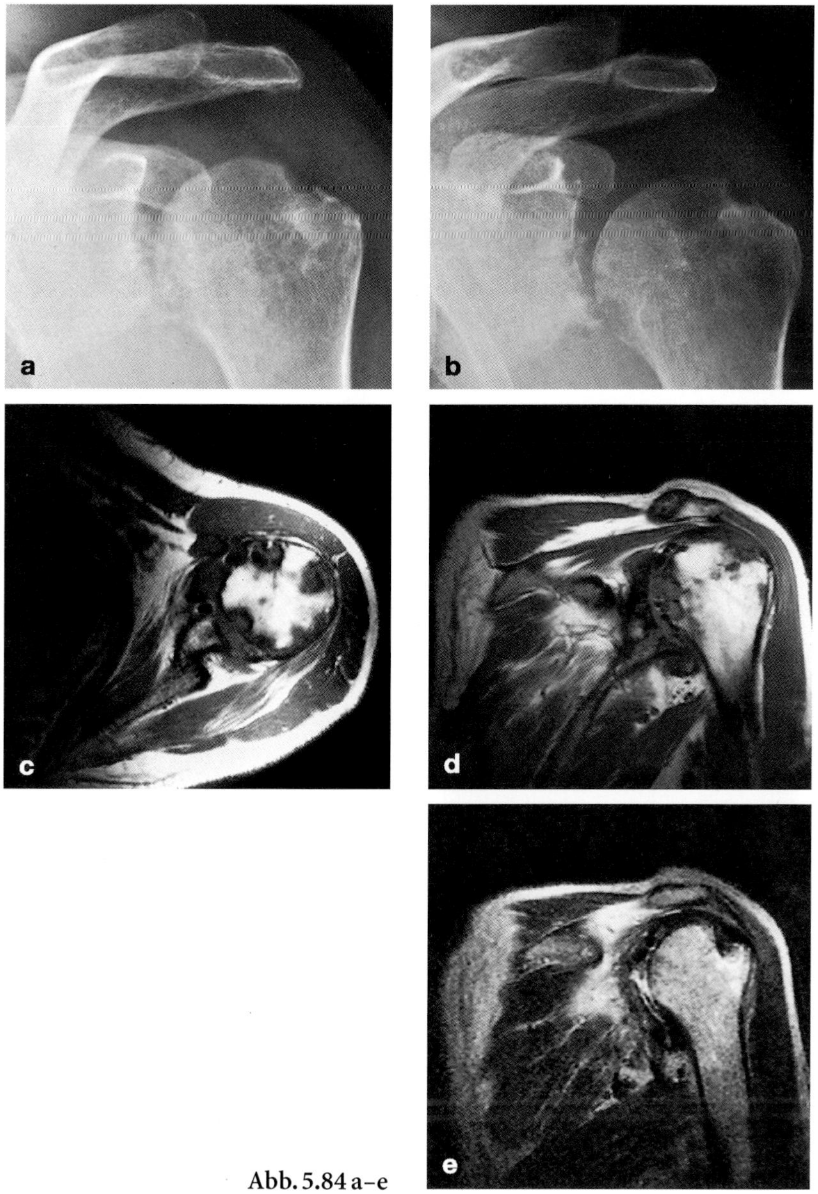

Abb. 5.84 a–e

5.4 Entzündliche Erkrankungen (Fortsetzung)

Fall 85: 56 Jahre, männlich. Verdacht auf Infekt im rechten Schultergelenk nach subakromialer Infiltration. Außerdem Verdacht auf Rotatorenmanschettenruptur (Abb. 5.85).

Befunde

MRT

a) Sagittalschnitt 2 (SE 600/15): Auftreibung der Mm. supraspinatus und infraspinatus sowie Schwellung der Subskapularissehne. Ein zusätzlicher Gelenkerguß oder eine Synovitis können allein mit einem T1-gewichteten Bild nicht ausgeschlossen werden.
b) Axialschnitt 5 (SE 2400/80): Subluxation des Humeruskopfes nach ventral. Signalintensiver Erguß im T2-gewichteten Bild gut abgrenzbar. Flüssigkeit auch in der Bursa subdeltoidea bei Supraspinatussehnenriß *(Pfeil)*.
c) Axialschnitt 6 (SE 2400/80): Große signalintensive Flüssigkeitsansammlung im ventralen Kapselabschnitt und im M. deltoideus *(Pfeile)*.
d) Frontalschnitt 3 (SE 2400/80): Stummelförmige Sehnenreste am Ansatz der Supraspinatussehne und am Abgang der langen Bizepssehne *(Pfeil)*. Direkte Kommunikation zwischen Gelenkkapsel und Bursa subacromialis bei Retraktion der Supraspinatussehne und massiver Supraspinatusatrophie.

Diagnose

- Vollständiger Supraspinatussehnenriß mit Sehnenretraktion.
- Bizepssehnenabriß.
- Infektarthritis.

Therapie

Konservativ, Antibiotika, evtl. arthroskopische Spülung.

Bemerkungen

Wegen Schmerzen wurden Steroide subacromial appliziert mit der Folge einer Infektarthritis. Diese MRT mußte aus juristischen Gründen durchgeführt werden. Die Infektarthritis konnte klar klinisch diagnostiziert werden. Zusätzliche Befunde im MRT waren die Manschettenruptur und Muskelatrophie.

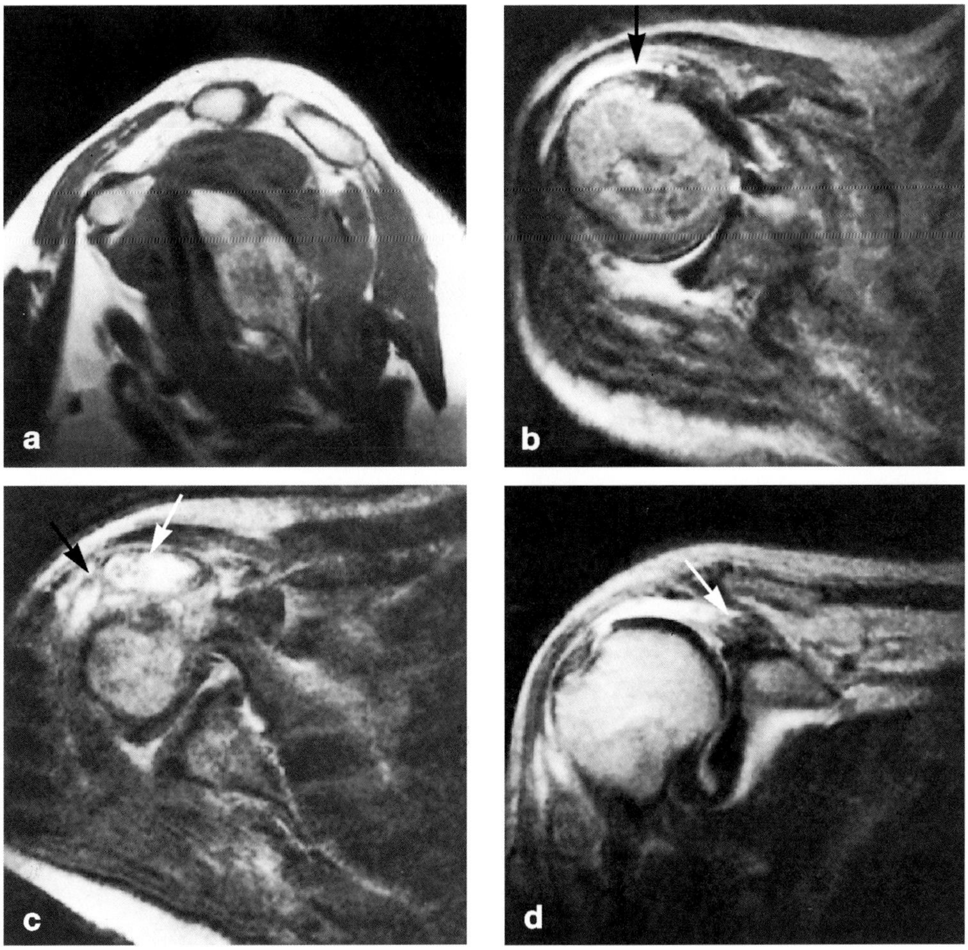

Abb. 5.85 a–d

5.4 Entzündliche Erkrankungen (Fortsetzung)

Fall 86: 90 Jahre, männlich. Unklare Schwellung der linken Schulter und Schulterbeschwerden, die auf Antirheumatika gut ansprachen (Abb. 5.86).

Befunde

Röntgen

a) a.-p. in Innenrotation: Leichter Hochstand des Humeruskopfes und exzentrische Verbreiterung des unteren Gelenkspaltes. Kleines Knochenfragment am Glenoidoberrand, das möglicherweise einem Ausriß der langen Bizepssehne entspricht. Demineralisierung und fraglich beginnende Usurierung der supralateralen Humeruskopfkontur *(Pfeile)*. Deutliche Weichteilverdichtung im Recessus axillaris, offenbar durch größeren Gelenkerguß *(Pfeilspitzen)*.

CT

b) Axialschnitte 4 in Innenrotation nach i. v. KM-Gabe (Weichteilfenster): Große hypodense, etwas inhomogene Raumforderung im Bereich der ganzen lateralen Humeruskopfzirkumferenz. Es besteht eine Verbindung zwischen Bursa subdeltoidea und dem Gelenkkavum. Dichteminderung auch im hinteren Bauch des M. deltoideus.
c) Axialschnitte 2 und 3: An der oberen Humeruskopfkontur sind an mehreren Stellen kleine Osteolysen sichtbar. Auch der Glenoidoberrand ist usuriert *(Pfeil)*, wahrscheinlich durch Ausriß der langen Bizepssehne.

Diagnose

- Omarthritis mit Hämarthros.
- Abgekapseltes Hämatom in der Deltoideusmuskulatur.
- Ruptur der Rotatorenmanschette.
- Ossärer Bizepssehnenausriß.

Therapie

Operative Revision mit Hämatomausräumung und Biopsie.

Bemerkungen

Aufgrund des ursprünglichen Eindrucks einer großen extra- und intraartikulären Raumforderung im Röntgenbild wurde die Diagnose eines Synovialoms gestellt. In der Differentialdiagnose mußte wegen der kleinen Usuren des Humeruskopfes (Abb. 5.86 c) auch an die Möglichkeit einer erosiven Arthritis gedacht werden.

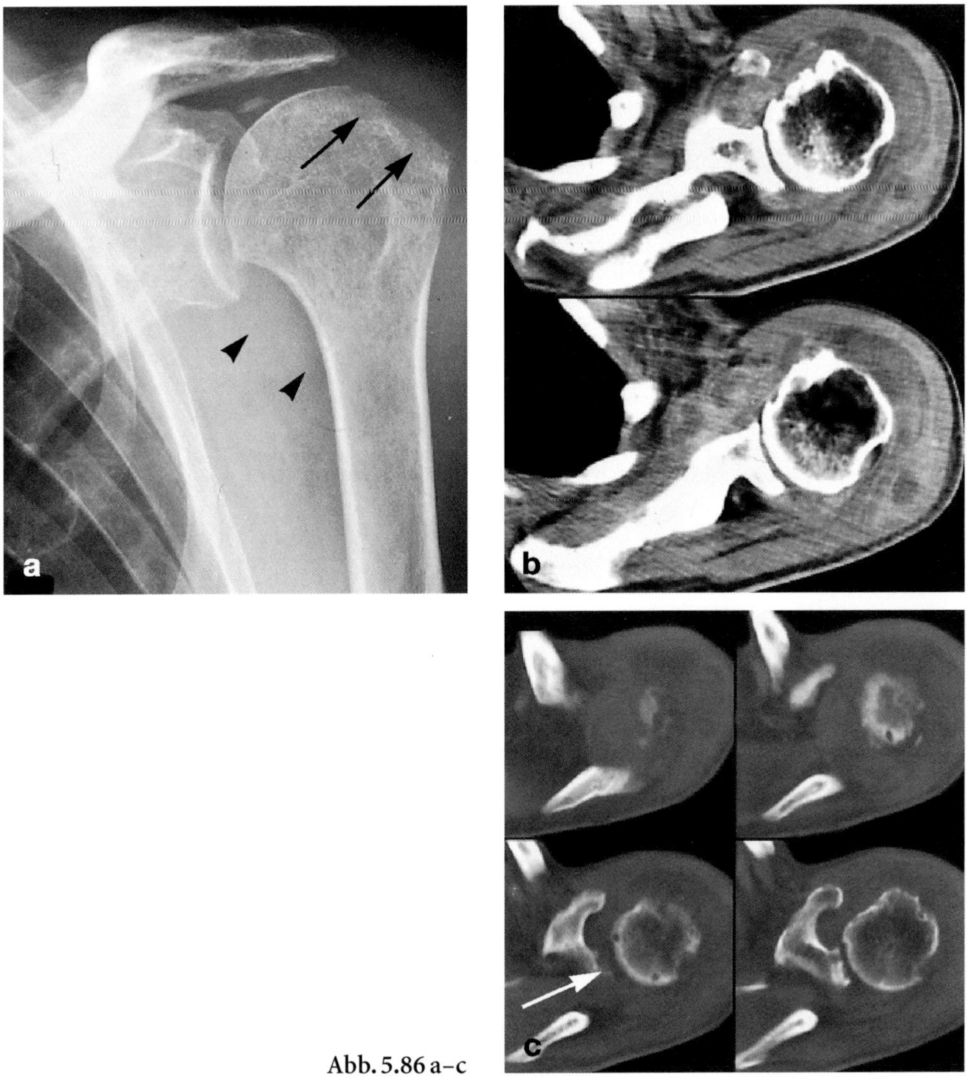

Abb. 5.86 a–c

5.4 Entzündliche Erkrankungen (Fortsetzung)

Fall 87: 75 Jahre, weiblich. Wegen rechtsseitiger Schultergelenkschmerzen wurde auswärts eine intraartikuläre Injektion von Steroiden und Lokalanästhetika durchgeführt. Im Verlauf von 10 Tagen zunehmende, stärkste Schmerzen, Schwellung, Überwärmung und Rötung der Schulter; eingeschränkte Beweglichkeit (Abb. 5.87).

Befunde

Röntgen

a) a.-p. in Innenrotation: Subluxation des Humeruskopfes nach kaudal. Großer Luft- bzw. Flüssigkeitsspiegel subakromial. Lateral der Humerusmetaphyse sind weitere Luftblasen zu erkennen. AC-Gelenkarthrose. Die Ausdehnung der subakromialen Luftansammlung weist auf eine Supraspinatussehnenruptur hin.

Arthroskopie

b) Pyarthros mit ausgedehnten synovitischen Veränderungen. Diverse Plica- und Bridenbildungen. Die einzelnen Strukturen sind nicht auszumachen.

Diagnose

Pyarthros nach intraartikulärer Steroidinjektion, Staphylococcus aureus.

Therapie

Arthroskopische Spülungsbehandlung, Débridement, Shaving. Systemische Antibiotikatherapie über mehrere Wochen.

Bemerkungen

Beim sog. Vakuumphänomen wird intraartikulär Gas festgestellt, häufig bei Kindern auf Abduktionsaufnahmen. Selten kommt es zu Gasbildung bei pyogenen Arthritiden mit gasbildenden Bakterien wie im vorliegenden Fall.

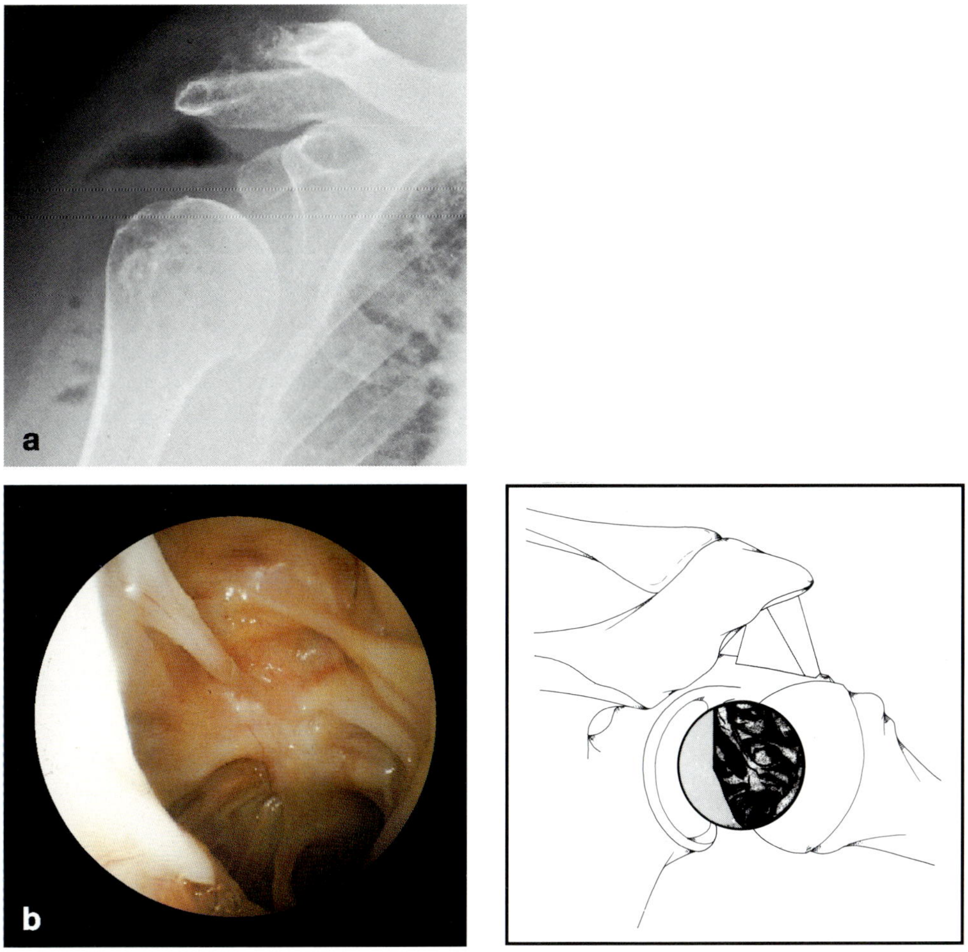

Abb. 5.87 a, b

5.5 Arthrose

5.5.1 Glenohumerale Arthrose

Fall 88: 44 Jahre, männlich. Schulterkontusion vor 20 Jahren. Seit 1 Jahr zunehmende Schultergelenkschmerzen rechts, vor allem bei Wurfbewegungen. Keine Luxation erinnerlich; Apprehensiontest (Instabilitätsprüfung) positiv (Abb. 5.88).

Befunde

Röntgen

a) a.-p. in Innenrotation: Diskrete kaudale Subluxation des Humeruskopfes. Verschmälerung des glenohumeralen Gelenkspaltes. Osteophyt am Unterrand der humeralen Gelenkfläche.
b) a.-p. in Außenrotation: Persistierende Subluxation nach kaudal und geringe Gelenkspaltverschmälerung; kleine Usur am Tuberculum minus.

Arthrographie

c) a.-p. in Innenrotation: Sehr weite vordere Gelenkkapsel mit Verstreichung der physiologischen Einschnürung zwischen Recessus axillaris und subcoracoideus. Der Bizepssehnenansatz erscheint intakt *(Pfeil)*. Kein Hinweis auf Ruptur der Rotatorenmanschette.

Arthro-CT

d) Axialschnitt 3 in Innenrotation: KM-Ansammlung im oberen Labrum im Sinne einer SLAP-Läsion.
e) Axialschnitt 3 in Außenrotation: Die Ablösung des oberen Labrums ist durch verstärkten Zug der langen Bizepssehne in Außenrotation besser sichtbar.
f) Axialschnitt 5 in Innenrotation: Bizepssehne im Sulcus. Verschmälerung des vorderen glenoidalen Gelenkknorpels und Zuspitzung des Glenoidvorderrandes; kleiner Riß im vorderen Labrum und Verdickung des hinteren Labrums.
g) Axialschnitt 5 in Innenrotation: Massiv aufgeweitete vordere Gelenkkapsel und Denudierung des Skapulahalses. Ventrale Labrumläsion *(Pfeil)* und kleiner Einriß des hinteren Labrums *(Pfeilspitze)*.
h) Axialschnitt 6 in Innenrotation: Vollständiger Knorpeldefekt des vorderen Glenoids und Knorpelverschmälerung der humeralen Gelenkfläche; Abriß des vorderen Labrums.

Fortsetzung s. S. 240.

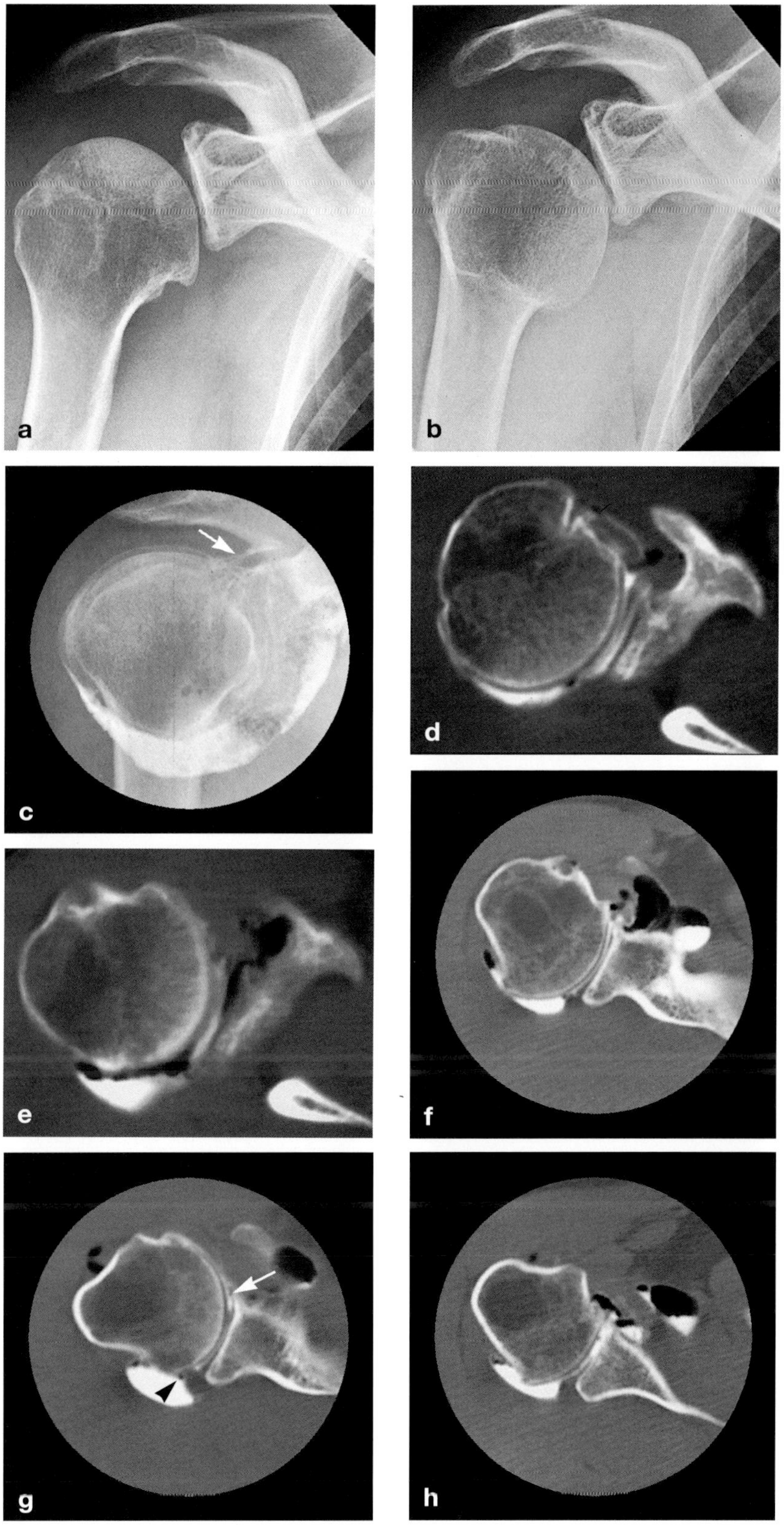

Abb. 5.88 a–h

5.5.1 Glenohumerale Arthrose (Fortsetzung)

Fall 88: 44 Jahre, männlich. Schulterkontusion vor 20 Jahren. Seit 1 Jahr zunehmende Schultergelenkschmerzen rechts, vor allem bei Wurfbewegungen. Keine Luxation erinnerlich; Apprehensionstest (Instabilitätsprüfung) positiv (Abb. 5.88).

Befunde (Fortsetzung)

Arthroskopie

i–m) Eingerissener und aufgeweichter Knorpelüberzug am Humeruskopf, ebenso am Glenoid. Vollständiger Limbusabriß ventral, kranial und dorsal. Partialläsion der langen Bizepssehne mit Auffaserungen; narbige Veränderungen im Rotatorenmanschettendach. Keine Hill-Sachs-Läsion.

Diagnose

- Ventrale und dorsale Instabilität bei großer SLAP-Läsion.
- Omarthrose.

Bemerkungen

Die konventionelle Arthrographie deutet bereits auf eine erhebliche Traumatisierung der Kapsel mit Kapselaufweitung hin. Erst die Arthro-CT erlaubt hingegen die genaue Diagnostik am Labrum, wobei die Veränderungen am oberen Labrum, vereinbar mit SLAP-Läsion, arthroskopisch eindeutig sind. Auch die Veränderungen am hinteren Labrum sind in der CT relativ diskret, bei arthroskopisch völlig abgerissenem dorsalem Labrum. Im weiteren erlaubt die Arthro-CT bei diesem Patienten die Diagnose einer Knorpelusur am Glenoid, wobei in den Übersichtsbildern anhand der Knorpelverschmälerung bereits eine Omarthrose diagnostiziert werden kann. Der Tiefstand des Humerus schließlich darf als Ausdruck einer axialen Instabilität interpretiert werden.

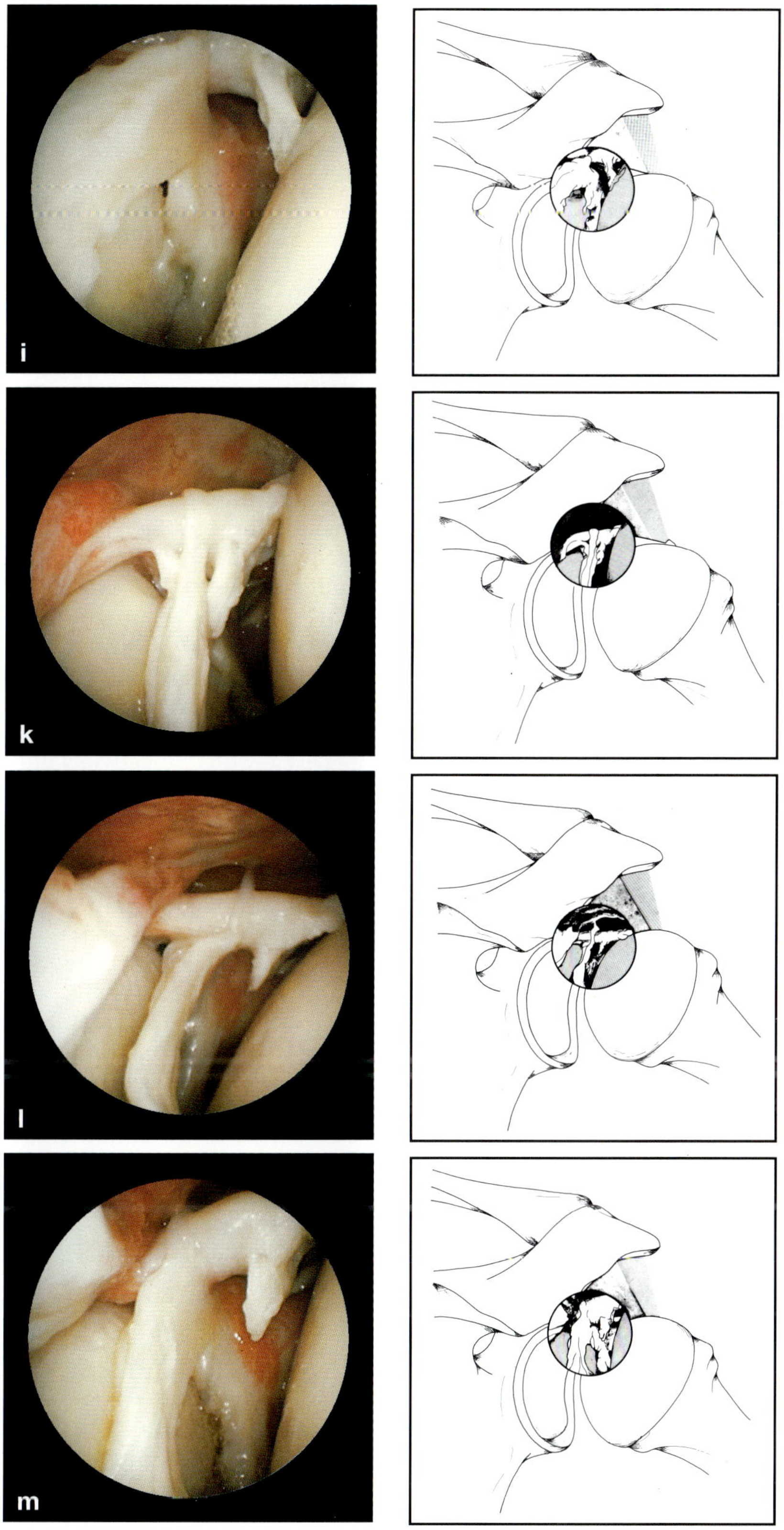

Abb. 5.88 i–m

5.5.1 Glenohumerale Arthrose (Fortsetzung)

Fall 89: 75 Jahre, weiblich. Schmerzen der linken Schulter seit 14 Tagen. Verdacht auf Arthrose (Abb. 5.89).

Befunde

Röntgen

a) a.-p. in Innenrotation: Mäßige Deformierung des Humeruskopfes mit osteophytären Veränderungen am Unterrand der humeralen Gelenkfläche. Subchondrale Sklerosierung des Humeruskopfes. Verschmälerung des unteren Gelenkabschnitts; feine zystoide Aufhellungen im oberen Anteil des Humeruskopfes.
b) a.-p. kraniokaudale Röhrenkippung: Ähnliche Befunde wie in Abb. 5.95 a mit inhomogener Verschmälerung des unteren Gelenkspaltes und großem Osteophyten der humeralen Gelenkfläche.
c) a.-p. in Außenrotation bei kraniokaudaler Röhrenkippung: Der Gelenkspalt ist sehr schmal, Ausdruck einer fortgeschrittenen Omarthrose.
d) a.-p. in Abduktion: Fortgeschrittene Knorpelverschmälerung im mittleren und unteren Abschnitt des Glenohumeralgelenks.

Diagnose

Schwere Omarthrose des linken Schultergelenks.

Therapie

Konservativ, evtl. Schulterarthroplastik.

Bemerkungen

Fortgeschrittene degenerative Gelenkveränderungen sind am Schultergelenk seltener zu beobachten als beispielsweise am Hüftgelenk. Die Beschwerdesymptomatik ist oftmals auch weniger ausgeprägt. Im vorliegenden Fall hat der große kaudale Osteophyt der humeralen Gelenkfläche zu einer Dezentrierung des Kopfes geführt, so daß die Gelenkspaltverschmälerung erst bei zunehmender Abduktion erkennbar wird. Bei einer Omarthrose dieses Ausmaßes muß differentialdiagnostisch an eine neurogene Erkrankung, beispielsweise eine Syringomyelie, oder eine erosive Arthritis gedacht werden.

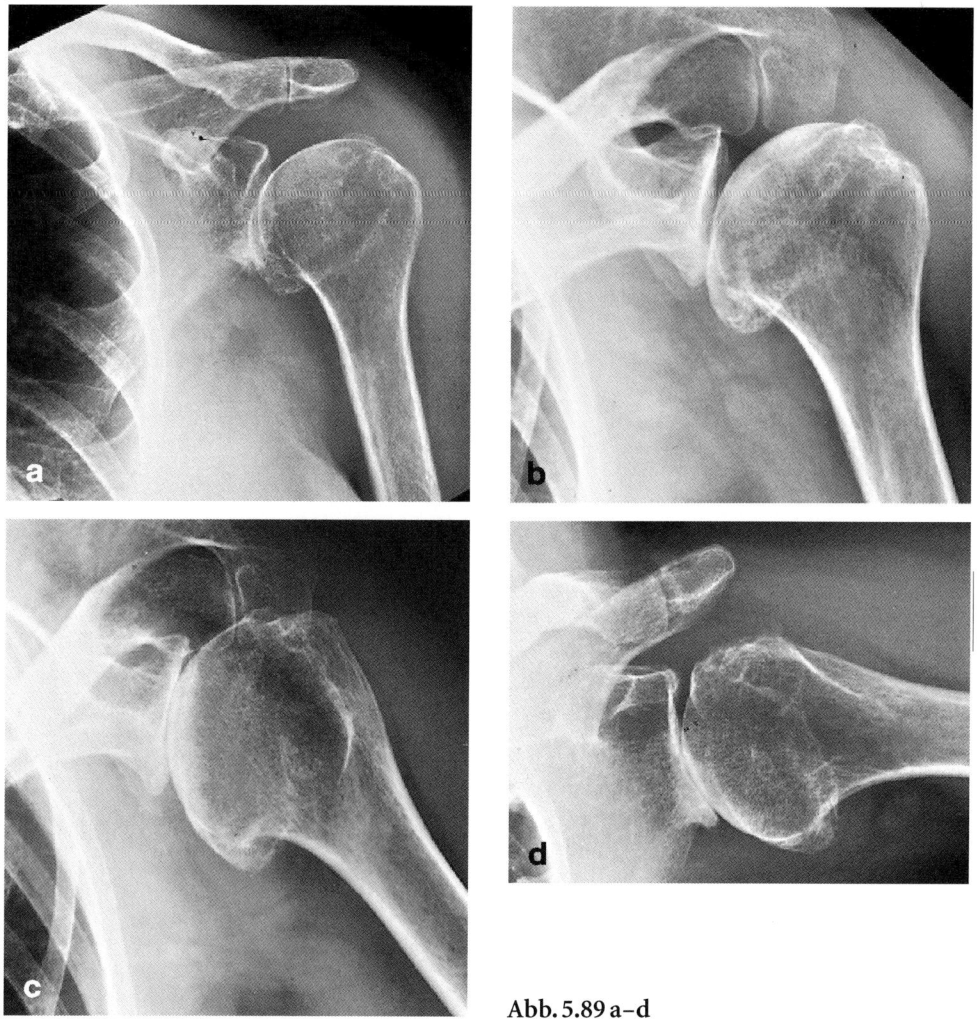

Abb. 5.89 a–d

5.5.1 Glenohumerale Arthrose (Fortsetzung)

Fall 90: 65 Jahre, männlich. Zustand nach rezidivierenden Schulterluxationen links; Operation nach Putti-Platt, Refixation der Korakoidspitze mit Schraube (Abb. 5.90).

Befunde

Röntgen

a) Multiple große Corpora libera; noch liegende Korakoidschraube.

Arthroskopie

b) Praktisch knorpelfreies Glenoid. Ausgedehnte Knorpelschäden am Humeruskopf. Der Schraubenkopf *(Pfeil)* hat die Kapsel perforiert und ist von intraartikulär her sichtbar.
c) Großes Corpus liberum in der ventralen Luxationstasche.
d) Kleineres Corpus liberum in zusätzlichen Taschenbildungen.

Diagnose

- Fortgeschrittene Omarthrose.
- Multiple Corpora libera.

Therapie

Entfernung der Corpora libera. Später evtl. Schultergelenkprothese.

Bemerkungen

Der vorstehende Schraubenkopf hat eine Usurierung des humeralen Gelenkknorpels bewirkt. Daraus sind vermutlich viele Corpora libera entstanden, die sich in einzelnen synovialen Gelenktaschen verfangen haben.

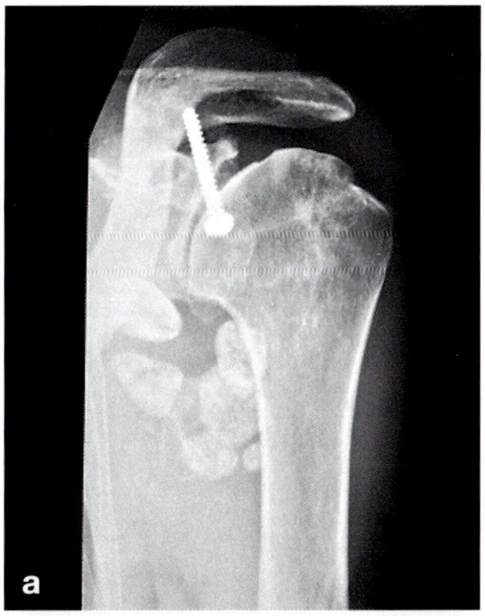

Abb. 5.90 a–d

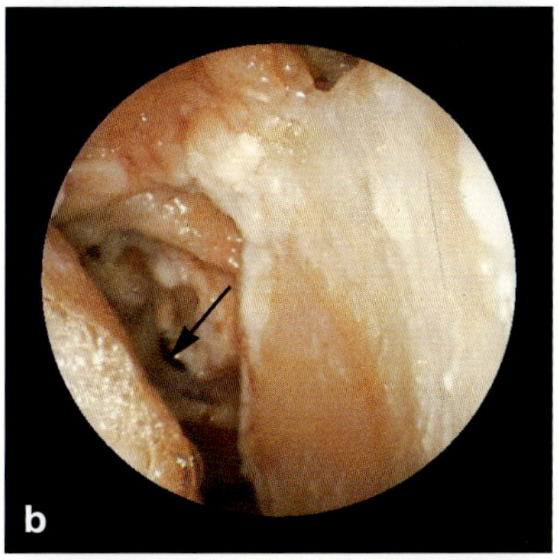
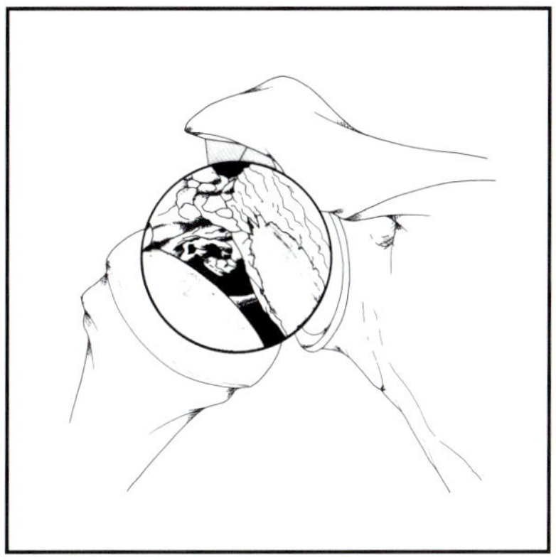
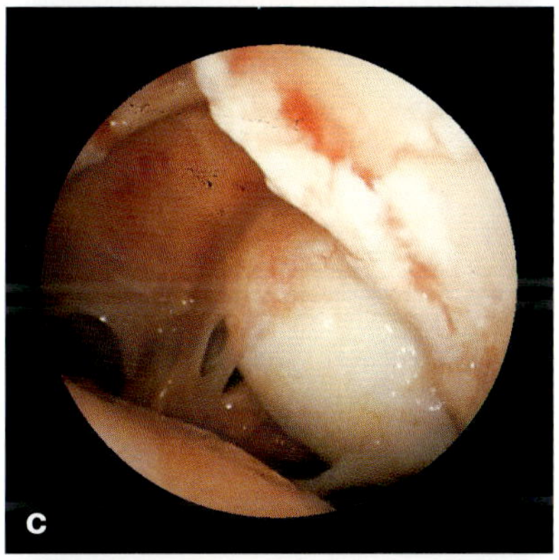
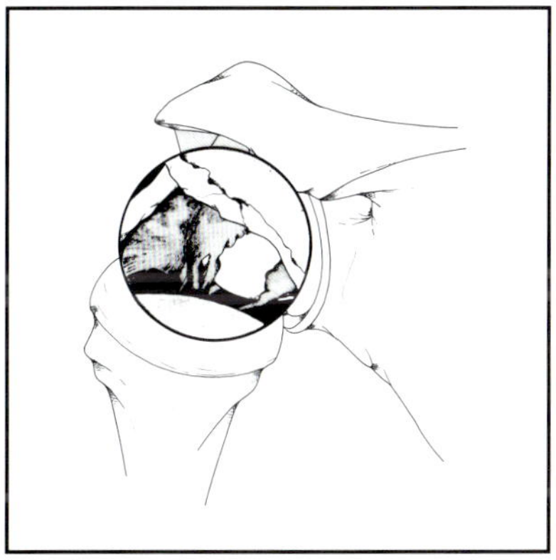
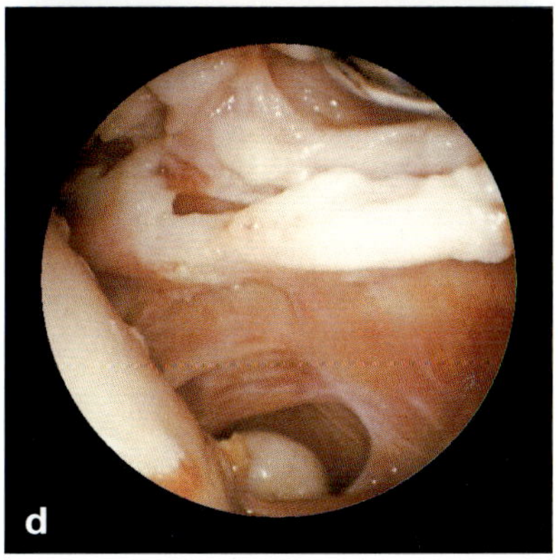
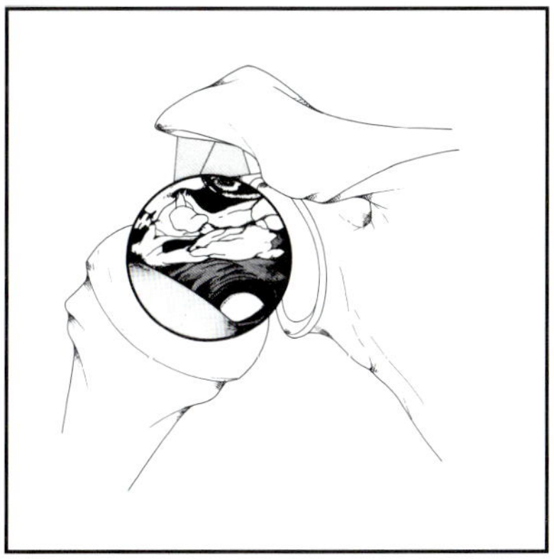

5.5.1 Glenohumerale Arthrose (Fortsetzung)

Fall 91: 65 Jahre, männlich. Vor 1 1/2 Jahren Schultergelenkluxation rechts; jetzt chronische Schultergelenkbeschwerden rechts (Abb. 5.91).

Befunde

Arthrographie

a) a.-p. in Außenrotation: Große Verknöcherung projiziert oberhalb des glenohumeralen Gelenkspalts. Osteophytäre Ausziehung der glenohumeralen Gelenkfläche.
b) a.-p. in Außenrotation: Multiple Füllungsdefekte durch dorsale Synovialisproliferationen; Austritt von Luft durch einen großen Abriß der Supraspinatussehne.
c) a.-p. in Außenrotation: Bei stärkerer Füllung von Kapsel und Bursa jetzt auch Füllungsdefekte in der Bursa als Ausdruck einer offenbar diffusen Synovitis und Bursitis.

Arthro-CT

d) Axialschnitt 2 in Neutralstellung: Die Rotatorenmanschette ist in allen Abschnitten abgerissen. Verknöcherungen sind extraartikulär hinter und oberhalb des glenohumeralen Gelenkspalts lokalisiert.
e) Axialschnitt 5 in Neutralstellung: Ruptur der Infra- und Subskapularissehne mit Atrophie; schwere glenohumerale Arthrose mit subchondralen Geröllzysten im Humerus; Hypertrophie des hinteren Labrums und dorsale Kapselaufweitung; winzige synoviale Proliferationen der dorsalen Gelenkkapsel.

Diagnose

- Schwere Omarthrose mit Osteophyten und großen Geröllzysten.
- Ruptur von Subskapularis-, Supraspinatus- und Infraspinatussehne.
- Hypertrophie des dorsalen Labrums.
- Synovialitis.

Therapie

Rotatorenmanschettenrekonstruktion und Entfernung der Ossifikationen, die aus den extraartikulären Weichteilen herausgelöst werden müssen.

Bemerkungen

Die dorsale Kapselaufweitung ist bedingt durch die Ruptur der Infraspinatussehne. Bei chronischer Omarthrose und Instabilität wird häufig begleitend eine proliferierende Synovialitis beobachtet. Die arthrographisch und computertomographisch erhobenen Befunde korrelierten mit dem Operationssitus.

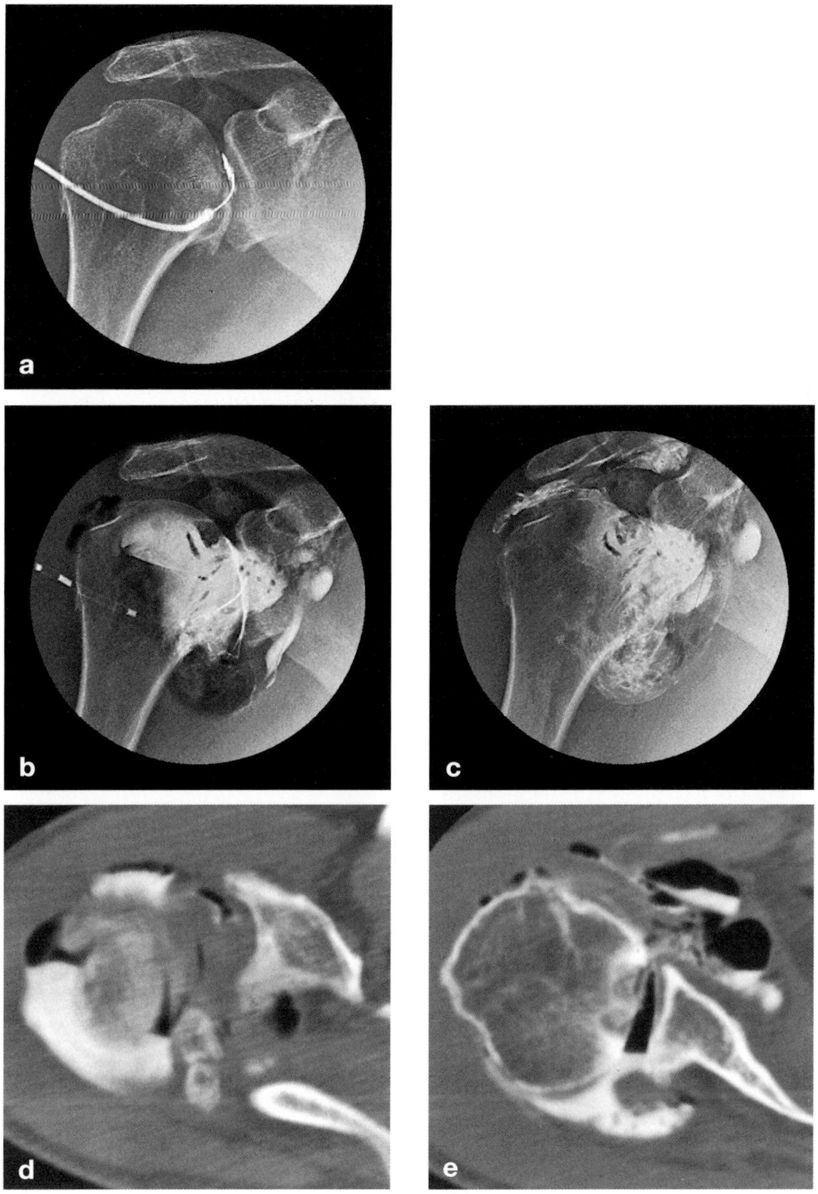

Abb. 5.91 a–e

5.5.1 Glenohumerale Arthrose (Fortsetzung)

Fall 92: 72 Jahre, männlich. Schmerzen linkes Schultergelenk; Verdacht auf Impingement (Abb. 5.92).

Befunde

Röntgen

a) a.-p. in Außenrotation: Längliche Verkalkungen projizieren sich unterhalb des Sulcus intertubercularis *(Pfeile)*. Omarthrose.
b) a.-p. in Innenrotation: Die Verkalkungen rotieren entsprechend der Lage der langen Bizepssehnenscheide nach medial. Osteophytäre Ausziehung des Unterrandes der humeralen Gelenkfläche.
c) a.-p. in Abduktion und Außenrotation: Verkalkungen sind jetzt eindeutig extraossär gelegen.

Diagnose

- Osteochodromatose der Bizepssehnenscheide.
- Omarthrose.

Therapie

Da die Bizepssehnenregion nicht symptomatisch war, wird lediglich die Omarthrose behandelt.

Bemerkungen

Bei dieser Osteochondromatose handelt es sich um einen Zufallsbefund. Für die Osteochondromatose spricht die Vielzahl der Verkalkungen und ihre längliche Form und Lage in einem präformierten Abschnitt der Gelenkkapsel. Die Omarthrose steht therapeutisch im Vordergrund.

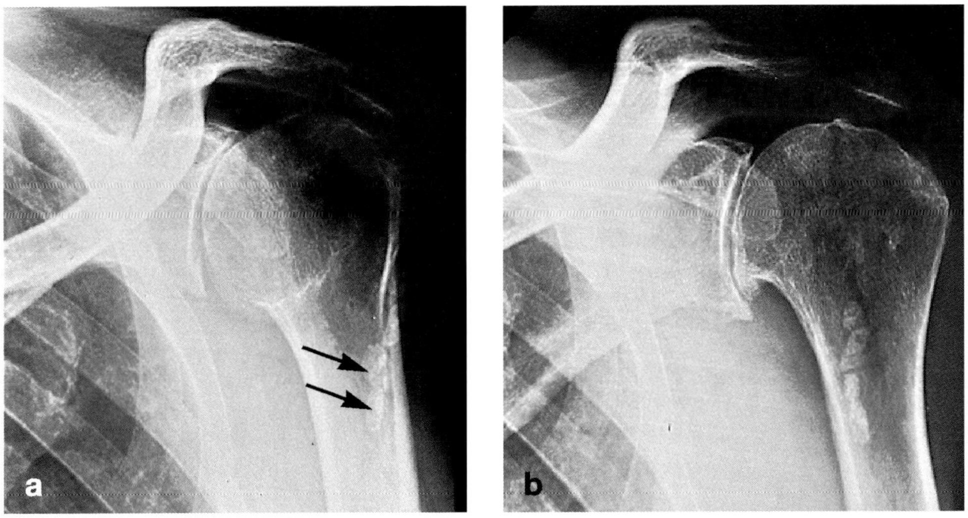

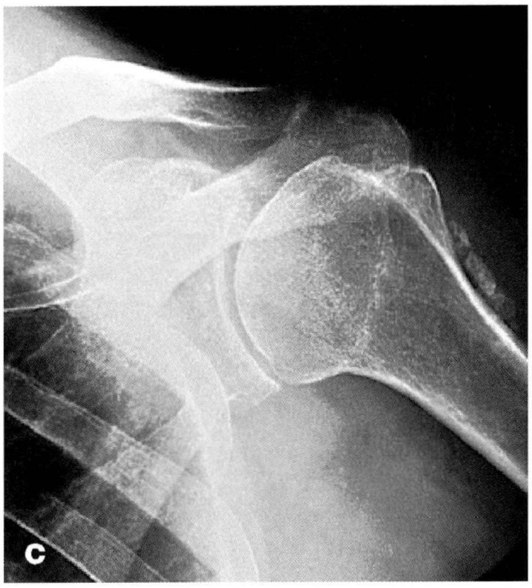

Abb. 5.92 a–c

5.5.1 Glenohumerale Arthrose (Fortsetzung)

Fall 93: 30 Jahre, männlich. Rezidivierende Schulterluxationen rechts; mehrere stabilisierende Eingriffe; zunehmende Schmerzsymptomatik und Bewegungseinschränkung (Abb. 5.93).

Befunde

CT

a) Übersichtsradiographie (Scout View): Schwere Omarthrose.
b) Axialschnitt 4 in Innenrotation: Deutliche Knorpelverschmälerung im oberen glenohumeralen Gelenk mit subchondraler Sklerosierung; kleine Geröllzysten im Glenoid und Humerus; Osteophyt des Tuberculum minus und der dorsalen humeralen Gelenkfläche.
c) Axialschnitt 5 in Innenrotation: Die von ventral applizierte Schraube kann bei geringen Metallartefakten gut abgegrenzt werden. Weitere metalldichte Struktur im Bereich der Korakoidspitze, wahrscheinlich einer Unterlagscheibe nach entfernter Schraube entsprechend (zur Erleichterung des Zuganges wurde eine Korakoidosteotomie mit anschließender Schraubenfixation durchgeführt). Auch auf diesem Niveau massive Omarthrose mit schwer deformierter humeraler Gelenkfläche erkennbar.

Arthroskopie

d) Breite und relativ seichte Hill-Sachs-Impressionsfraktur. Die Rotatorenmanschette ist im ganzen Ansatzbereich zu übersehen. Es sind nur Teilrupturen vorhanden. Das weitgehend entknorpelte Glenoid und die zerstörten ventralen Strukturen sind auf diesem Bild nicht einsehbar.

Diagnose

Omarthrose nach diversen Luxationen und stabilisierenden Eingriffen.

Therapie

Es mußte eine Schultertotalprothese eingesetzt werden.

Bemerkungen

Nach rezidivierenden Schulterluxationen wurde zuerst eine Drehosteotomie durchgeführt, später eine Limbusrefixation mit Schraube. In der Folge entwickelte sich eine ausgeprägte Arthrose, die schließlich mit einer Totalprothese versorgt werden mußte.

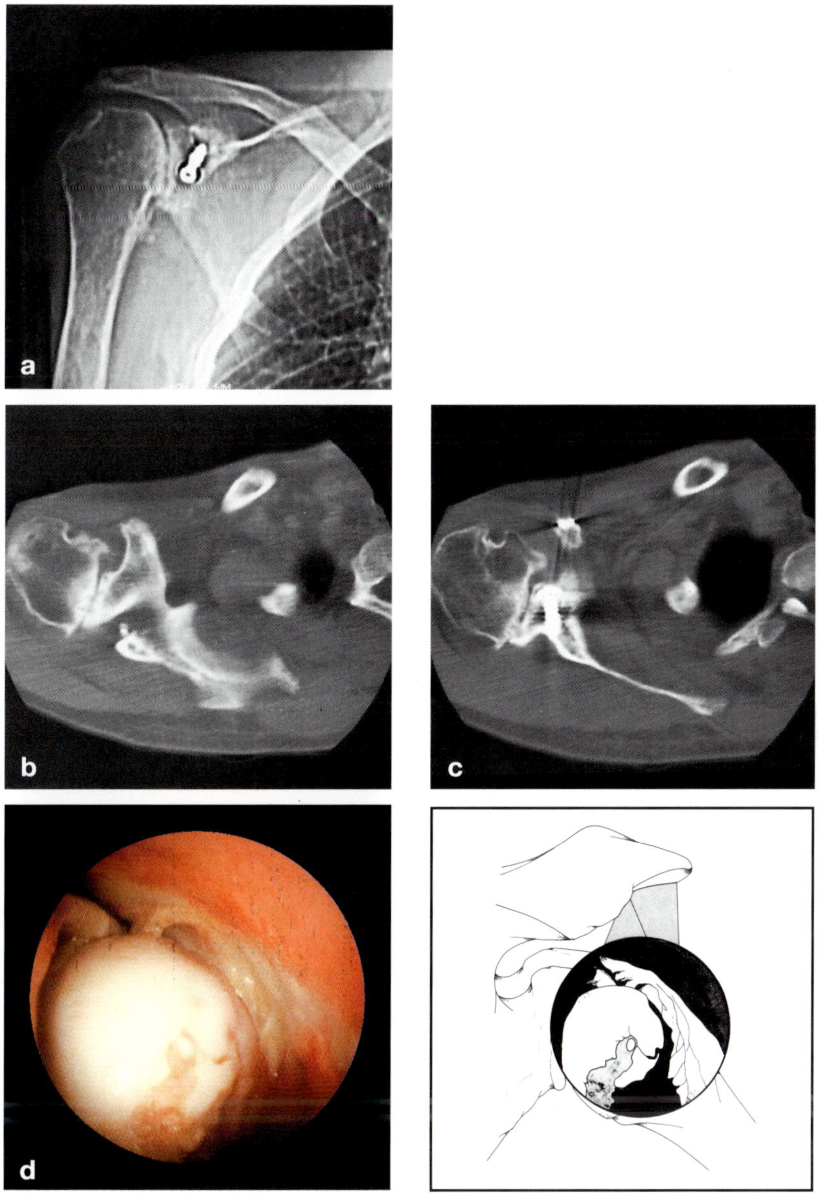

Abb. 5.93 a–d

5.5.1 Glenohumerale Arthrose (Fortsetzung)

Fall 94: 87 Jahre, weiblich. Schulterbeschwerden rechts (Abb. 5.94).

Befunde

Röntgen

a) a.-p. in Außenrotation: Hochstand des Humeruskopfes mit Nearthrose zwischen Humeruskopf, Akromion, lateralem Klavikulaende und Processus coracoideus. Druckusur am proximalen Humerusschaft *(Pfeil)*.
b) a.-p. in Innenrotation: Bei axialer Instabilität kommt es während der Innenrotation zu einem Gleiten des Humeruskopfes nach kaudal.
c) a.-p. in aktiver Abduktion: Erhebliches Abduktionsdefizit mit vorzeitiger Anhebung der Skapula durch die Mm. trapezius und serratus anterior.

Diagnose

- Vollständige Rotatorenmanschettenruptur.
- Axiale Instabilität.
- Nearthrosen.

Therapie

Konservativ, evtl. Humeruskopfprothese als Platzhalter.

Bemerkungen

Bei fehlender Abdeckung durch die Rotatorenmanschette kommt es nicht nur zu einem Hochstand des Humeruskopfes, sondern auch zu einer nach ventral gerichteten Subluxation. Im fortgeschrittenen Stadium entstehen dadurch Nearthrosen mit dem Akromion, dem lateralen Klavikulaende und auch mit dem Processus coracoideus.

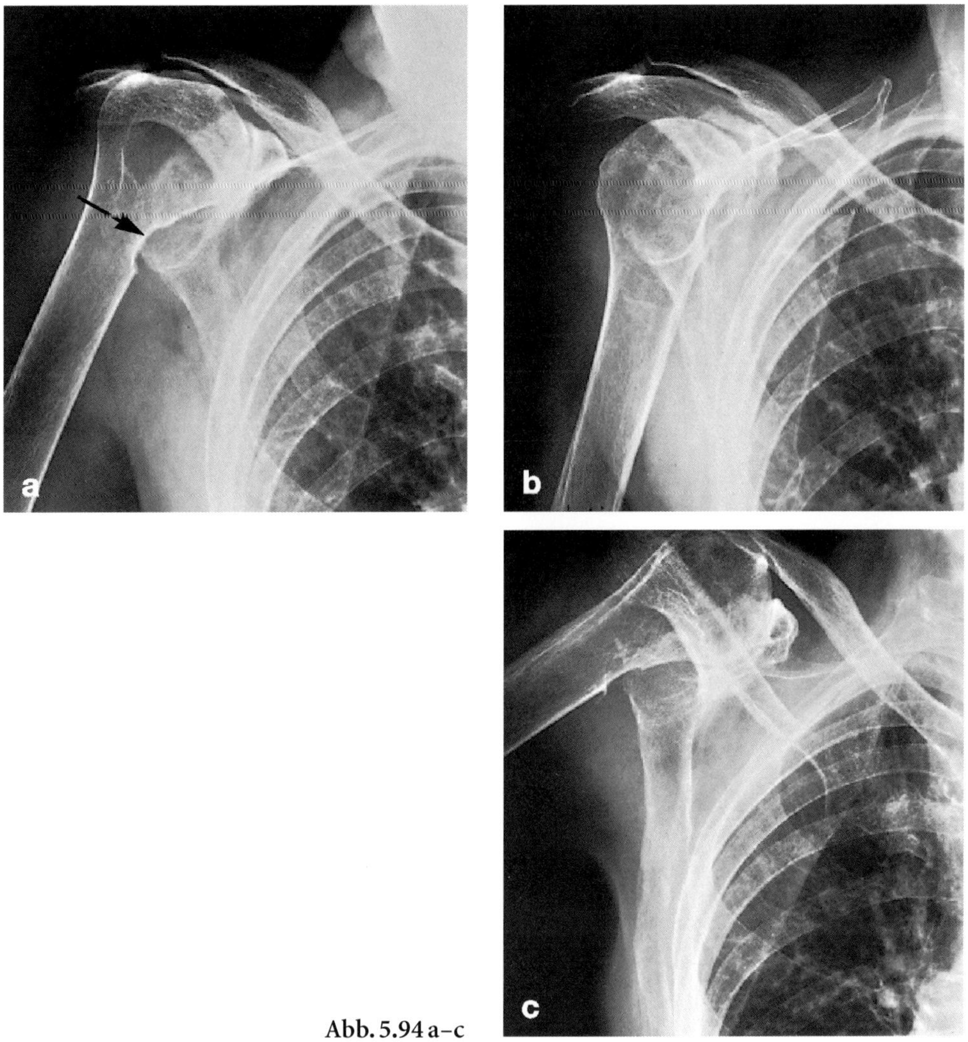

Abb. 5.94 a–c

5.5.2 AC-Gelenkarthrose

Fall 95: 60 Jahre, männlich. Therapieresistente Schmerzen der rechten Schulter (Abb. 5.95).

Befunde

Röntgen

a) AC-Gelenk a.-p.: Fokale Demineralisation des lateralen Klavikulaendes; zudem unregelmäßige Begrenzung des Akromions.

Arthro-MRT

b) Frontalschnitte 3 (TSE 4000/21): Verdickung der Gelenkkapsel des AC-Gelenks mit deutlichem Impingement der Supraspinatussehne.
c) Sagittalschnitt 3 (SE 600/15): Kompression der Supraspinatussehne durch das aufgetriebene AC-Gelenk.
d) Sagittalschnitt 4 (SE 600/15): Impingement auch durch die Akromionvorderkante.

Diagnose

- Impingement der Supraspinatussehne durch die Akromionvorderkante und eine AC-Gelenkarthrose.
- Streßarthropathie des AC-Gelenks.

Therapie

Konservativ oder operativ mit lateraler Klavikularesektion.

Bemerkungen

Die fokale Demineralisation des lateralen Klavikulaendes deutet auf hyperämische Weichteilveränderungen des AC-Gelenks hin. Tatsächlich zeigt die MRT auch eine erhebliche Kapselschwellung, während dieser Befund auf dem Übersichtsbild deutlich unterschätzt wird. Daß eine erhebliche AC-Gelenkarthrose auch zu einer Einengung und Kompression der Supraspinatussehne führen kann, ist an Hand der sagittalen und frontalen Schichten zu erkennen. Die MRT ist v. a. indiziert, um die Veränderungen der Rotatorenmanschette in Folge der AC-Arthrose zu dokumentieren.

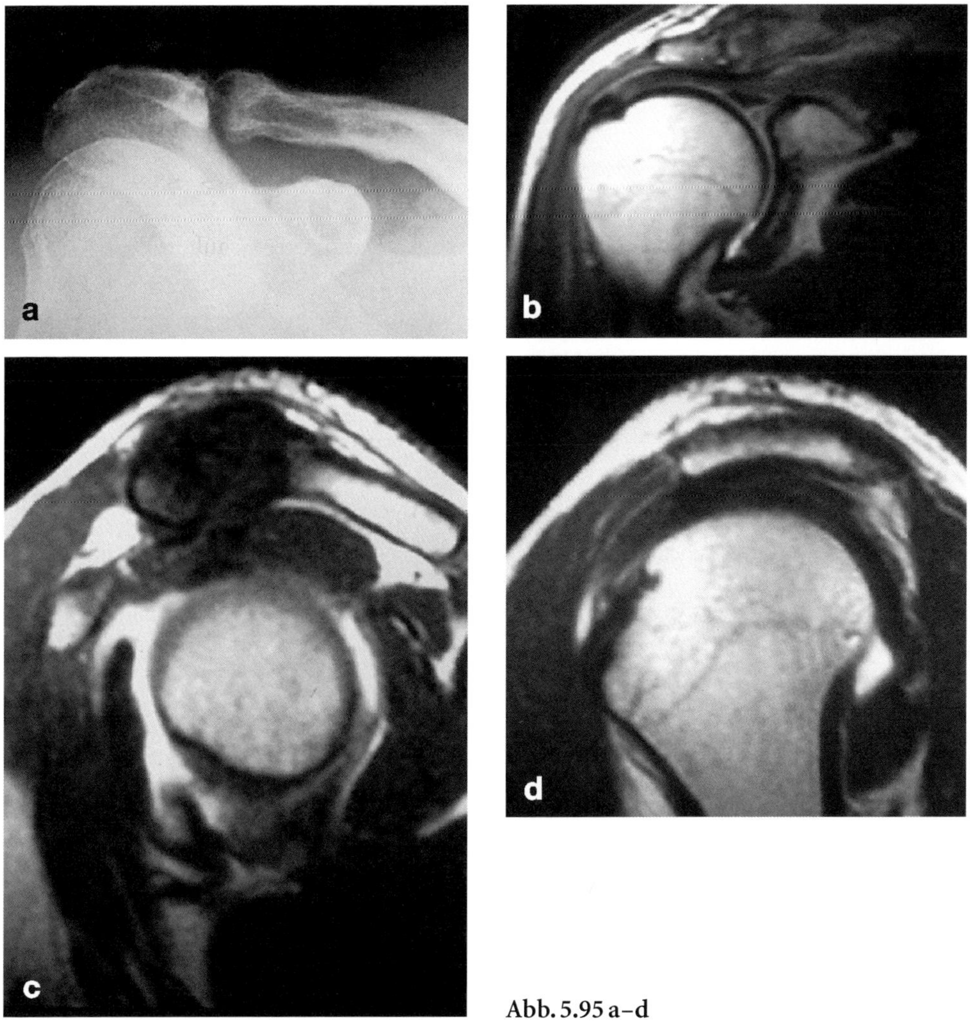

Abb. 5.95 a–d

5.5.2 AC-Gelenkarthrose (Fortsetzung)

Fall 96: 52 Jahre, männlich. Typische Impingementsymptomatik; Verdacht auf Rotatorenmanschettenläsion (Abb. 5.96).

Befund

MRT

a) Frontalschnitt 2 (SE 2000/15): Kapselverdickung des AC-Gelenks, überwiegend nach kranial gerichtet *(Pfeil)*. Kaudaler Osteophyt, der die Supraspinatussehne imprimiert *(Pfeilspitze)*.
b) Frontalschnitt 2 (SE 2000/15): Impression der Supraspinatussehne durch das arthrotisch verplumpte AC-Gelenk *(Pfeilspitzen)*. Dort und am Ansatz umschriebene Signalintensitätserhöhung der Supraspinatussehne.
c) Sagittalschnitt 2 (SE 600/15): Leichte Impression der Supraspinatussehne durch ventralen Akromionrand *(Pfeil)*.

Arthroskopie

Die Osteophyten am AC-Gelenk sind im Subakromialraum gut einzusehen (ohne Abbildung).

Diagnose

Impingement durch AC-Gelenkarthrose.

Therapie

Partielle AC-Gelenkresektion, offen oder arthroskopisch.

Bemerkungen

Das Impingement ist der wesentliche ätiologische Faktor für Läsionen der Rotatorenmanschette. Es kann im gesamten Bereich des korakoakromialen Bogens entstehen. Subakromial sind es die Formvarianten des Akromions (Typ III) oder Osteophyten, die zu einem Impingement der Supraspinatussehne führen oder es zumindest begünstigen. Auch bei Normvarianten wie dem Os acromiale soll ein Impingement häufiger auftreten. Weiter ventral sind degenerative Veränderungen des AC-Gelenks oder ein sklerosiertes Lig. coraco-acromiale für ein Impingement verantwortlich, das ebenfalls die Supraspinatussehne miteinbezieht. Der M. subscapularis kann in Höhe des Processus coracoideus betroffen sein, wo ein ventrales Impingement v. a. bei ventraler Armelevation und Innenrotation durch die sich verkleinernde korakohumerale Distanz auftritt.
Die verschiedenen, von Neer beschriebenen Stadien des Impingements lassen sich, besonders wenn sie die bursaseitige Oberfläche der Rotatorenmanschette betreffen, nur arthroskopisch und – mit Einschränkungen – mittels MRT nachweisen. Signalintensitätserhöhungen der Sehnen auf den protonendichte-gewichteten Aufnahmen, die jedoch nicht auf den T2-gewichteten Bildern persistieren, entsprechen den entzündlichen Sehnenveränderungen eines Impingements, müssen jedoch auch von dem sog. Magic-angle-Phänomen abgegrenzt werden.

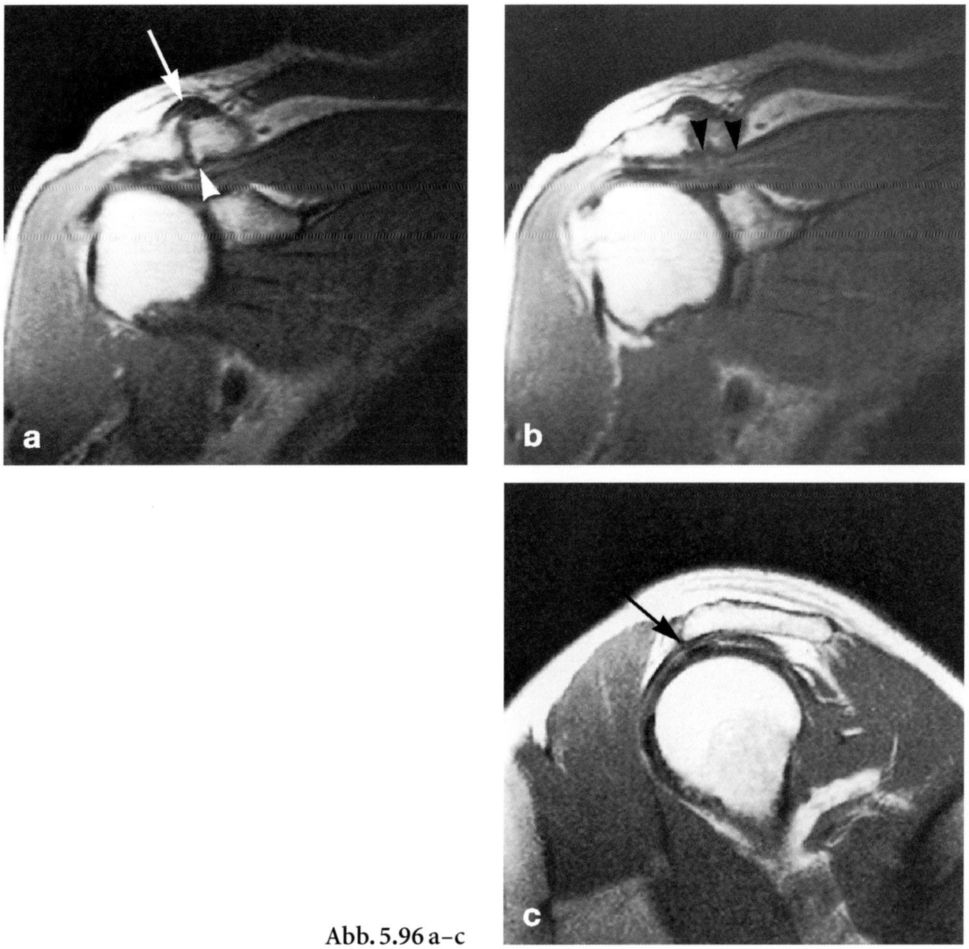

Abb. 5.96 a–c

5.6 Tumoren

Fall 97: 11 Jahre, männlich. Schulterschmerzen rechts seit 1 Jahr, vor allem nachts (Abb. 5.97).

Befunde

Skelettszintigraphie

a) 370 MBq 99mTc – MDP, Weichteilphase (2 min): Umschriebene Aktivitätsanreicherung (Hotspot) im rechten Glenohumeralgelenk *(Pfeil)* sowie v. a. in Leber und Herz (Abdeckung über Herz zur Verhinderung einer Überstrahlung des Bildes).
b) a.-p.-Projektion der Skelettphase (3 h): Wiederum umschriebener Hotspot im rechten Glenoid *(Pfeil)*. In den Epiphysenfugen des Humeruskopfes beidseits altersentsprechend vermehrte Aktivität.
c) p.-a.-Projektion der Skelettphase: In identischer Position ist auch von dorsal ein Hotspot am rechten Glenoid sichtbar *(Pfeil)*.

CT

d) Axialschnitt 4: Umschriebene Osteolyse an der Basis des Korakoids mit einem Durchmesser von ca. 15 mm. Innerhalb der Osteolysezone zentral dichte Verkalkungen sichtbar.
e) Axialschnitt 4, 1 Jahr nach Kürettage des Tumors: Rezidiv, das etwas größer ist als die ursprüngliche Läsion und sich als erneute Osteolyse innerhalb der Kürettagezone darstellt.

Diagnose

Osteoidosteom der rechten Skapula mit Rezidiv nach Kürettage.

Therapie

Kürettage des Primärtumors.

Bemerkungen

Die Übersichtsröntgenbilder waren bei diesem Patienten nicht konklusiv. Die Szintigraphie zeigt einen für die Diagnose eines Osteoidosteoms typischerweise hypervaskulären Prozeß mit gleichzeitig massiv erhöhtem Knochenstoffwechsel in der Skelettphase. Diese Befunde ergeben in Zusammenhang mit der Anamnese und der klinischen Symptomatik (Schmerzen, die auf Salizylate ansprechen) die Indikation zur weiteren Abklärung mit CT. Die CT zeigt alle pathognomonischen Röntgenveränderungen eines Osteoidosteoms (Osteolyse mit Randsklerose, evtl. Periostreaktion sowie zentraler sklerotischer Nidus). Histologisch entspricht beim Osteoidosteom der sog. zentrale Nidus dem eigentlichen Tumor, und die perifokale Sklerosierung bzw. Periostreaktion stellt nur eine Reaktion dar. Der Nidus besteht aus kapillarreichem, lockerem Stoma und sinusartigen Gefäßerweiterungen, die voller Blut sind. Vielfach findet sich im Zentrum des Nidus eine Sklerosezone mit zellreichem Osteoid und Faserknochen. Die Differenzierung eines Osteoidosteoms von einem Osteoblastom wird v. a. klinisch durchgeführt. Bei Osteoidosteomen ist die Schmerzsymptomatik i. allg. ausgeprägter. Die Histologie der beiden Läsionen ist gleich, hingegen sollte nur von einem Osteoblastom gesprochen werden, wenn der Nidus bzw. die lytische Zone größer ist als 2 cm.

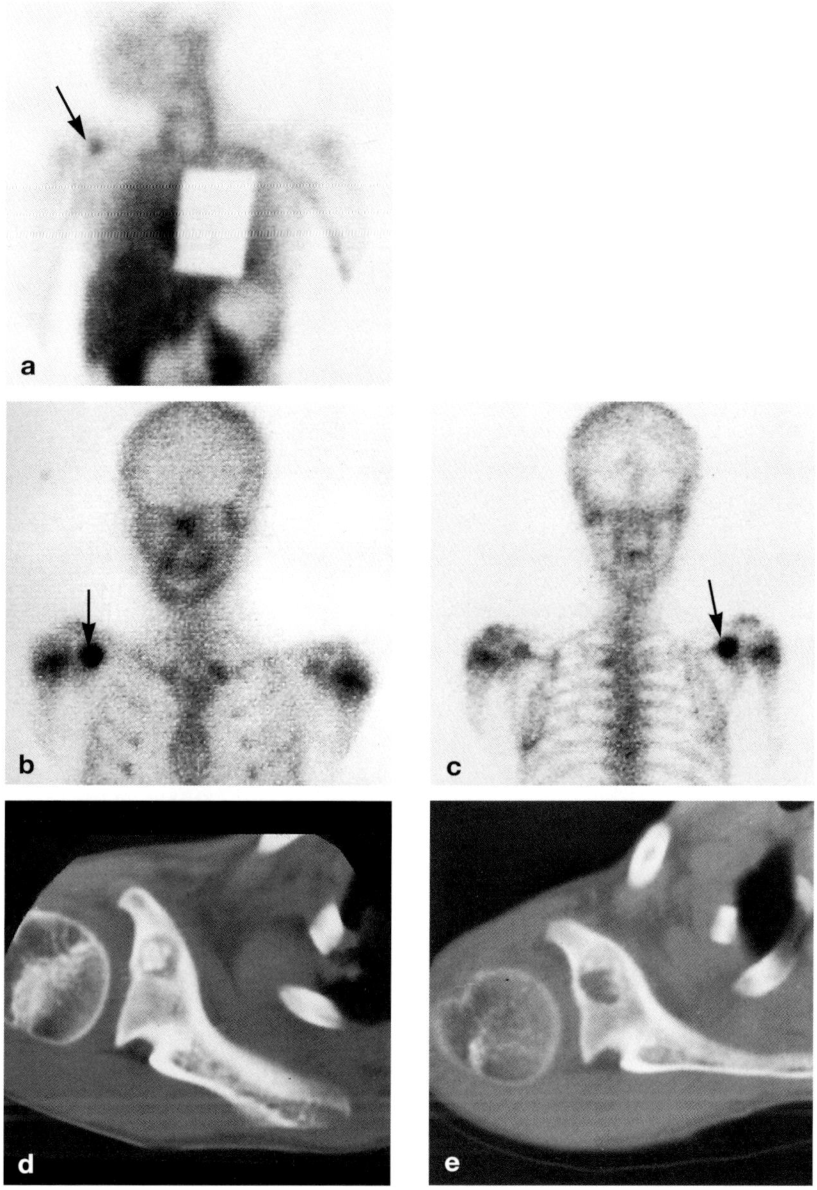

Abb. 5.97 a–e

5.6 Tumoren (Fortsetzung)

Fall 98: 61 Jahre, männlich. Status nach Zerrung der linken Schulter anläßlich eines Arbeitsunfalles mit klinischen Befund „PHS". Zufallsbefund eines tastbaren Tumors dorsokaudal am linken Skapulahals (Abb. 5.98).

Befunde

Röntgen

a) a.-p. in Abduktion: Atypische netzartige Verknöcherung ausgehend vom lateralen Skapularand, umgeben von einer scharf begrenzten Hypodensität.
b) Konventionelle Tomographie: Bestätigung des hypodensen, vermutlich fettgewebigen Tumors sowie der zentralen Verknöcherungen, die auf dem Skapularand aufsitzen.

CT

c) Axialschicht 6 (Weichteilfenster): Der Tumor, ausgehend vom hinteren Skapularand, ist scharf abgegrenzt und liegt extraartikulär. Die Dichtewerte (um –100 HE) sprechen für Fettgewebe im Sinne eines Lipoms.
d) Axialschnitt 6 (Knochenfenster): Die Beziehung der intraläsionalen Verknöcherungen zur Kompakta der Skapula ist besser sichtbar.

Diagnose

Extraartikuläres, teilweise verknöchertes Lipom neben der Skapula.

Therapie

Keine.

Bemerkungen

Ungewöhnliche Manifestation eines gutartigen paraartikulären Weichteiltumors. Die Dichte des Befundes erlaubt eine Vermutungsdiagnose im Röntgenübersichtsbild und konventionellen Tomogramm. Differentialdiagnostisch und bei der Anamnese muß an die Möglichkeit einer traumatischen heterotopen Ossifikation (sog. Myositis ossificans) gedacht werden. Das Fehlen des für diese Erkrankung charakteristischen trizonalen Aufbaus mit randständig betonter Verknöcherung ermöglicht allerdings die Differenzierung.

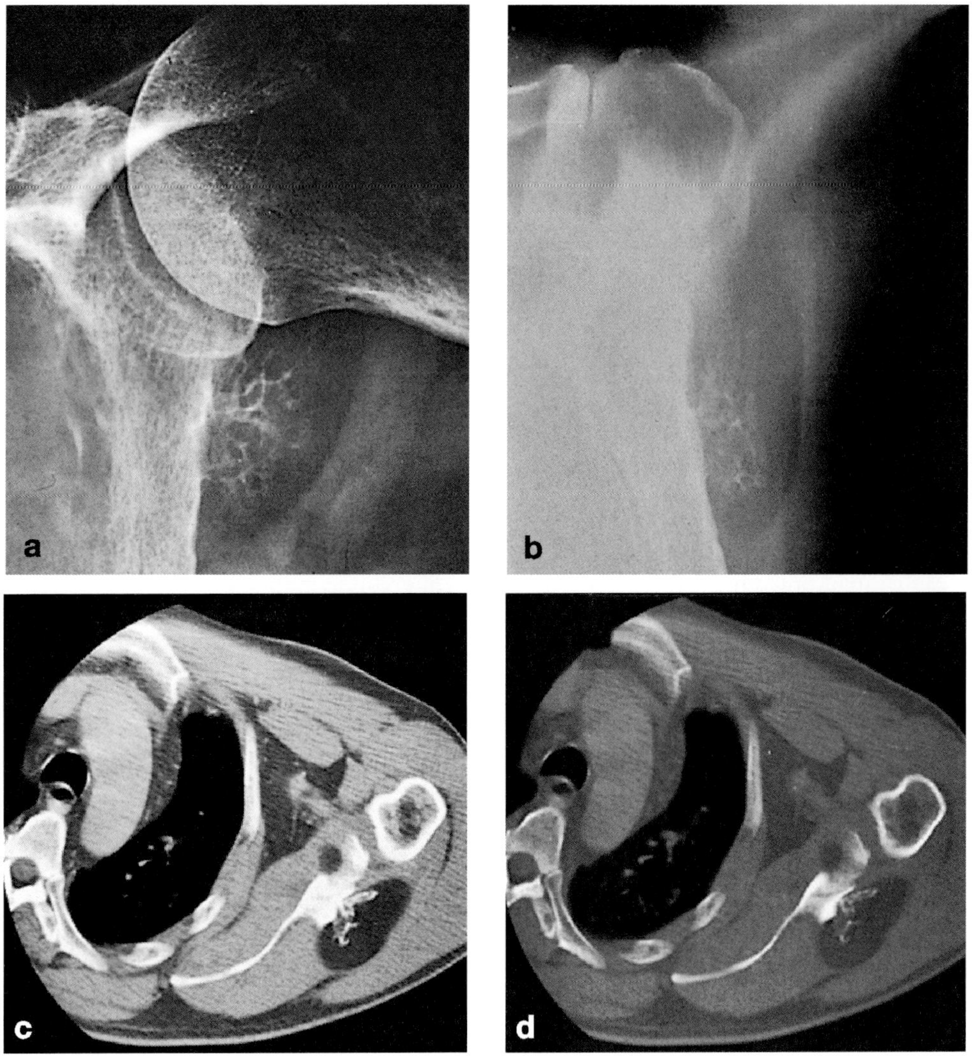

Abb. 5.98 a–d

5.6 Tumoren (Fortsetzung)

Fall 99: 83 Jahre, männlich. Tastbarer Tumor am linken Schultergelenk bei bekanntem Non-Hodgkin-Lymphom (Abb. 5.99).

Befunde

Röntgen

a) a.-p. in Außenrotation: Unscharf begrenzte Osteolyse im Humeruskopf, epi- und metaphysär gelegen mit Destruktion der Kortikalis unterhalb des Tuberculum majus (Lodwick-Grad 2).

MRT

b) Frontalschnitt 3 (SE 500/15): Signalarme Tumormasse, welche lateral die Kortikalis permeativ zerstört hat und in die Weichteile vorwächst. Vergleiche Signalintensität des Tumors mit normalem Fettmark des Glenoids *(Pfeil)*.
c) Axialschnitt 4 (SE 500/15) nach i. v. KM-Gabe: Riesiger Tumor mit inhomogenem Enhancement. Deutlich ist die massive dorsale Weichteilinfiltration im Bereich des M. infraspinatus sowie der hinteren Deltoideusloge zu erkennen. Auch ventral wächst der Tumor in die Weichteile und ummauert die lange Bizepssehne, die als orthograd getroffene signalarme Struktur erkennbar ist *(Pfeil)*.

Diagnose

Non-Hodgkin-Lymphom des Humeruskopfes epimetaphysär mit Ausbruch in die Weichteile.

Therapie

Chemotherapie mit gutem Ansprechen und zunehmender Verbesserung der Motilität.

Bemerkungen

Bei geographischer Osteolyse mit mottenfraßähnlicher Destruktion und stellenweise unscharfer Tumorbegrenzung zeigt das Röntgenbild bei weitem nicht das gesamte Ausmaß des vorhandenen Knochentumors. Die MRT dokumentiert dagegen den massiven Einbruch des Tumors in die Weichteile. Neben den röntgenologischen Dignitätskriterien (Lodwick-Klassifikation) erlaubt heute die MRT eine differenziertere Beurteilung von Knochentumoren. Mit der MRT können insbesondere die Weichteilinfiltration und -ausdehnung optimal erfaßt werden. Durch zusätzliche Gabe eines paramagnetischen MRT-Kontrastmittels ist eine Aussage über die Tumorvaskularisation möglich, was Implikationen für die Dignitätsbeurteilung hat. Die MRT ermöglicht gegenüber der CT eine bessere Kontrastauflösung und topographische Erfassung des Tumors in allen Hauptebenen ohne Reformatierung. Vorteilhaft bei der CT ist die Erfassung von Tumorverkalkungen und gelegentlich die Beurteilung der Kortikalis.

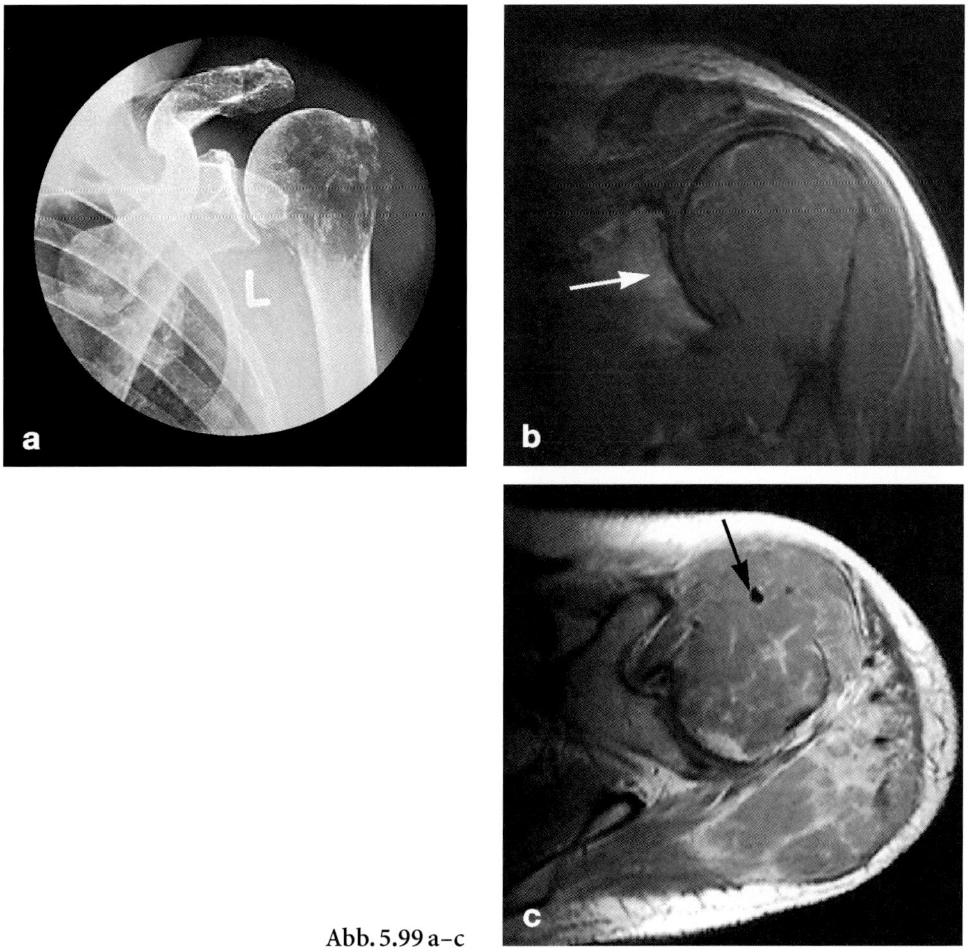

Abb. 5.99 a–c

5.6 Tumoren (Fortsetzung)

Fall 100: 55 Jahre, männlich. Tastbare Resistenz im Bereich des linken M. deltoideus, die sich bei Hebebewegungen vorwölbt. Verdacht auf partiellen Abriß des M. deltoideus (Abb. 5.100).

Befunde

MRT

a) Frontalschnitt 3 (SE 500/40): Signalintensive ovaläre Raumforderung lateral im M. deltoideus.
b) Axialschnitt 5 (SE 2000/40): Wiederum ist der Tumor isointens mit dem subkutanen Fettgewebe.

Diagnose

Lipom im lateralen Muskelbauch des M. deltoideus.

Therapie

Exzision.

Bemerkungen

Ein Lipom ist in den meisten Fällen klinisch diagnostizierbar. Die Sonographie kann die klinische Diagnose bestätigen. Spezifisch sind die CT und die MRT, die eine typische Dichte bzw. Signalintensität des Lipoms aufzeigen, vergleichbar dem Subkutanfett. Die Differenzierung eines Lipoms von einem hochdifferenzierten Liposarkom kann schwierig sein. Wichtig ist jedoch die sorgfältige Analyse des gesamten Tumors, da beim Liposarkom in umschriebenen Regionen nicht-fettgewebige Anteile vorhanden sind, die Kontrastmittel aufnehmen.

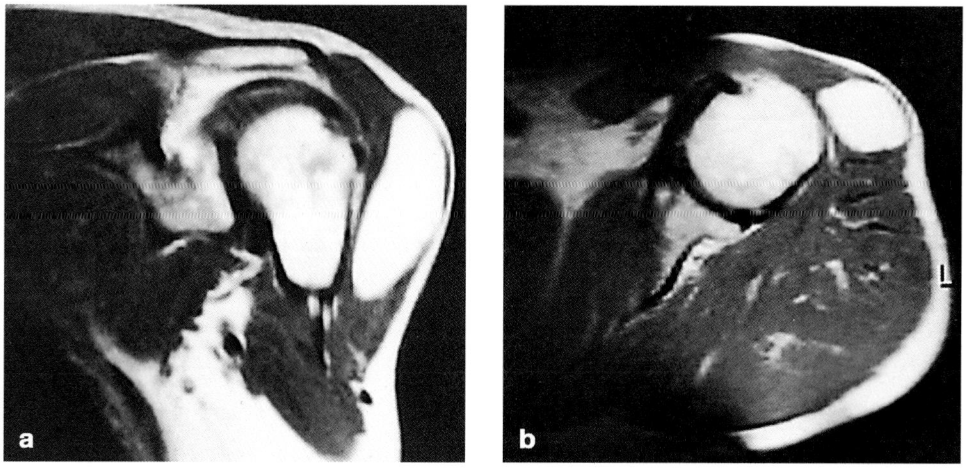

Abb. 5.100 a, b

5.6 **Tumoren** (Fortsetzung)

Fall 101: 50 Jahre, weiblich. Tastbarer Tumor im Bereich der linken Skapula; anamnestisch papilläres Karzinom der Schilddrüse mit Lymphknotenmetastasen (Abb. 5.101).

Befunde

Röntgen

a) Y-Aufnahme: Verkalkende Raumforderung dorsal des Corpus scapulae, die nach kranial bis über die Spina scapulae reicht *(Pfeile)*.

CT

b) Axialschnitt 1 (Weichteilfenster): Zentral hypodenser Weichteiltumor kranial der linken Skapula.
c) Axialschnitt 2: Sklerosierung und partielle Destruktion der Spina scapulae, die von einem großen Weichteiltumor umschlossen ist. Der Tumor zeigt teils zentrale, teils randständige kalkdichte Sklerosierungen.
d) Axialschnitt 5: Auch kaudal überwiegt die Weichteilkomponente des Tumors, wo sich ausgedehnte Tumormatrixsklerosierungen nachweisen lassen. Im Corpus scapulae findet sich ein osteoplastisches Tumorwachstum.

Diagnose

Osteoplastische Metastase eines papillären Schilddrüsenkarzinoms mit großer parossaler Weichteilkomponente.

Therapie

Therapie der Grundkrankheit, Radiojodtherapie.

Bemerkungen

Schilddrüsenkarzinome gehören zu den Malignomen, die häufig zu Skelettmetastasen führen. Der dabei meist anzutreffende Metastasierungstyp kann als osteolytisch-expansiv beschrieben werden, große parossale Metastasenanteile sind dementsprechend charakteristisch. Im vorliegenden Fallbeispiel ist also die Ausdehnung der Metastase für den zugrundeliegenden Primärtumor nicht ungewöhnlich. Osteolytisch-expansive Metastasen sind ansonsten aber durch eine osteolytische Destruktion des betroffenen Knochens und eher randständig schalenförmige Matrixverkalkungen gekennzeichnet.
Gerade bei Prozessen im Corpus scapulae, seien es Frakturen oder tumoröse Veränderungen, kann mit der konventionellen Röntgendiagnostik zwar die Diagnose gestellt werden, zur exakten Ausdehnungsbestimmung und für differentialdiagnostische Überlegungen sind jedoch Schnittbildverfahren erforderlich.

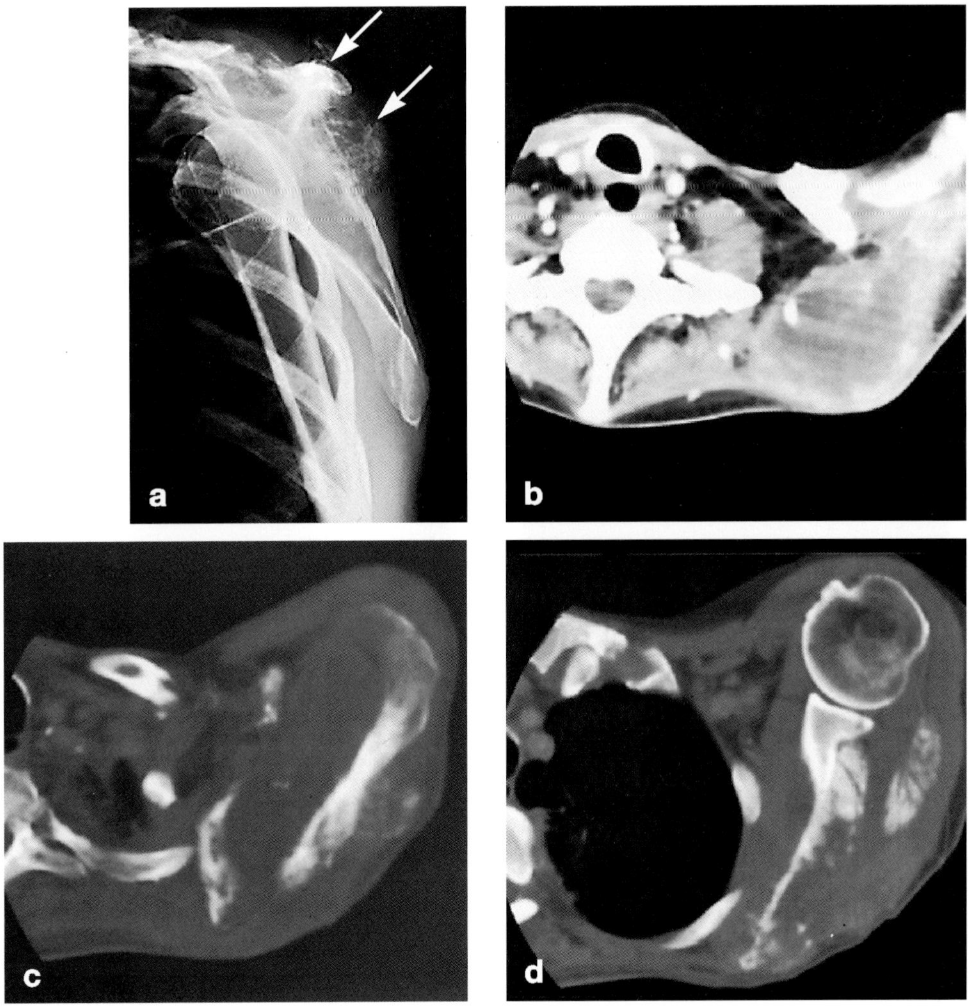

Abb. 5.101 a–d

5.6 **Tumoren** (Fortsetzung)

Fall 102: 75 Jahre, männlich. Schulterschmerzen rechts bei bekanntem kleinzelligem Bronchialkarzinom (Abb. 5.102).

Befunde

Röntgen

a) a.-p. in Innenrotation: Unscharfer, unregelmäßiger Sklerosebezirk im Bereich des Processus coracoideus.
b) Axiale Aufnahme: Osteolytische Destruktion der Basis des Processus coracoideus, der von der Skapula abgelöst ist. Die osteolytischen Veränderungen erreichen die glenoidale Gelenkfläche.

MRT

c) Frontalschnitt 3 (SE 2000/20): Großer, signalarmer Weichteiltumor *(Pfeile)*, der die Mm. supraspinatus und subscapularis infiltriert.
d) Axialschnitt 4 (SE 600/15) nach i. v. KM-Gabe: Der Tumor zeigt eine inhomogene KM-Anreicherung. Der gesamte Skapulahals ist tumorinfiltriert und der Tumor bricht dorsal aus der Skapula aus *(Pfeil)*. Atrophie mit fettgewebiger Umwandlung des M. infraspinatus.
e) Sagittalschnitt 1 (SE 600/15) nach i. v. KM-Gabe: Die kraniale Ausdehnung des Tumors in den Subklavikular- bzw. Subakromialraum ist besonders gut erkennbar.

Diagnose

Große Skapulametastase eines kleinzelligen Bronchialkarzinoms.

Therapie

Palliative Radiotherapie.

Bemerkungen

Auch am Schultergelenk ist röntgenologisch eine zweite Aufnahmeebene u. a. zur Darstellung destruktiv osteolytischer Prozesse erforderlich. Allerdings kann die konventionelle Röntgendiagnostik die Weichteilkomponente primär tumoröser oder metastatischer Veränderungen, die oftmals sehr ausgedehnt sein können, nicht exakt erfassen. Dies gelingt mit der MRT aufgrund ihres hohen Weichteilkontrastes und der Möglichkeit der multiplanaren Darstellung besonders gut.

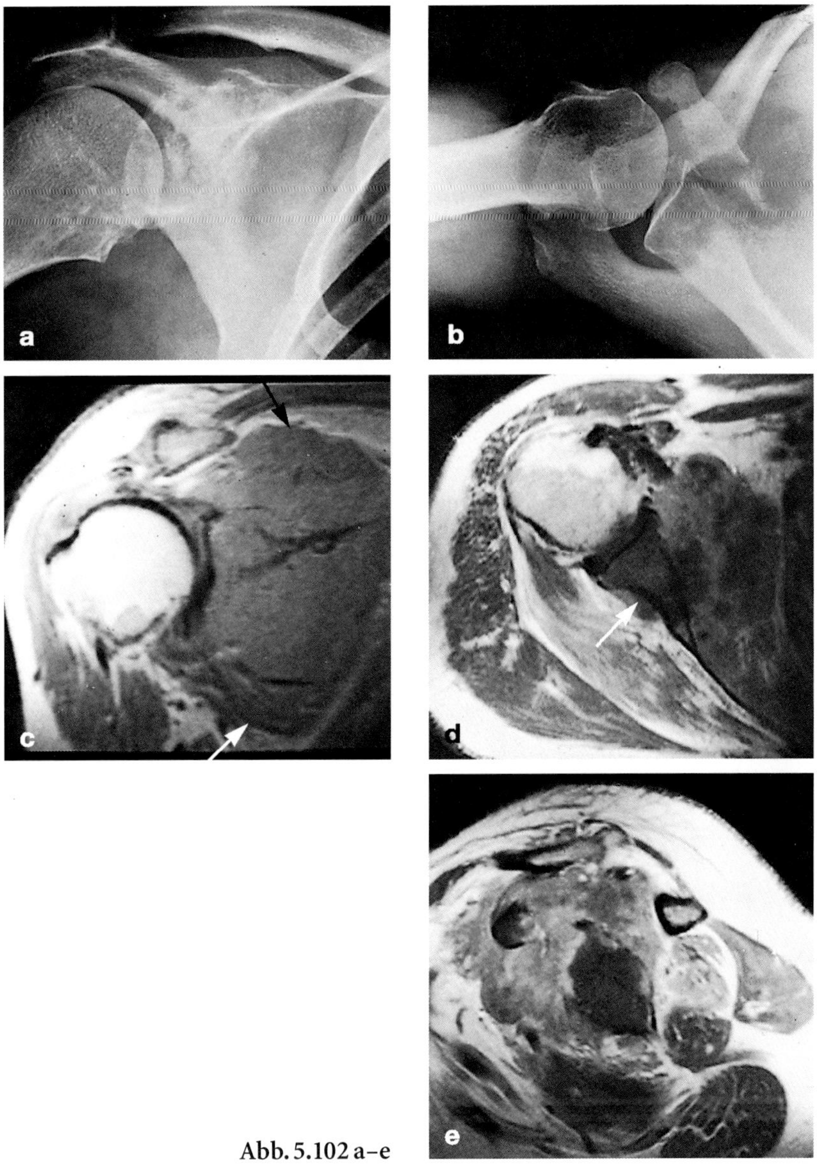

Abb. 5.102 a–e

5.6 Tumoren (Fortsetzung)

Fall 103: 11 Jahre, weiblich. Abstehende Skapula; palpabler Tumor am medialen Skapularand; gestörte Skapulabeweglichkeit und „Reiben" (Abb. 5.103).

Befunde

CT

Scharf begrenzte Exostose des medialen Skapularandes, die im medialen subskapulären Abschnitt bis zu einer Rippe reicht *(Pfeil)*.

Diagnose

Kartilaginäre Exostose (Osteochondrom) der Skapula.

Therapie

Resektion der Exostose.

Bemerkungen

Kartilaginäre Exostosen entsprechen histologisch dem sog. Osteochondrom, einem gutartigen Knochentumor. Histologisch weisen Osteochondrome eine mehr oder weniger dicke hyaline Knorpelkappe auf. Dadurch unterscheiden sie sich von der sog. reaktiven Exostose, die mit Faserknorpel bedeckt ist und keinem echten Tumor entspricht. Osteochondrome kommen häufig solitär an den langen Röhrenknochen vor, werden aber auch multipel im Rahmen der sog. exostotischen Dysplasie beobachtet. Im vorliegenden Fall lag ein solitäres Osteochondrom vor, das problemlos reseziert werden konnte. Ein „Schnappen" oder „Reiben" der Skapula, mit entsprechenden chronischen Beschwerden, kann durch einen derartigen Befund gut erklärt werden, jedoch können gleiche Symptome auch ohne faßbare morphologische Veränderungen vorkommen.

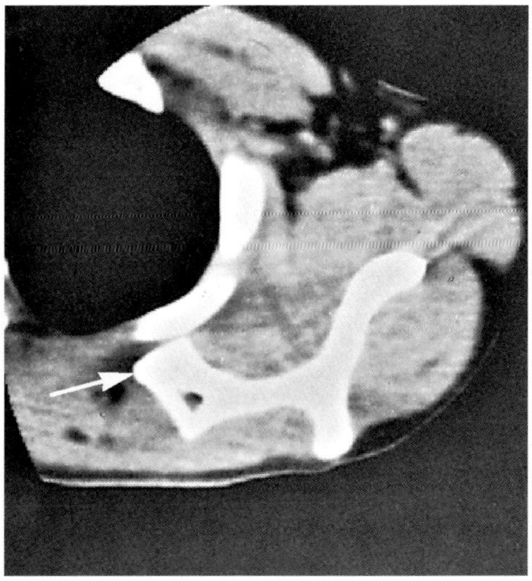

Abb. 5.103

5.6 Tumoren (Fortsetzung)

Fall 104: 15 Jahre, weiblich. Seit 4 Wochen Schmerzen im linken Schultergelenk (Abb. 5.104).

Befunde

Röntgen

a) a.-p.: Große Osteolyse der proximalen Humerusmeta- bzw. Diaphyse mit Kompaktadurchbruch und Expansion. Die Läsion ist in der Markhöhle kranial scharf begrenzt und reicht bis zur Wachstumsfuge. Distal ist die Tumorbegrenzung dagegen unscharf (Lodwick-Grad 2).

Skelettszintigraphie

b) Einströmphase (555 MBq 99mTc – DPD): Deutliche Hyperämie des proximalen Humerus und Axillabereichs links im Seitenvergleich.
c) Skelettphase: Mehranreicherung im Randbereich der Osteolyse.

MRT

d) Frontalschnitte 3 (SE 600/15): Geographische bzw. umschriebene, signalarme Läsion mit Destruktion der Humeruskompakta medial und lateral.
e) Axialschnitt 6 (SE 2000/20): Es ist nur noch die laterale Humeruskompakta erhalten, die mediale dagegen ist destruiert.

Diagnose

Osteosarkom (teleangiektatischer Typ).

Therapie

Chemotherapie.

Bemerkungen

Skipläsionen (Zweittumoren im Knochenmark desselben Röhrenknochens), die bei aggressiven Knochentumoren, speziell beim Osteosarkom, vorkommen, können mit der MRT bestätigt oder ausgeschlossen werden. Die Skelettszintigraphie erlaubt die Diagnostik multipler Läsionen im gesamten Skelett.

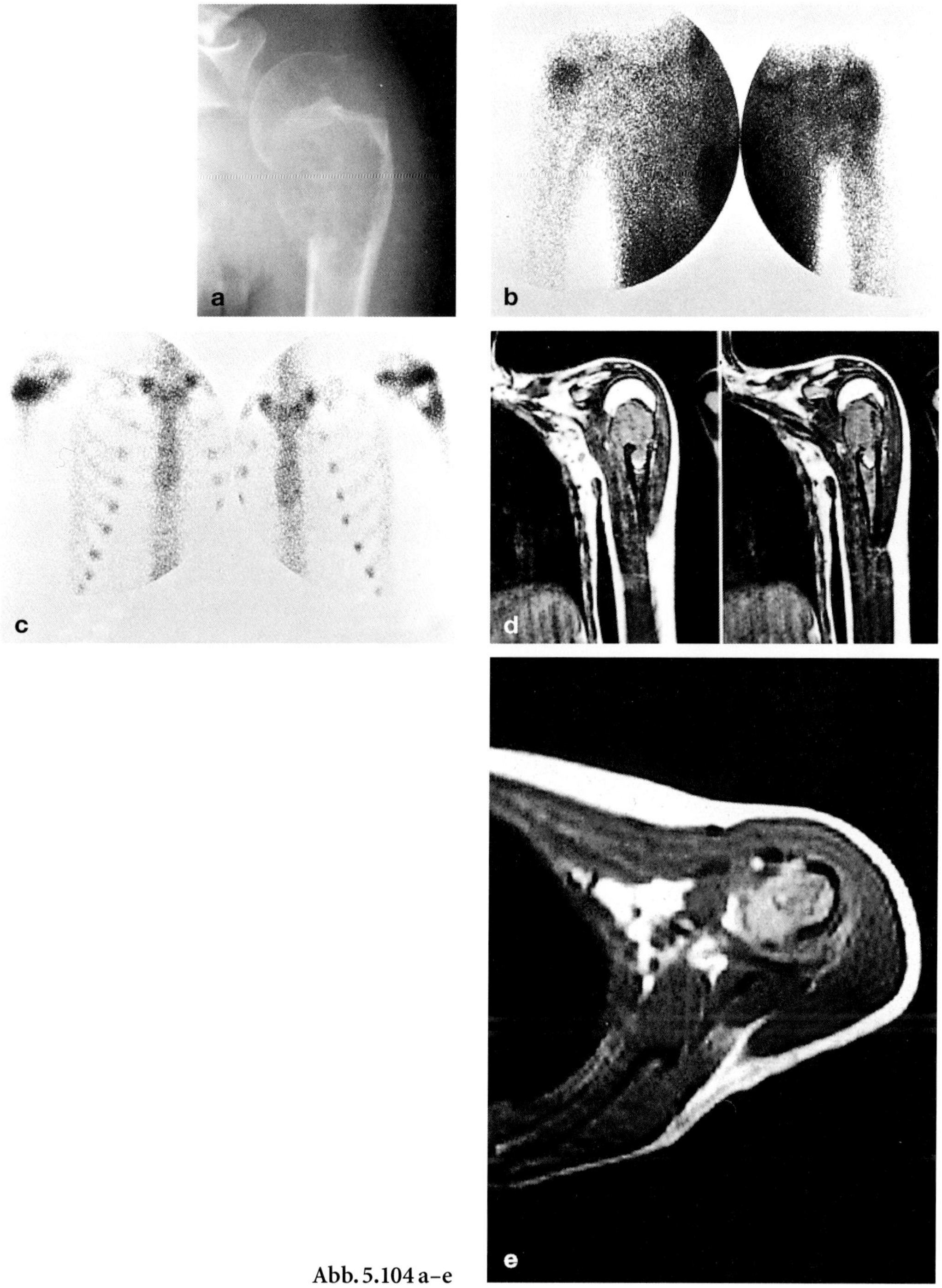

Abb. 5.104 a–e

5.6 Tumoren (Fortsetzung)

Fall 105: 31 Jahre, weiblich. Tastbare Raumforderung am unteren Skapularand rechts (Abb. 5.105).

Befunde

CT

Axialschnitt kranial des Angulus inferior scapulae (Weichteilfenster): Hypodense Flüssigkeitskollektion, die den Rippen dorsolateral rechts aufliegt und sich bis unter den M. latissimus dorsi ausdehnt *(Pfeile)*. Nach ventral gerichtete Exostose am Margo medialis der rechten Skapula *(Pfeilspitze)*.

Diagnose

Zyste der Thoraxwand im Sinne einer Neobursa bei Osteochondrom der Skapulaspitze.

Therapie

Resektion des Osteochondroms und der Zyste.

Bemerkungen

Osteochondrome sind die am häufigsten vorkommenden (benignen) Knochentumoren, wobei ätiologisch jedoch auch eine Wachstumsstörung diskutiert wird. Typische Lokalisationen sind die Metaphysen der langen Röhrenknochen. Vor allem bei multiplen Osteochondromen (kartilaginäre Exostosenkrankheit) können aber auch ungewöhnliche Lokalisationen beobachtet werden. Meist handelt es sich um Zufallsbefunde. Andererseits können durch die parossale Raumforderung auch Symptome verursacht werden. Die Entwicklung von Neobursen und ihre Entzündung durch die mechanische Irritation ist unter den möglichen Symptomen beschrieben. Während wegen der nur sehr seltenen malignen Entartung eine Resektion grundsätzlich nicht indiziert ist, kann die Abtragung des Tumors bei symptomatischen Patienten erforderlich werden.

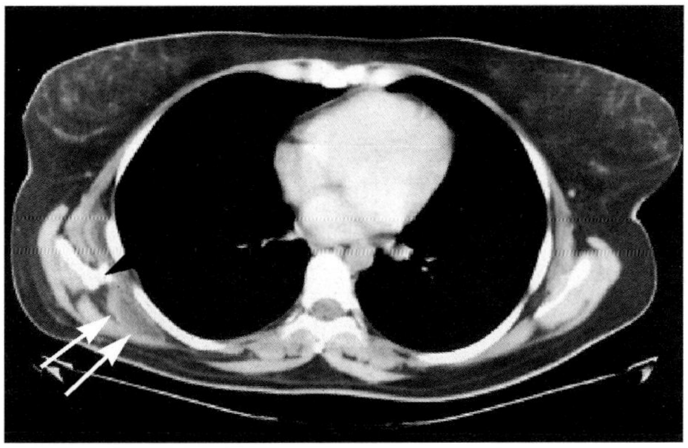

Abb. 5.105

5.6 **Tumoren** (Fortsetzung)

Fall 106: 73 Jahre, männlich. Schulterschmerzen links bei bekanntem Morbus Paget des Beckenrings sowie des 4. Lendenwirbelkörpers (Abb. 5.106).

Befunde

Skelettszintigraphie

a) Skelettszintigrapie mit 740 MPq 99mTc-MDP (posteriore Projektion): Vergrößerung der linken Skapula mit erheblich verstärktem Uptake in der Skelettphase. Mehrbelegung auch vom 7. Brustwirbelkörper.
b) Massiver Uptake auch im 4. Lendenwirbelkörper und der linken Beckenhälfte (anteriore Projektion).

Röntgen

c) a.-p.-Aufnahme der Skapula: Auftreibung der Skapula, die vorwiegend osteolytisch verändert ist, aber auch sklerotische Bezirke aufweist. Die Spongiosaarchitektur ist grobsträhnig und irregulär, die Kompakta ist spongiosiert.
d) Becken a.-p.: Die linke Beckenhälfte zeigt im Bereich des Acetabulums sowie der Schambeine ein identisches, grobsträhniges Spongiosamuster mit leichter Auftreibung der befallenen Knochenabschnitte. Geringe Protrusio acetabuli (Zustand nach Osteosynthese einer pertrochantären Femurfraktur rechts).

Diagnose

Ostitis deformans Paget.

Therapie

Kalzitonin- oder Diphosphonattherapie.

Bemerkungen

Die polyostotische Manifestation, die am Becken und an der Skapula dokumentierten Knochenveränderungen und die erhebliche Aktivitätsmehranreicherung im Skelettszintigramm bilden eine charakteristische Befundtrias einer Ostitis deformans Paget. Nach der üblichen Stadieneinteilung liegt ein gemischt lytisch-sklerotisches Bild vor.

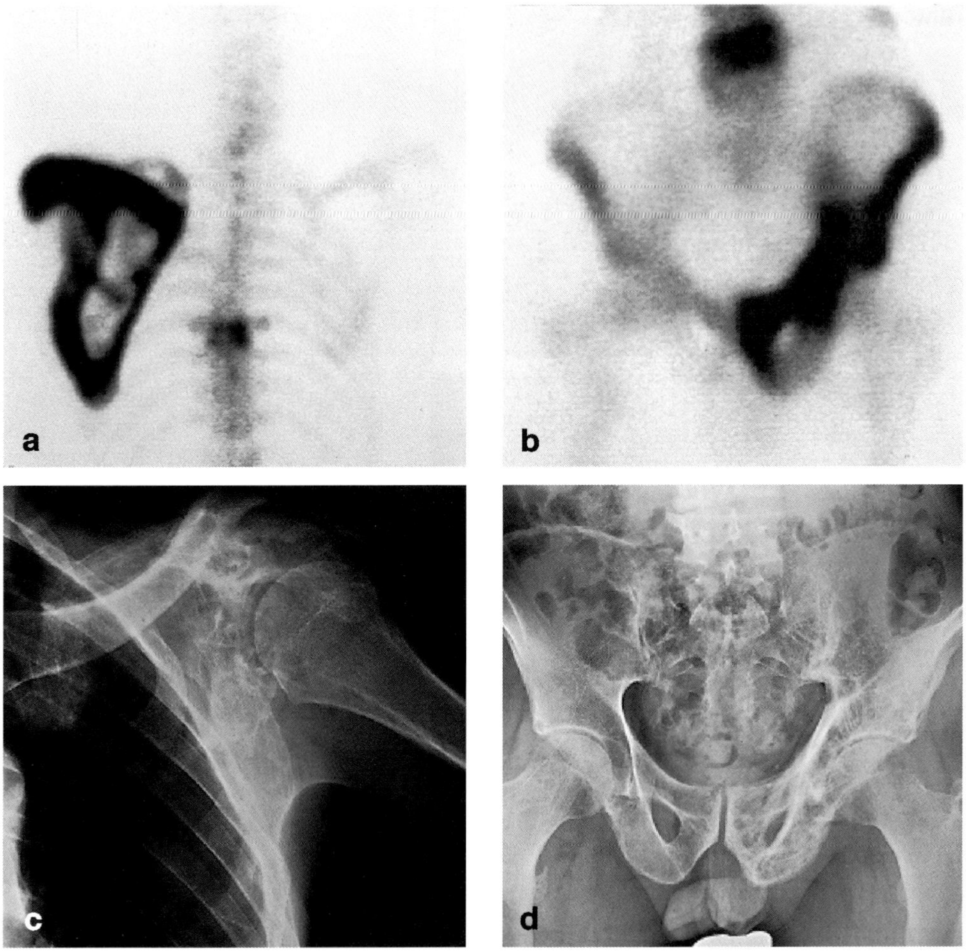

Abb. 5.106 a–d

5.6 Tumoren (Fortsetzung)

Fall 108: 26 Jahre., männlich. Schmerzen am rechten Schultergelenk seit 14 Tagen (Abb. 5.108).

Befunde

Röntgen

a) a.-p. in Innenrotation: Inhomogene Sklerosierung im Bereich der proximalen Humerusmetaphyse.
b) Y-Projektion: Dorsal ist am Humeruskopf eine breitbasige ossäre Exostose sichtbar. Vom Aspekt her dürfte eine kartilaginäre Exostose bzw. ein Osteochondrom vorliegen.

CT

c) Axialschnitt 5 in Neutralstellung: Die Diagnose eines Osteochondroms kann bestätigt werden. Der Tumor besitzt einen spongiösen Aufbau und wird durch einen Kompaktasaum begrenzt. Eine Knorpelkappe kann mittels CT nicht dargestellt werden.

MRT

d) Axialschnitt 5 (SE 2000/80): Vor allem auf der T2-gewichteten Aufnahme kann der hyaline Knorpelsaum aufgrund seiner hohen Signalintensität gut abgegrenzt werden; er ist 2 mm dick. Innerhalb des Ostechondroms teils blutbildender, teils fettgewebiger Knochenmarkraum mit einer der Humerusmetaphyse entsprechenden Signalintensität.
e) Parasagittalschnitt 3 (SE 600/15): Nach KM-Injektion (Gd-DOTA) keine KM-Anreicherung im Bereich des gutartigen Osteochondroms erkennbar.

Diagnose

Osteochondrom des Humeruskopfes.

Therapie

Tumorresektion.

Bemerkungen

Die Diagnose eines Osteochondroms kann bereits an Hand der konventionellen Röntgenaufnahmen gestellt werden. Da es sich in diesem Fall aber nicht – wie sonst bei Osteochondromen üblich – um einen Zufallsbefund handelte, sondern Schmerzen bestanden, wurden weitere Abklärungsuntersuchungen durchgeführt.
Zur Darstellung knorpeliger Tumoranteile eignet sich v. a. die MRT, während der geringere Weichteilkontrast der CT erst bei größeren Knorpelkappen den Nachweis erlaubt. Auch im Rahmen der CT und der MRT ergaben sich keine Hinweise auf Malignität. Aufgrund der Schmerzsymptomatik wurde jedoch eine Tumorresektion vorgenommen. Üblicherweise genügen konventionelle Röntgenaufnahmen zur Diagnose eines Osteochondroms.

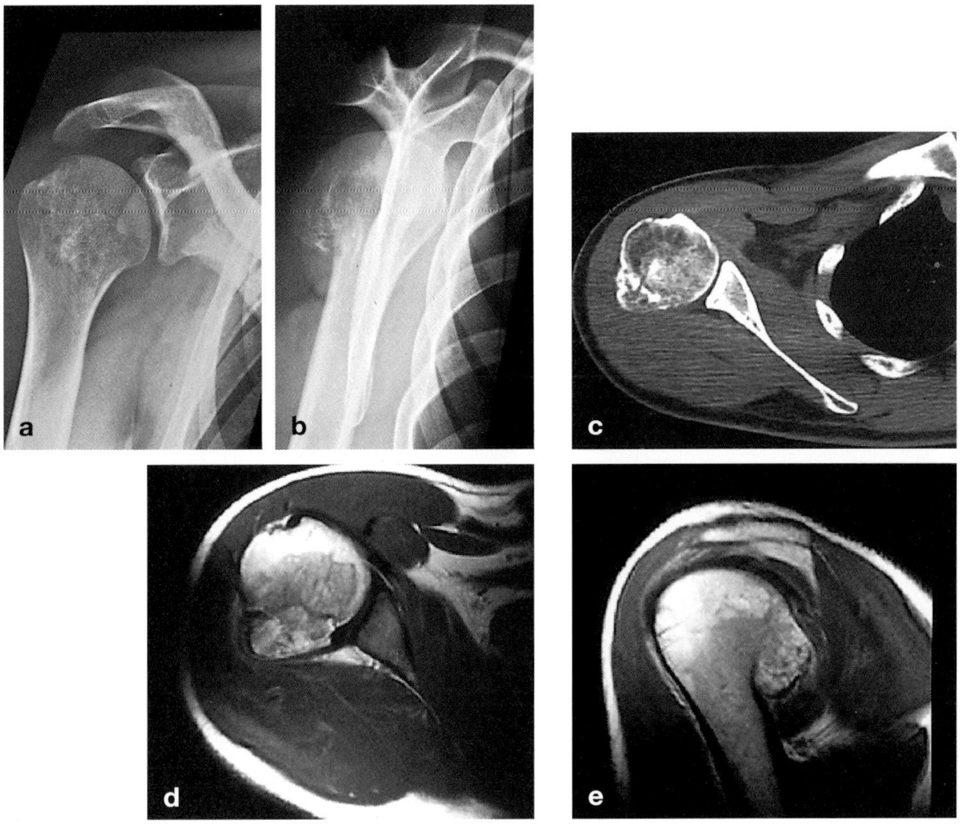

Abb. 5.108 a–e

5.6 Tumoren (Fortsetzung)

Fall 109: 16 Jahre, weiblich. Zunehmende Schmerzen linke Schulter; erhöhte alkalische Phospatase (Abb. 5.109).

Befunde

Röntgen

a) a.-p. in Innenrotation: Elfenbeinartige, im Randbereich wolkige Sklerose des gesamten Humeruskopfes. Feinfleckige Osteolysen und periostale Veränderungen am meta- bzw. diaphysären Übergang; Weichteilverkalkung lateral des Humeruskopfes.

MRT

b) Frontalschnitt 3 (SE 2100/80): Die sklerotischen Tumorareale zeigen eine geringe Signalintensität. Infiltration des Knochenmarks meta- bzw. diaphysär; Tumorausdehnung in die Weichteile.
c) Frontalschnitt 3 nach i. v. KM-Gabe (SE 600/14): Bis auf die sklerosierten Tumorareale zeigen die übrigen Tumoranteile eine KM-Anreicherung mit Zunahme der Signalintensität.
d) Axialschnitt 5 nach i. v. KM-Gabe (SE 600/14): Kompaktadurchbruch sowohl nach intraartikulär medial *(Pfeil)*, als auch nach lateral *(Pfeilspitzen)*.
e) Axialschnitt 6 nach i. v. KM-Gabe (SE 600/14): Ausgedehnte, den Humerus manschettenartig umgebende Weichteilkomponente. An einigen Stellen ist die Kompakta permeiert *(Pfeile)*. Die lange Bizepssehne wird vom Tumor nach ventral verlagert und umwachsen *(Pfeilspitze)*.

Diagnose

Osteosarkom mit elfenbeinartig sklerosierten Anteilen, osteolytischer Komponente sowie periossaler und intraartikulärer Ausdehnung.

Therapie

Chemotherapie und evtl. anschließend Tumorresektion.

Bemerkungen

Während die Diagnose am konventionellen Röntgenbild gestellt und bioptisch histologisch gesichert wird, dient die MRT der exakten Bestimmung der Tumorausdehnung. Für die periossale Weichteilinfiltration gelingt dies im vorliegenden Fall gut. Problematischer kann bei jugendlichen Patienten und körperstammnaher Tumorlokalisation die intramedulläre Ausdehnungsbestimmung sein, weil Tumorgewebe und blutbildendes Knochenmark ähnliche Signalintensitätswerte aufweisen können. Selbstverständlich muß neben der lokalen Ausdehnungsbestimmung der gesamte Humerus zum Ausschluß sog. Skip lesions untersucht werden. Axiale Schichten sind zur Beurteilung der Kompakta langer Röhrenknochen unerläßlich.

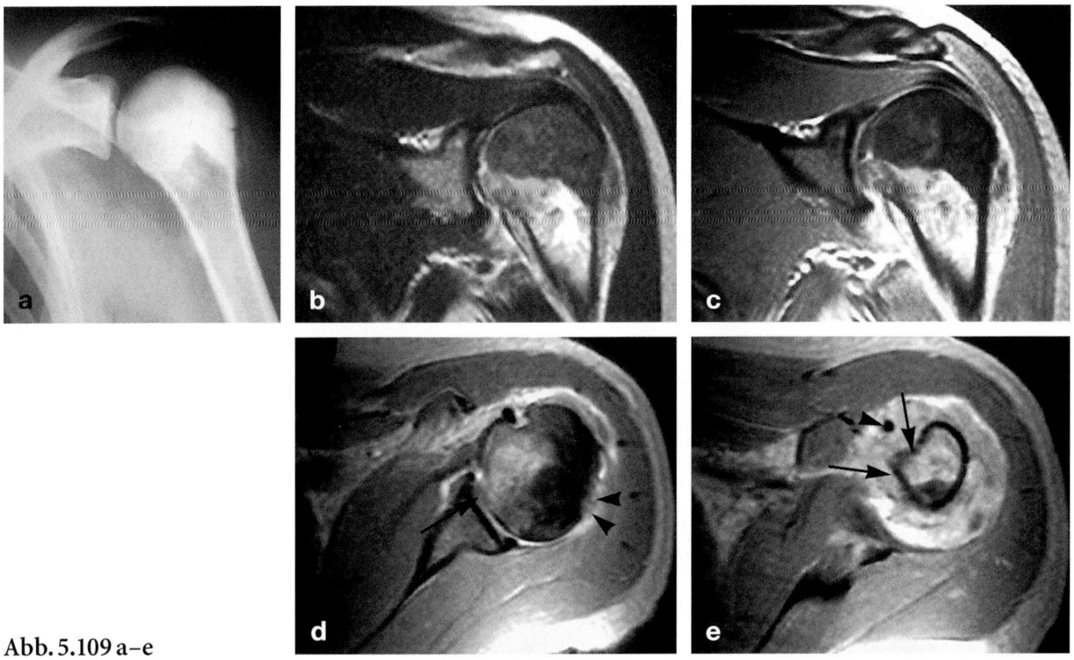

Abb. 5.109 a–e

5.7 Sonstige Fälle

Fall 110: 45 Jahre., weiblich. Nach Sturz mit dem Motorad Trauma des linken Schultergelenks. Über Jahre persistierende Schulterschmerzen (Abb. 5.110).

Befunde

Röntgen

a) a.-p. in Innenrotation: Das Ende des Processus coracoideus ist in Relation zur Basis nach kaudal gekippt.
b) a.-p. in Elevation und Außenrotation: Überlagerungsfreie Darstellung des Processus coracoideus, dessen Ende von der Basis abgetrennt ist. Das distale Fragment erscheint abgerundet und zirkulär von Kortikalis umgeben, daher Verdacht auf separaten Verknöcherungskern des Korakoids bzw. persistierende Apophyse.

Arthro-CT

c, d) Benachbarte Axialschnitte Niveau 4: Verkürztes Korakoid, lateral davon separates Ossikel sichtbar.

Arthroskopie

e) Das Labrum ist überall adhärent und intakt. Im Bereich der langen Bizepssehne finden sich Verklebungen und eine ausgeprägte Synovitis. Starke Bewegungseinschränkung bezüglich Rotationen, subakromial Verlötung zwischen Kapsel und Akromion.

Diagnose

Persistierende Apophyse des Processus coracoideus. Adhäsive Kapsulitis.

Bemerkungen

Der Processus coracoideus weist 2, gelegentlich auch 3 Ossifikationszentren auf. In der Mitte der Korakoids wird der 1. Knochenkern während des 1. Lebensjahres sichtbar, das basisnahe Ossifikationszentrum tritt erst später auf. Ein 3. Knochenkern kann an der Spitze des Korakoids beobachtet und dort mit einer Fraktur verwechselt werden. Im vorliegenden Fall ist offenbar die Fusion des zentralen und des basisnahen Knochenkerns ausgeblieben. Im Gegensatz zur a.-p.-Aufnahme ermöglichen die Aufnahmen in Elevation und Außenrotation sowie die CT die überlagerungsfreie Darstellung und die Diagnose einer Apophyse des Korakoids. Wahrscheinlich handelt es sich dabei um einen Zufallsbefund, und die Symptomatik der Patientin muß durch die Kapsulitis erklärt werden.

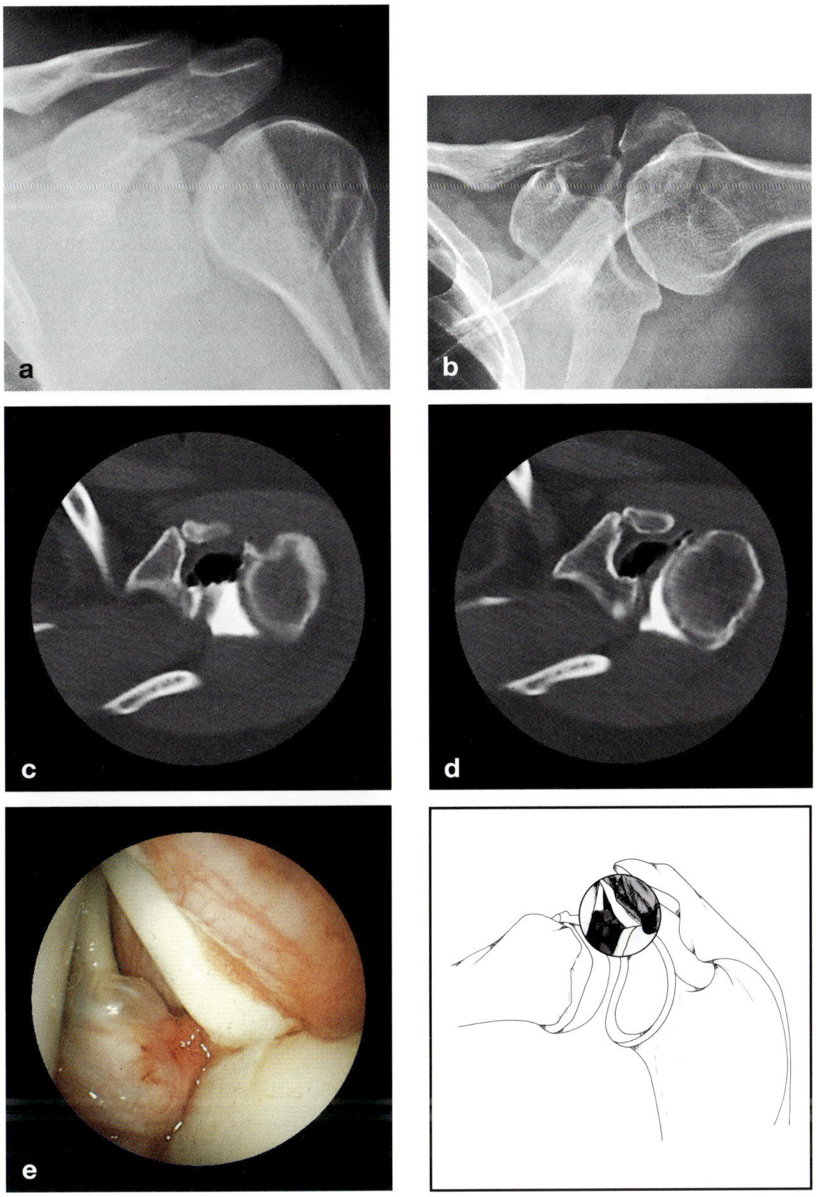

Abb. 5.110 a–e

5.7 Sonstige Fälle (Fortsetzung)

Fall 111: 54 Jahre, weiblich. Vor 3 Monaten Distorsion des rechten Schultergelenks. Persistierende Schmerzen bei Abduktion. Verdacht auf Läsion der Rotatorenmanschette (Abb. 5.111).

Befunde

Arthro-MRT

a) Axialschnitte Niveau 5 in Neutralstellung (SE 600/15): Im Sulcus intertubercularis liegen 2 signalarme ovaläre Strukturen.
b) Axialschnitte Niveau 6 in Neutralstellung (SE 600/15): Auch im unteren Sulcus doppelt angelegte lange Bizepssehne.
c) Frontalschnitte Niveau 2 (2D-FLASH 830/15/90°, Fettsättigung): Doppelstruktur im Sulcus gut erkennbar. Der mediale Schenkel einer doppelt angelegten Bizepssehne zieht zum Tuberculum supraglenoidale, während die laterale Anlage in die Supraspinatussehne einstrahlt.

Arthroskopie (ähnlicher Fall)

d) Doppelter Ansatz der Bizepssehne, wobei die Aufteilung aber deutlich kranialer erfolgt. Im Sulcus bildet die Sehne bereits eine Einheit.

Diagnose

Doppelt angelegte lange Bizepssehne als Zufallsbefund bei Impingementabklärung.

Therapie

Keine.

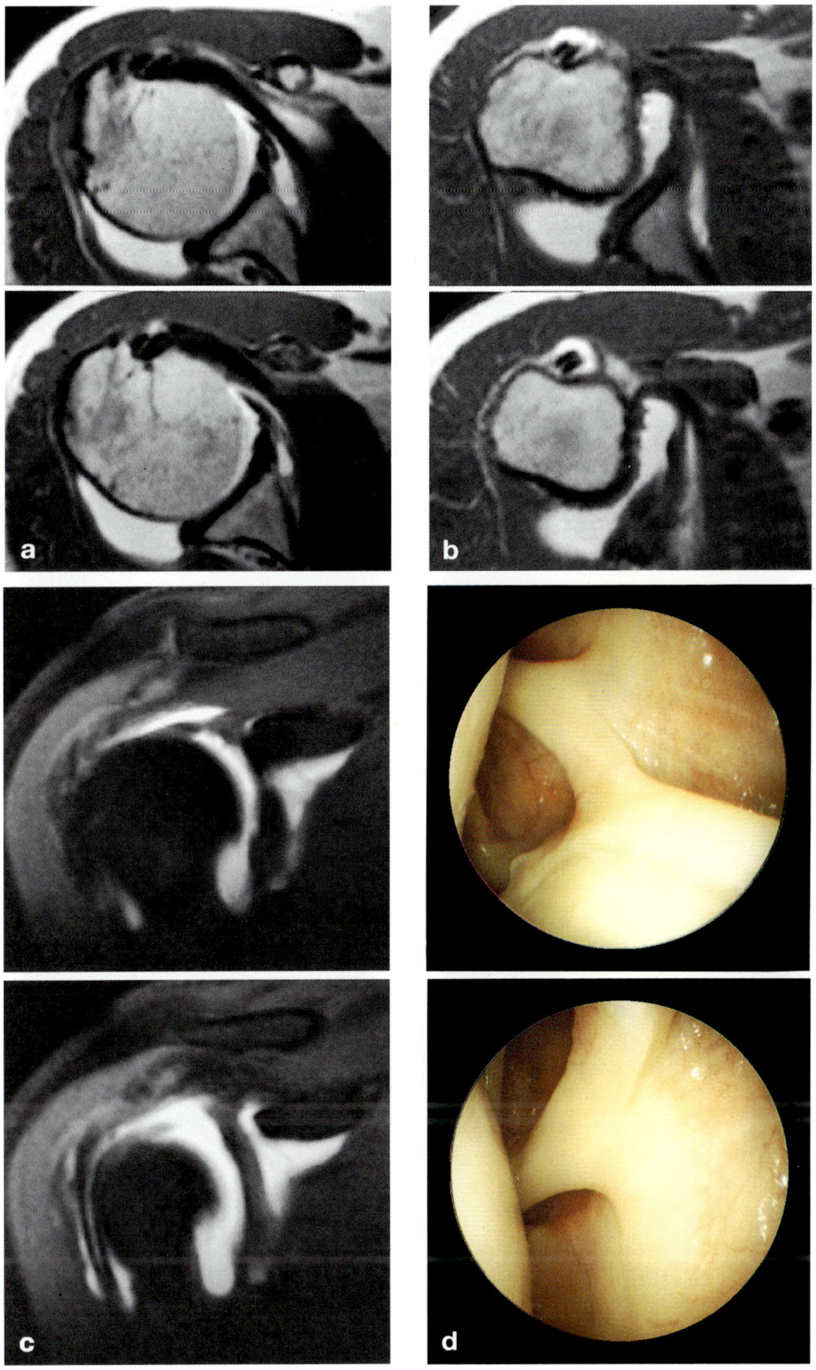

Abb. 5.111 a–c

5.7 Sonstige Fälle (Fortsetzung)

Fall 112: 50 Jahre, männlich. Zufallsbefund bei Abklärung eines Schultertraumas (Abb. 5.112).

Befunde

Röntgen

a) a.-p. in Außenrotation: Sehr prominentes Akromion.
b) a.-p. in Innenrotation (mit stärkerer) kraniokaudaler Röhrenkippung: Der vordere Abschnitt des Akromions ist gegenüber dem hinteren leicht abgesetzt, ein Befund, der für ein Os acromiale spricht.

Diagnose

Großes Os acromiale, sichtbar in Röntgenübersichtsbildern.

Therapie

Keine Therapie in bezug auf das Os acromiale.

Bemerkungen

Beim Os acromiale handelt es sich um eine persistierende Apophyse. Am lateralen Rand des Akromions treten relativ spät im 15. bis 18. Lebensjahr 2–3 Knochenkerne auf, die zunächst untereinander verschmelzen. Etwa im 20. Lebensjahr kommt es normalerweise auch zu einer Fusion mit der Spina scapulae. Tritt diese knöcherne Verbindung auch bis zum 25. Lebensjahr nicht ein, wird der separate Knochen als Os acromiale bezeichnet. Diese Normvariante ist relativ häufig zu beobachten, kann unterschiedliche Formen aufweisen und gelenkähnlich (Synchondrose) mit der Basis des Akromions verbunden sein. Differentialdiagnostische Bedeutung hat dieser Befund bei der Abgrenzung gegenüber einer Fraktur.
Während eine richtig eingestellte a.-p.-Röntgenaufnahme des Schultergelenks das Os acromiale bedingt durch Überlagerung oftmals nicht eindeutig erkennen läßt, sind v. a. axiale und überkippte Schultergelenkaufnahmen und natürlich auch Schnittbildverfahren mit axialer Schichtorientierung zur Beurteilung geeignet. Das Os acromiale stellt jedoch in der Regel einen Nebenbefund bei anderweitig indizierter Abklärung des Schultergelenkes dar.

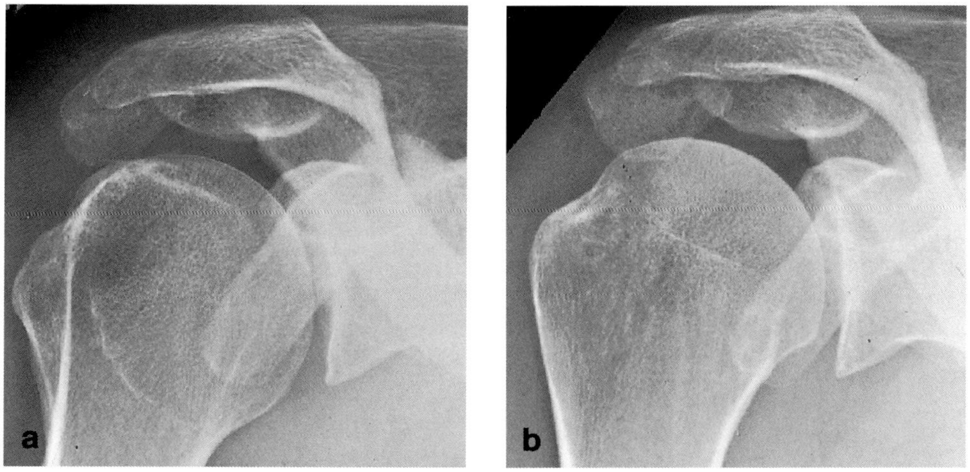

Abb. 5.112 a, b

5.7 Sonstige Fälle (Fortsetzung)

Fall 113: 48 Jahre, männlich. Hemiplegie links (Abb. 5.113).

Befunde

Röntgen

a) a-p. in Innenrotation: Große hakenförmige Verknöcherung am Humeruskopf, im Bereich der unteren Kapselinsertion.
b) a.-p. in Elevation, Abduktion und Außenrotation: Die Verknöcherung ist wesentlich größer als in Abb. 5.113 a).

Diagnose

Große hakenförmige periartikuläre Ossifikation bei Hemiplegie.

Therapie

Keine.

Bemerkungen

Die Lokalisation und Konfiguration dieser Verknöcherung stellt einen sehr ungewöhnlichen Befund dar. Die klinische Angabe einer Hemiplegie erleichterte die Interpretation und Diagnose einer periartikulären Ossifikation, zu welcher Patienten mit zentralen oder peripheren Lähmungen neigen. Prophylaktisch kann die Gabe von Prostaglandinsynthesehemmern oder die gezielte Anwendung ionisierender Strahlen diskutiert werden.

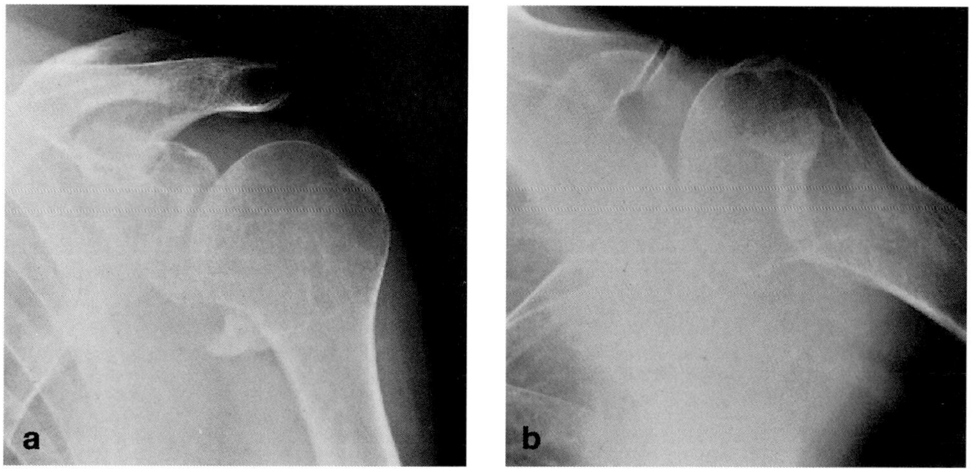

Abb. 5.113 a, b

5.7 Sonstige Fälle (Fortsetzung)

Fall 114: 41 Jahre, männlich. Schubweise muskuläre Überlastungsbeschwerden der rechten Schulter. Klinisch wurde eine Atrophie des M. infraspinatus festgestellt. Verdacht auf Läsion im Verlaufsbereich des N. suprascapularis (Abb. 5.114).

Befunde

MRT

a) Axialschnitt 5 (SE 2000/20): Die Darstellung des Schultergürtels zeigt eine markante Seitendifferenz: rechts ist der M. infraspinatus vollständig fettgewebig atrophiert *(Pfeile)*.
b) Frontalschnitt 4 (SE 500/15): Atrophie der Mm. infraspinatus und teres minor *(Pfeile)*. Im Bereich der Incisura scapulae rechts *(Pfeilspitze)* sind keine Auffälligkeiten sichtbar, insbesondere keine tumoröse Raumforderung.
c) Sagittalschnitt 1 (SE 500/15): Dorsal der Spina scapulae ist bis auf den medialen Abschnitt des M. deltoideus *(Pfeil)* nur Fettgewebe gelegen.

Diagnose

Denervationsbedingte vollständige Atrophie der Mm. infraspinatus und teres minor rechts.

Therapie

Konservativ. Eine operative Dekompression des N. suprascapularis im Bereich der Incisura scapulae kann diskutiert werden.

Bemerkungen

Als Ursachen der Muskelatrophie kommen ein schon länger bestehender, vollständiger Abriß der Mm. infraspinatus und teres minor, eine Denervation infolge Kompression des N. suprascapularis im Bereich der Incisura scapulae oder eine Plexusläsion in Frage. Diese Regionen können mit MRT dargestellt werden. Aus diesem Grund und auch wegen der optimalen topographischen Darstellung des Schultergürtels wurde sie hier primär durchgeführt. Die Körperspule, die bei diesem Patienten angewendet wurde, hat den Vorteil der seitenvergleichenden Darstellung einer gesamten Körperregion, was die Bildinterpretation erleichtert.

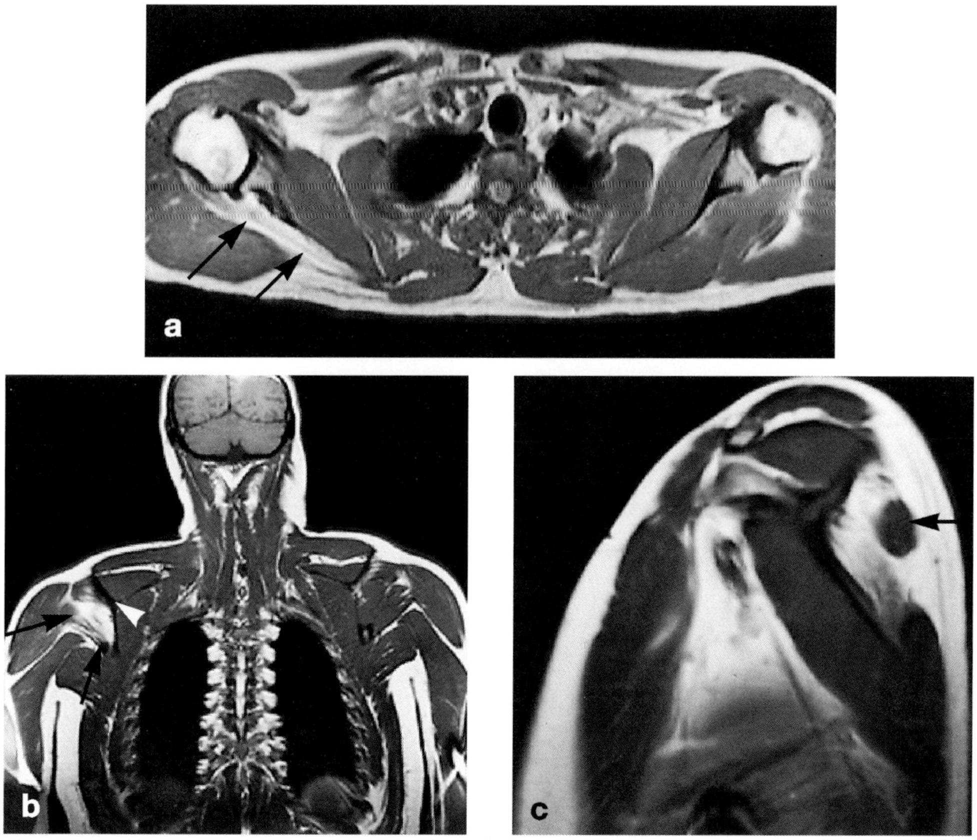

Abb. 5.114 a–c

5.7 Sonstige Fälle (Fortsetzung)

Fall 115: 51 Jahre männlich. Schwellung über der Spina scapulae rechts; kein Trauma erinnerlich (Äthylabusus) (Abb. 5.115).

Befunde

Röntgen

a) a.-p. in Innenrotation: Neben einem großen Osteophyten am Akromionvorderrand findet sich eine Auftreibung der Spina scapulae mit zentraler, unregelmäßiger Aufhellungslinie.

CT

b) Axialschnitte Niveau 1: Offensichtliche alte Fraktur der Spina scapulae mit Pseudarthrose und erheblicher lokaler Auftreibung. Im weiteren ist am Akromionvorderrand ein sog. Os acromiale sichtbar, das mit der Klavikula artikuliert. Der M. supraspinatus ist nicht erkennbar .
c) Axialschnitt 2: Der M. supraspinatus ist fettgewebig atrophiert *(Pfeil)*. Die Weichteilstruktur medial des Humeruskopfes *(Pfeilspitzen)* entspricht den Resten der Supraspinatussehne. Der Humeruskopf liegt auf Höhe des lateralen Klavikulaendes und steht damit zu hoch. In der Infraspinatusloge ebenfalls fettgewebige Muskelatrophie. Pseudarthrose der Spina scapulae deutlich sichtbar.

Diagnose

- Alte Fraktur der Spina scapulae mit Ausbildung einer Pseudarthrose.
- Vollständige Rupturen der Mm. infraspinatus, supraspinatus und subscapularis (nicht dokumentiert).
- Os acromiale.

Therapie

Konservativ.

Bemerkungen

Das Os acromiale ist nicht traumatisch entstanden, sondern stellt eine Normvariation dar. Die Pseudarthrose der Spina scapulae ist offensichtlich das Resultat eines nicht erinnerlichen alten Traumas. Schwere Muskelatrophien sind eine häufige Folge von älteren vollständigen Rupturen der Rotatorenmanschette.

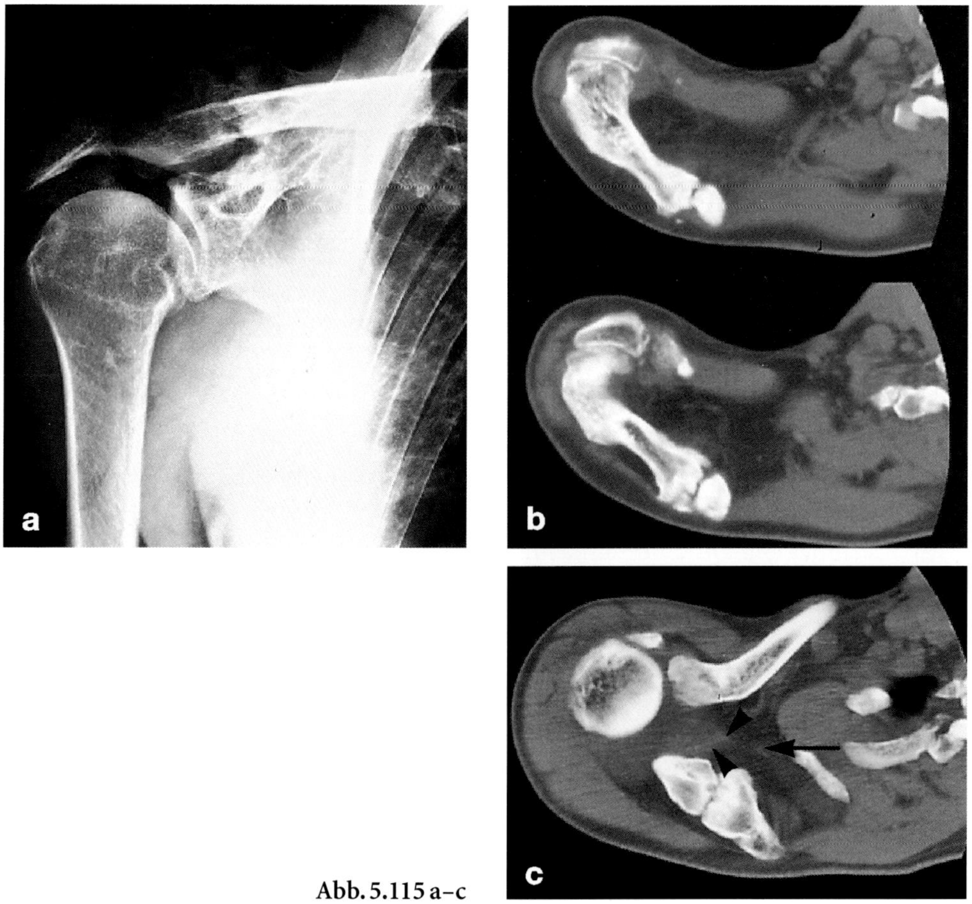

Abb. 5.115 a–c

5.7 Sonstige Fälle (Fortsetzung)

Fall 116: 47 Jahre, männlich. Sturz beim Skifahren; Painfull arc und Schmerzen bei Außenrotation (Abb. 5.116).

Befunde

Röntgen

a) a.-p. in Innenrotation: Diskrete Aufhellungslinie im unteren Bereich des Tuberculum majus *(Pfeil).*

MRT

b) Axialschnitt 3 (2D-FLASH 680/18/50°): Diffuse Signalerhöhung im lateralen Humeruskopf. Konturunterbrechung der Kortikalis an mehreren Stellen mit schuppenförmiger Aussprengung des Infraspinatusansatzes *(Pfeile).*
c) Frontalschnitt 3 (SE 2000/80): Auch das T2-gewichtete SE-Bild zeigt das Ödem des Knochenmarks als inhomogene Signalintensitätserhöhung.
d) Frontalschnitt 2 (SE 2000/80): Kleine Flüssigkeitskollektion in der Bursa subdeltoidea *(Pfeilspitze).* Umschriebene Signalerhöhung lateroventral am Supraspinatussehnenansatz.
e) Sagittalschnitt 4 (SE 600/15): Keine Fragmentdislokation. Das begleitende traumatische Knochenmarködem kommt im T1-gewichteten SE-Bild mit gutem Kontrast zum signalreichen Fettmark zur Darstellung. Angrenzend Signalminderung des subdeltoidalen Fettgewebes.

Diagnose

Mehrfragmentäre Fraktur des Tuberculum majus ohne Fragmentdislokation.

Therapie

Konservativ.

Bemerkungen

Die Röntgenaufnahmen erlauben den Nachweis mehrerer Infraktionen des Tuberculum majus und den Ausschluß wesentlicher Dislokationen. Die MRT wurde danach mit der Frage nach Läsionen der Rotatorenmanschette durchgeführt.
Das Beispiel demonstriert eindrucksvoll die gute Darstellbarkeit von Frakturen mittels MRT. Einblutungen und ödematöse Veränderungen im Knochenmark führen zu einer Signalintensitätserhöhung auf T2- und T2*- gewichteten Aufnahmen, während im T1- gewichteten Bild die Signalintensitätsminderung gegenüber dem Fettmark dominiert. Die MRT besitzt eine hohe Sensitivität für den Nachweis von Frakturen. Dies gilt auch für sog. „bone bruise", die röntgenologisch nicht diagnostiziert werden können.

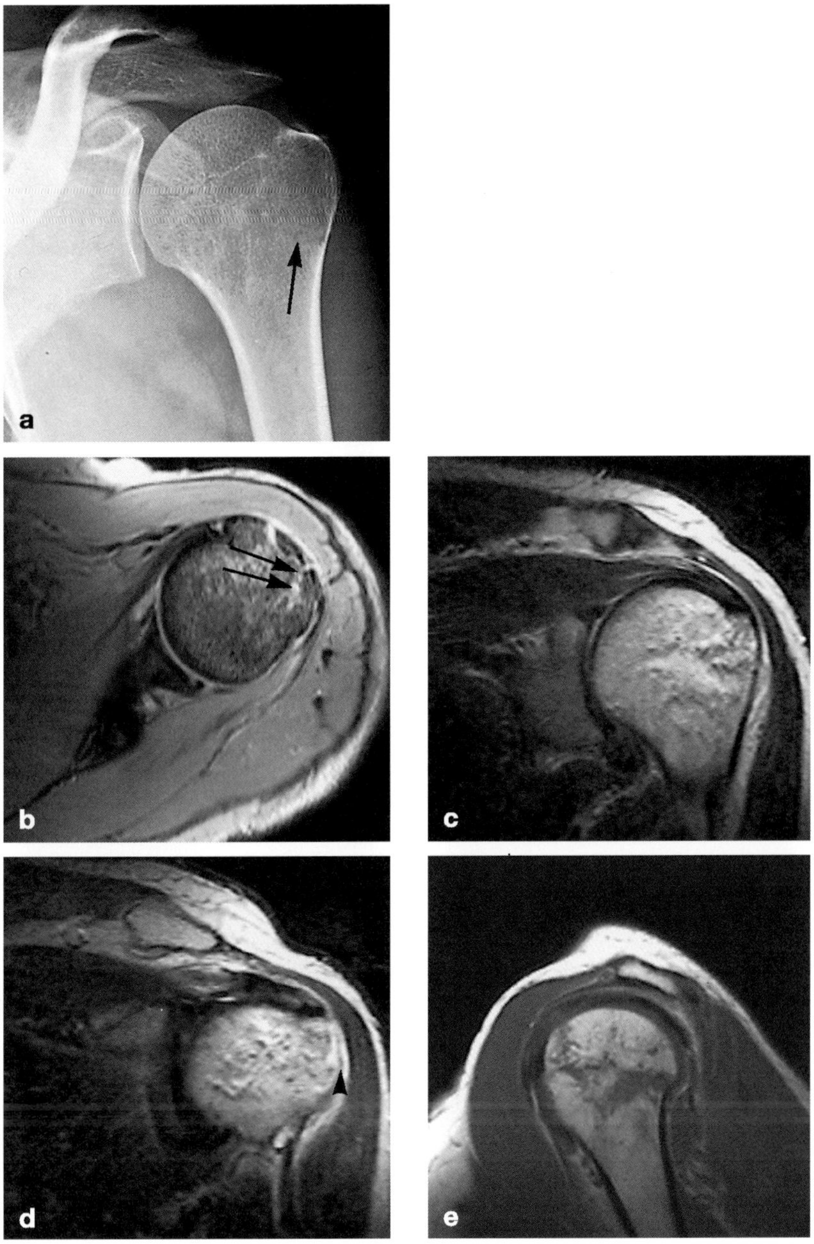

Abb. 5.116 a–e

5.7 Sonstige Fälle (Fortsetzung)

Fall 117: 50 Jahre, weiblich. Seit 6 Monaten zunehmende Schmerzen im linken Schultergelenk ohne Trauma. Verdacht auf Rotatorenmanschettenruptur (Abb. 5.117).

Befunde

Röntgen

a) a.-p. in Innenrotation: Sklerotische Verdichtung im Akromion. In Folge einer etwas zu starken kraniokaudalen Röhrenkippung projiziert sich der Processus coracoideus weit kaudal.
b) Axiale Aufnahme: Separates Ossifikationszentrum des Akromions im Sinne eines Os acromiale mit einer Synchondrose zur Spina scapulae *(Pfeil)*.
c) a.-p. in Abduktion mit kaudokranialer Röhrenkippung: Synchondrose oberhalb Humeruskopf projiziert *(Pfeil)*.

Diagnose

- Partialriß der Supraspinatussehne.
- Os acromiale als Normvariante.

Therapie

Konservativ.

Bemerkungen

Für die kranialen Abschnitte der Rotatorenmanschette stellt die Schultergelenkarthrographie unverändert ein sehr sensitives und spezifisches Untersuchungsverfahren dar, das auch den Nachweis kleiner Einrisse erlaubt, sofern sie von der gelenkseitigen Oberfläche der Supraspinatussehne ausgehen. Das Os acromiale kann nicht als alleinige Ursache einer Rotatorenmanschettenläsion angesehen werden.

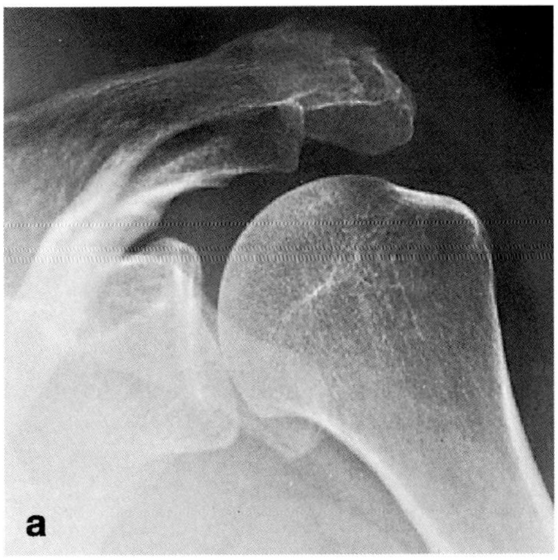

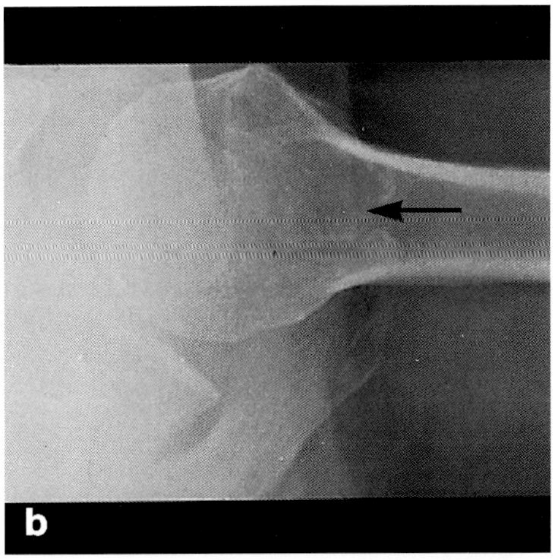

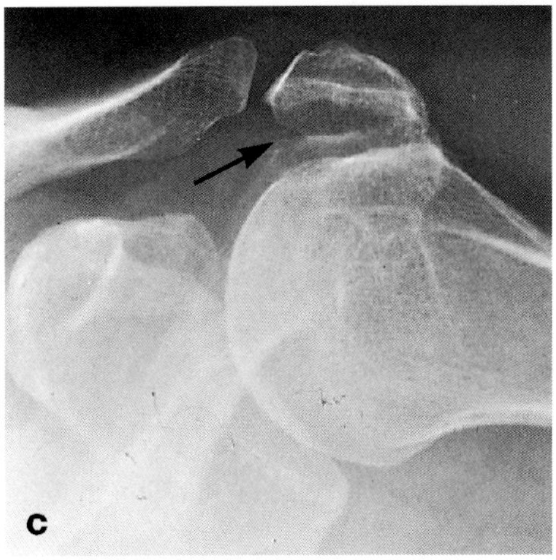

Abb. 5.117 a–c

5.7 Sonstige Fälle (Fortsetzung)

Fall 118: 13 Jahre, männlich. Abklärung nach Autounfall; Verdacht auf Fraktur (Abb. 5.118).

Befunde

Röntgen

a) a.-p. in Außenrotation: Isoliertes Knochenelement am Oberrand des Glenoids; offene Epiphysenfuge des Humeruskopfes.

CT

b) Axialschnitt 3: Am Oberrand des Glenoids zeigt sich eine y-förmige Aufhellungslinie mit gezahnter Kontur.

Diagnose

Isolierter Knochenkern an der Basis des Processus coracoideus, auch als Os infracoracoideum bezeichnet (Normvariante).

Therapie

Keine.

Bemerkungen

Bei Kindern und Jugendlichen ist die Kenntnis der Knochenkerne, des Zeitpunkts ihrer Verschmelzung und isolierter bzw. akzessorischer Ossifikationszentren bei der Frakturdiagnostik unerläßlich, um unnötige Folgeuntersuchungen im Hinblick auf Strahlenexposition und Kosten zu vermeiden.

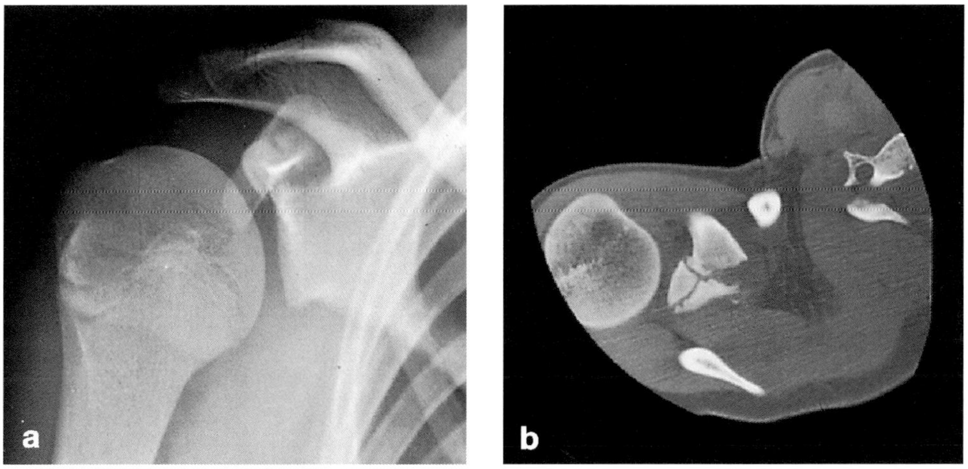

Abb. 5.118 a, b

5.7 Sonstige Fälle (Fortsetzung)

Fall 119: 52 Jahre, männlich. Kontusion des rechten Schultergelenks mit persistierenden ventralen Schmerzen. Painfull arc sowie eingeschränkte Flexion und Abduktion bei der klinischen Untersuchung (Abb. 5.119).

Befunde

Arthro-MRT

a) Axialschnitt 4 (2D-FLASH 600/14/60°): Die Begrenzung des vorderen Labrums ist atypisch. Fraglich basisnaher Riß des vorderen Labrums; normale Subskapularissehne.
b) Axialschnitt 5 (2D-FLASH 600/14/60°): Das vordere Labrum erscheint nicht in normaler Achsenstellung mit dem Glenoidvorderrand. Fraglich ist, ob das Labrum vergrößert und fragmentiert ist und mit einem größeren Sequester direkt unterhalb der Subskapularissehne liegt.

Arthroskopie

c) Ventraler Abriß des Labrums, ausgehend wahrscheinlich von einem Sublabral hole mit Einriß nach kranial und kaudal. Intakte lange Bizepssehne und Subskapularissehne. Eine definitive Beurteilung der Pathologie ist nur mittels Tasthaken möglich.

Diagnose

Labrumabriß ventral, ausgehend von einem Sublabral hole (Normvariante).

Therapie

Labrumrefixation.

Bemerkungen

Dieser Fall bereitete interpretatorisch Schwierigkeiten, weil das mittlere glenohumerale Ligament als fragmentierte Labrumruptur interpretiert wurde. Tatsächlich fand sich im vorderen oberen Labrumabschnitt kein Riß, sondern lediglich, als Normvariante, eine Lochbildung. Am Unterrand dieses Sublabral hole war jedoch ein größerer Riß vorhanden, wie in der Arthroskopie dokumentiert.
Bei der Interpretation der axialen MRT-Schichten ist auf die glenohumeralen Ligamente zu achten, die gelegentlich elongiert oder kräftig ausgebildet sein können. Das mittlere glenohumerale Ligament kann auch strangförmig ausgebildet sein und eine Korbhenkelläsion des Labrums vortäuschen (Buford-Komplex). Bei Unkenntnis der physiologischen Position dieser Ligamente können wie im vorliegenden Fall Fehlinterpretationen entstehen.

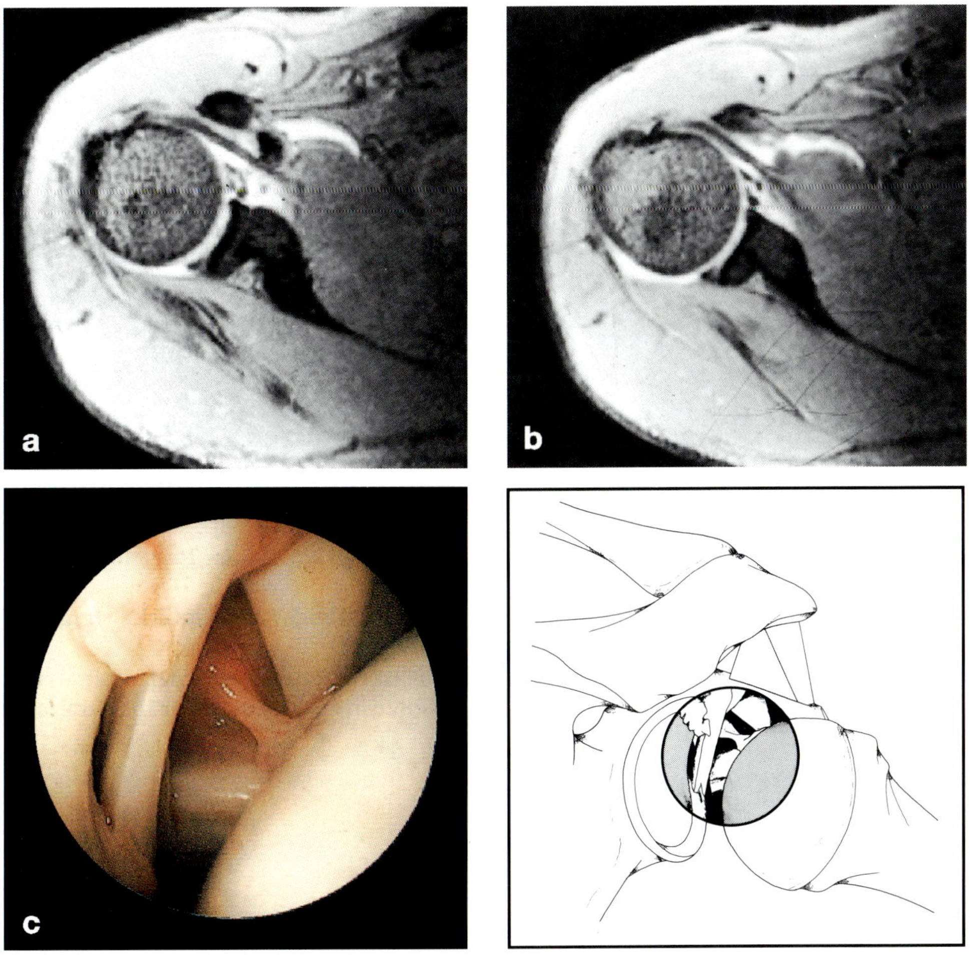

Abb. 5.119 a–c

5.7 Sonstige Fälle (Fortsetzung)

Fall 121: 60 Jahre, weiblich. Subakromiales Impingement rechts mit nächtlichen Schmerzen (Abb. 5.121).

Befunde

MRT

a) Frontalschnitt 3 (SE 600/20): Verdickung der Supraspinatussehne am Ansatz und umschriebene Inhomogenität bzw. leichte Signalerhöhung. Zusätzlich fällt metaphysär im Humerus eine lineare, sich verzweigende Struktur auf *(Pfeil)*.
b) Frontalschnitt 3 (SE 2000/90): Persistierende Signalerhöhung der Supraspinatussehne und Flüssigkeitsnachweis in der Bursa subdeltoidea *(Pfeil)*. Die in Abb. 5.121 a sichtbare Struktur in der Humerusmetaphyse ist jetzt signalintensiv, was auf ein Blutgefäß hindeutet (Rephasing effect).

Diagnose

Subakromiales Impingement mit degenerativem Partialriß der Supraspinatussehne.

Nebenbefund

Vasum proprium des Knochenmarks in der proximalen Humerusmetaphyse.

Bemerkungen

Die MRT wurde zur Abklärung einer Rotatorenmanschettenläsion angefertigt. Als Nebenbefund wurde eine außergewöhnlich kräftiges, intramedullär verlaufendes Gefäß erfaßt, dessen hohe Signalintensität im T2-gewichteten Bild sich durch den Rephasierungseffekt des 180°-Pulses im Rahmen der T2-gewichteten SE-Sequenz erklärt.

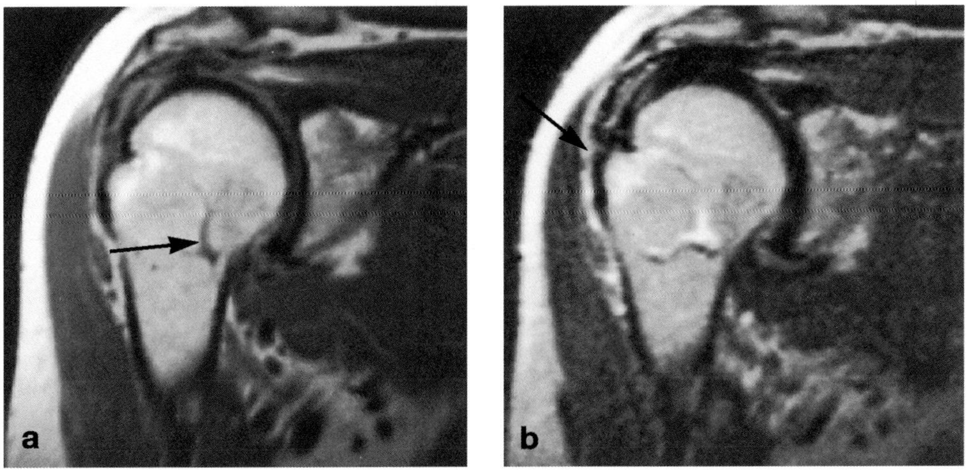

Abb. 5.121 a, b

5.7 Sonstige Fälle (Fortsetzung)

Fall 122: 30 Jahre, männlich. Luxation des linken Schultergelenks bei Motorradunfall. 12 Jahre später erneutes Trauma und Abklärung bei Frakturverdacht (Abb. 5.122).

Befunde

Röntgen

a) a.-p.: Vordere Schultergelenkluxation.
b) a.-p. in Innenrotation: Nach Reposition normale Stellung des Glenohumeralgelenks; Hill-Sachs-Impressionsfraktur *(Pfeilspitzen)*. Beachte: intakter Processus coracoideus *(Pfeil)*.
c) a.-p. in Außenrotation 12 Jahre später: Erneute Zuweisung wegen Sturz beim Tennisspiel und Frakturverdacht. Sichelförmiges Skleroseareal an der Spitze des Processus coracoideus.
d) Axiale Aufnahme: Nachweis eines isolierten Knochenfragments an der Spitze des Korakoids, das durch eine irreguläre Aufhellungslinie abgetrennt ist. Am ehesten handelt es sich hier um eine traumatisierte, persistierende Apophyse.
e) a.-p.-Aufnahme 6 Jahre später: Erneute Zuweisung wegen Spontanluxation des linken Schultergelenks. Die Aufnahme zeigt eine erneute vordere Schultergelenkluxation. Die Korakoidspitze ist nach kaudal verlagert und etwas gekippt *(Pfeil)*.
f) a.-p. in Innenrotation: Nach Reposition des Glenohumeralgelenks besteht die Dislokation der Korakoidspitze unverändert fort.

Arthroskopie

g) Blick mit der 70°-Optik in die ventrale Luxationstasche und auf den Glenoidvorderrand. Der ganze ventrale Limbus fehlt, auch die glenohumeralen Ligamente fehlen.

Diagnose

- Abriß einer persistierenden Apophyse des Korakoids bei rezidivierenden Luxationen.
- Hill-Sachs-Impressionsfraktur.
- Vollständiger Subskapularissehnenabriß und Ruptur der vorderen Gelenkkapsel mit den glenohumeralen Ligamenten.
- Partialruptur des Supraspinatussehnenansatzes.

Therapie

Operative Rekonstruktion.

Bemerkungen

Schulterluxationen können diverse Verletzungsmuster beinhalten. Neben den bekannten Bankart-Läsionen kann seltener auch ein glenohumerales Ligament oder die Subskapularissehne abgerissen sein. Knöcherne Verletzungen des Korakoids, wie in diesem Fall ein Abriß einer persistierenden Apophyse, sind sehr selten.

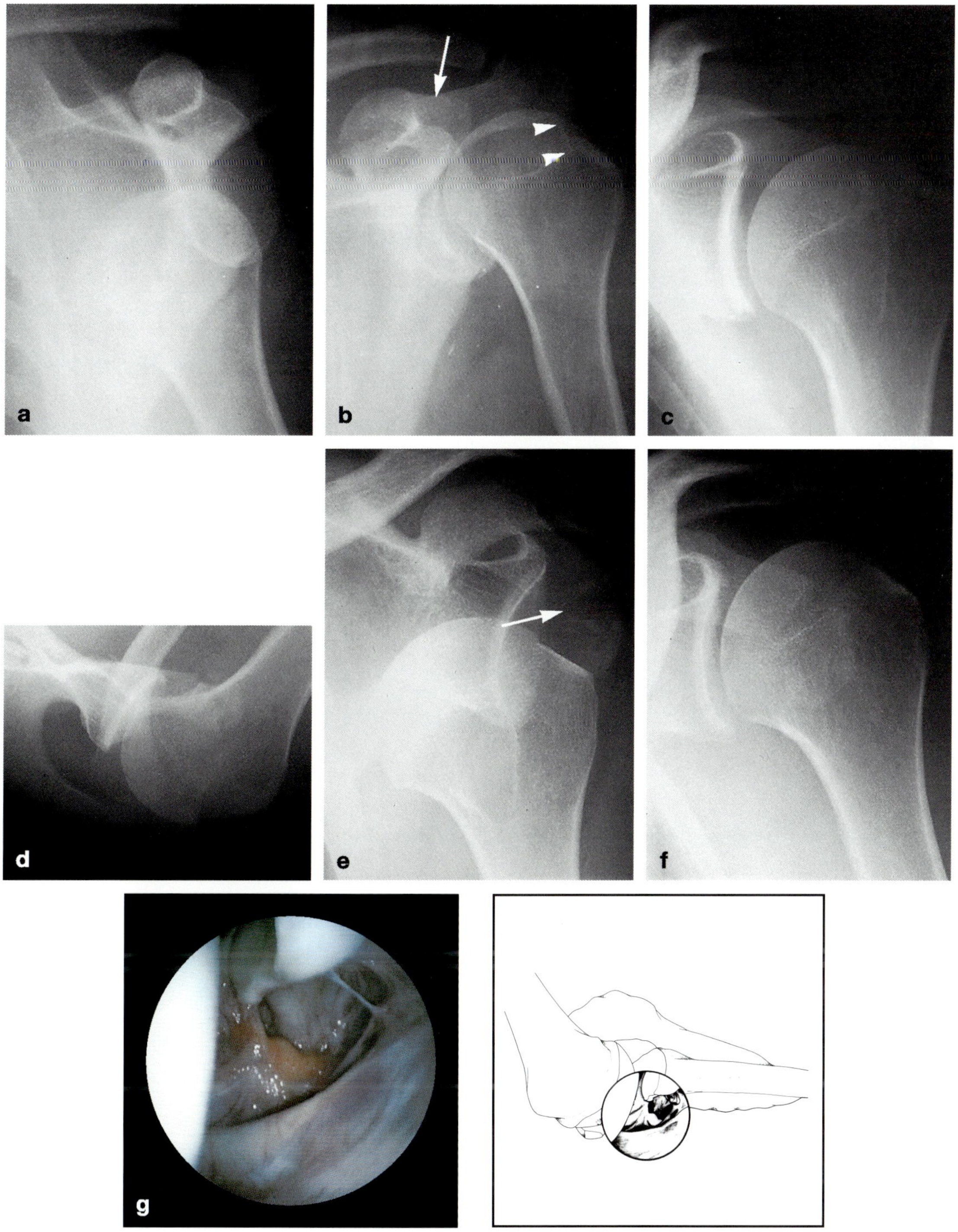

Abb. 5.122 a–g

5.7 Sonstige Fälle (Fortsetzung)

Fall 123: 27 Jahre, weiblich. Sogenannte Schwimmerschulter mit Schmerzen bei nach vorne eleviertem Arm. Positiver Apprehensiontest; Röntgen unauffällig (Abb. 5.123).

Befunde

Arthro-MRT

a–d) Axialschnitte Niveau 4 und 5 (2D-FLASH 600/18/60°): Verlauf des mittleren glenohumeralen Ligaments *(Pfeile)* vom Glenoid zum Humeruskopf, wo es am Tuberculum minus ansetzt. Aufweitung der vorderen und hinteren Gelenkkapsel.

Diagnose

- Normalbefund eines durch die intraartikuläre KM-Gabe sehr gut im Verlauf dargestellten mittleren glenohumeralen Ligaments.
- Kapsellaxität.

Therapie

Physiotherapie.

Bemerkungen

Ventrale Labrumläsionen müssen von anatomischen Strukturen, wie dem mittleren glenohumeralen Ligament, abgegrenzt werden. Auch eine luxierte Bizepssehne kann in ähnlicher Position zur Fehldiagnose einer ventralen Limbusläsion führen.

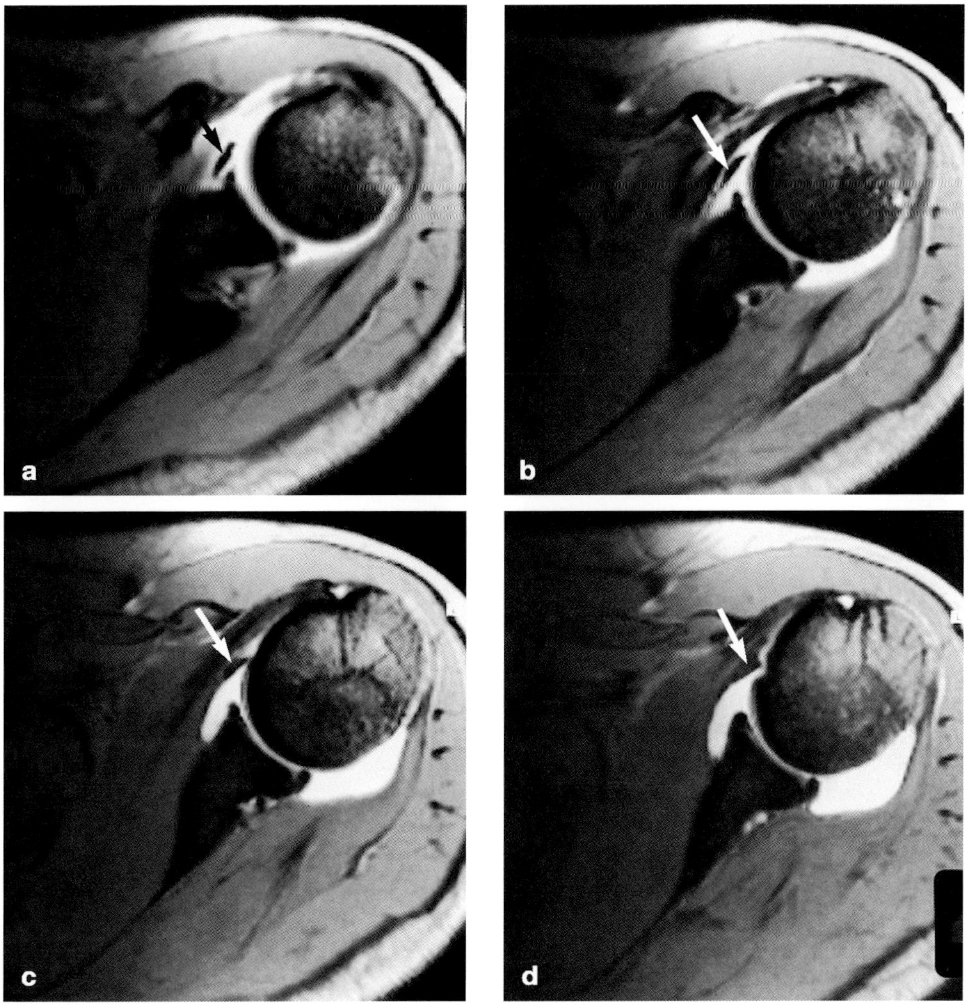

Abb. 5.123 a–d

5.7 Sonstige Fälle (Fortsetzung)

Fall 124: 41 Jahre, weiblich. Zunehmende Schmerzen am linken Schultergelenk ventral ohne erinnerliches Trauma. Apprehensiontest positiv (Abb. 5.124).

Befunde

Arthro-CT

a) Axialschnitt 5 in Neutralstellung: Dreieckige Weichteilstruktur ventral des Glenoidvorderrandes im Recessus subcoracoideus gelegen.
b) Axialschnitt 5 in Neutralstellung: In der kaudal angrenzenden Schicht setzt sich die Weichteilstruktur fort und strahlt in die Gelenkkapsel ein.

Arthroskopie

c) Das mittlere glenohumerale Ligament ist sehr kräftig ausgebildet; das ventrale Labrum eher dysplastisch. Die Interpretation als Korbhenkelläsion des ventralen Labrums wäre verlockend, tatsächlich handelt es sich aber um den sog. Buford-Komplex.

Diagnose

Normvariante: sog. Buford-Komplex mit strangförmiger Verdickung des mittleren Lig. glenohumerale.

Bemerkungen

Die Ligg. glenohumeralia können, je nach Verlaufsrichtung, als Abriß des ventralen Labrum glenoidale fehlinterpretiert werden. Zur richtigen Diagnosestellung müssen daher solche Strukturen zum Labrum und zur Gelenkkapsel verfolgt werden. Dies gelingt bei einem abgerissenen Labrum nicht. Der sog. Buford-Komplex kann auch vom Arthroskopiker als Labrumabriß fehlinterpretiert werden.

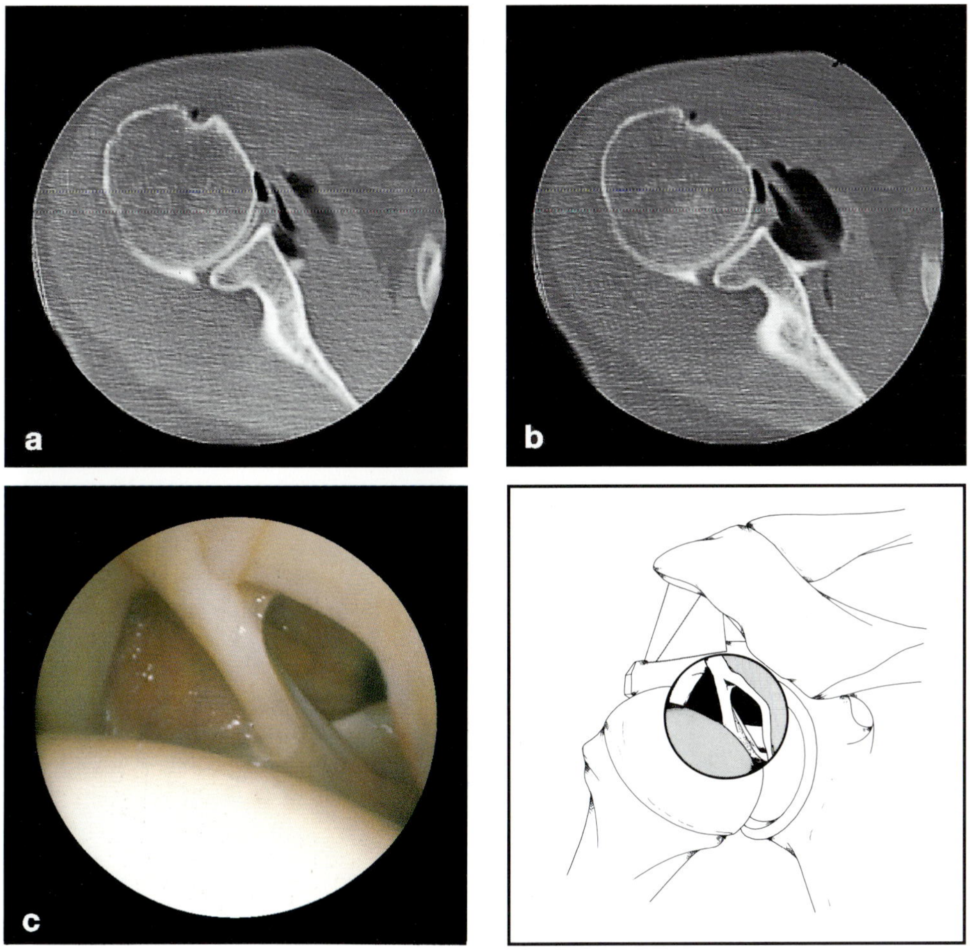

Abb. 5.124 a–c

5.7 Sonstige Fälle (Fortsetzung)

Fall 125: 38 Jahre, männlich. Nach Motorradunfall Schmerzen und Instabilität des rechten Schultergelenks verbunden mit Krepitation bei klinischer Untersuchung (Abb. 5.125).

Befunde

Röntgen

a) a.-p. Aufnahme der Skapula: Querfraktur der Klavikula im mittleren Drittel mit kranialer Dislokation um Schaftbreite. Mehrere Frakturlinien im Bereich der Skapula. Das Glenoid scheint vom Corpus scapulae separiert.
b) Skapula seitlich: Erst die 2. Aufnahmeebene der Skapula zeigt das Ausmaß der Dislokation im Bereich der querverlaufenden Skapulafraktur, wobei das distale Fragment zwischen die Thoraxwand und die kranialen Skapulaanteile disloziert ist.

Diagnose

- Dislozierte Klavikulafraktur im mittleren Drittel.
- Skapulahalsfraktur und Querfraktur des Corpus scapulae.

Therapie

Klavikulaosteosynthese.

Bemerkungen

Als Folge dieser Fraktur besteht eine instabile Schulter, da der Schultergürtel im Bereich von Klavikula und Skapulahals unterbrochen ist. Therapeutisch genügt es, die Klavikula zu stabilisieren. Die Skapulahalsfraktur heilt dann meist in relativ anatomiegerechter Stellung.

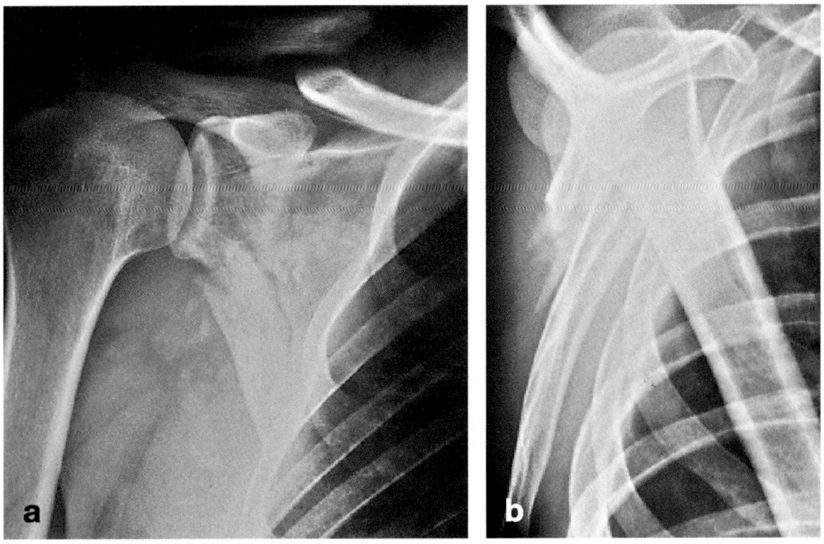

Abb. 5.125 a, b

6 Arthroskopische Befunde des glenohumeralen Gelenks

B. Hintermann

Die Schulterarthroskopie hat sich in der Diagnostik des glenohumeralen Gelenkes etabliert. Sie steht heute aber mehr denn je in Konkurrenz mit der bildgebenden Diagnostik, wie Arthro-CT, MRT und Sonographie. Seit Januar 1986 haben wir sämtliche Schulterarthroskopien an unserer Klinik [Orthopädisch-traumatologische Abteilung (Leiter: Prof. A. Gächter) der Orthopädischen Universitätsklinik Basel (Vorsteher: Prof. E. Morscher)] prospektiv erfaßt. Die Dokumentation umfaßt bis Mai 1994 über 900 Fälle.

In 501 Fällen erfolgte die Arthroskopie wegen einer subakromialen Schmerzsymptomatik. In 215 Fällen war die Indikation zur Arthroskopie eine Instabilität des Schultergelenkes. In den übrigen 201 Fällen lag ein anderer Grund zur Arthroskopie vor. Patienten mit Schulterinstabilität waren mehrheitlich jünger, während subakromiale Schmerzen beim älteren Patienten häufiger vorkamen. Die 917 Schulterarthroskopien betrafen 630 Männer und 287 Frauen mit einem Durchschnittsalter von 46,1 Jahren.

Mit zunehmendem Alter fanden sich bei unseren Patienten weniger Schädigungen des Labrum glenoidale anterius (Abb. 6.1). Während bei den 215 Patienten nach einer Schulterluxation das Labrum glenoidale anterius in 185 Fällen (86 %) rupturiert war, lag bei den übrigen 702 Patienten in immerhin 282 Fällen (40 %) ebenfalls eine signifikante Schädigung des Labrum glenoidale anterius vor.

Der Anteil der Rotatorenmanschettenrupturen nahm hingegen mit zunehmendem Alter zu (Abb. 6.2, S. 318). Trotz der negativen Patientenselektion fand sich im 6. Lebensjahrzehnt noch in mehr als 1/3 der Fälle eine intakte Rotatorenmanschette, und selbst bei den über 70 jährigen Patienten lag der Anteil der intakten Rotatorenmanschetten über 20 %.

Schädigungen der Bizepssehne nahmen ebenfalls mit zunehmendem Alter sukzessive zu (Abb. 6.3, S. 318). Auch der Humeruskopf zeigte – abgesehen von Hill-Sachs-Impressionsfrakturen – mit zunehmendem Alter häufiger Knorpelschäden (Abb. 6.4, S. 319). Bedingt durch die Patientenselektion fand sich beim jüngeren Patienten häufiger eine Hill-Sachs-Impressionsfraktur.

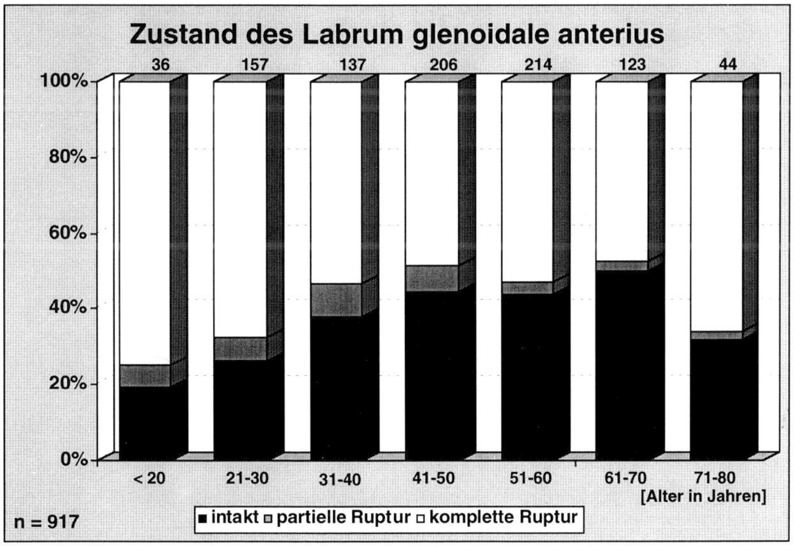

Abb. 6.1. Labrum glenoidale anterius und Alter

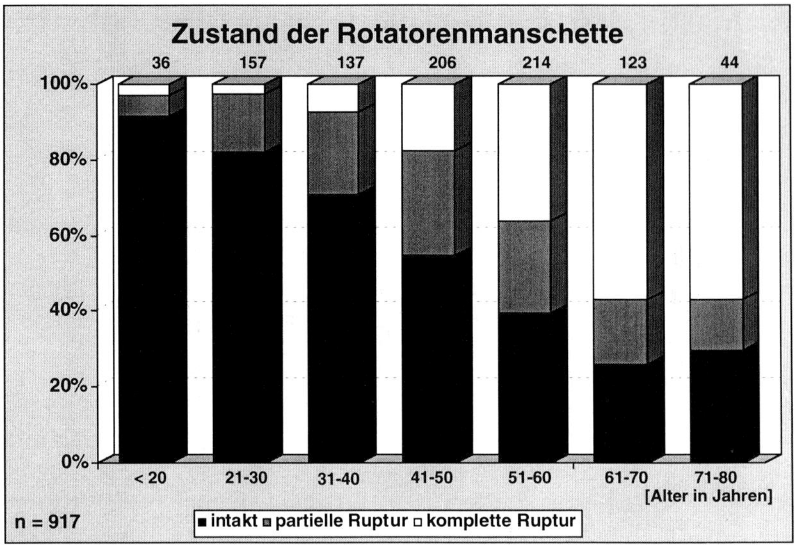

Abb. 6.2. Rotatorenmanschette und Alter

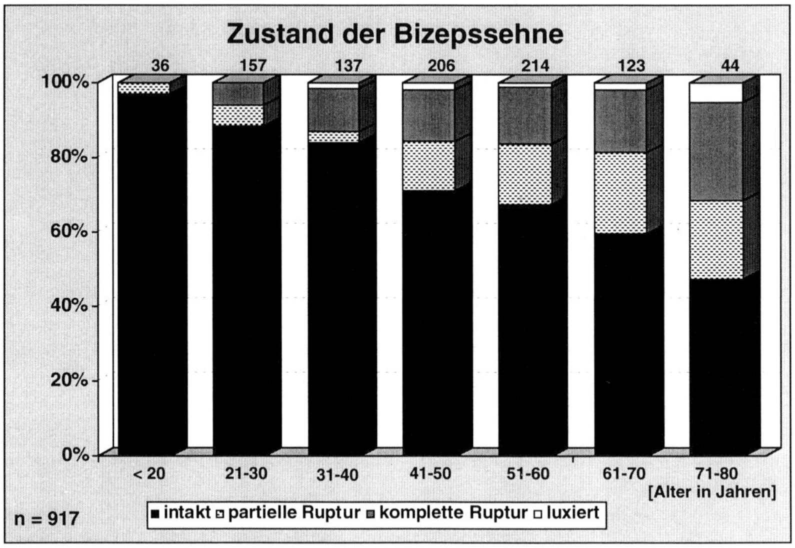

Abb. 6.3. Bizepssehne und Alter

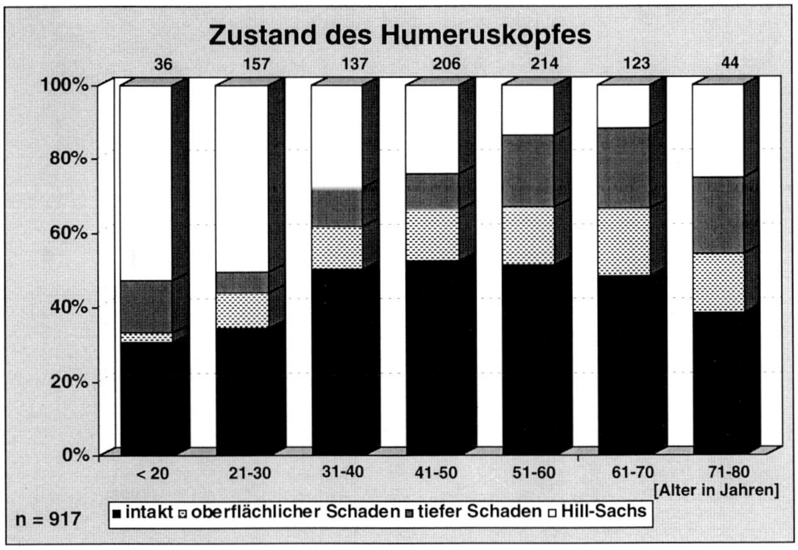

Abb. 6.4. Humeruskopf und Alter

7 Abklärungskonzept

Im folgenden werden an Hand von Flußdiagrammen Abklärungskonzepte für die verschiedenen Pathologien des Schultergelenks vorgeschlagen, die alle in den Fallbeispielen (s. Kap. 5) vorgestellten Untersuchungsmethoden berücksichtigen. Die ganze Palette der Abklärungsmethoden ist aus Kostengründen (z. B. MRT) oder mangels ausreichender Erfahrung (z. B. Sonographie) nicht überall verfügbar, so daß Abweichungen von den Abklärungsschemata vorkommen können. Natürlich spielen auch das Ausmaß der Beschwerden und der Behinderung, sowie das Alter der Patienten eine wesentliche Rolle bei der Indikationsstellung zu einer diagnostischen Abklärung. Diese Faktoren gilt es heute besonders zu berücksichtigen, verlangt doch die Kostendiskussion immer nachdrücklicher nach einem effizienten Einsatz diagnostischer Methoden. Die Abklärungsschemata gehen entsprechend der Kapitelunterteilung der Fallbeispiele von einer klinisch gestellten Verdachtsdiagnose aus, ohne die eine zielgerichtete Diagnostik mit bildgebenden Verfahren nicht möglich ist. Die Arthroskopie wird in der Regel direkt vor dem geplanten Eingriff durchgeführt, so daß die Operation in derselben Anästhesie erfolgen kann.

Die graphischen Symbole haben folgende Bedeutung:

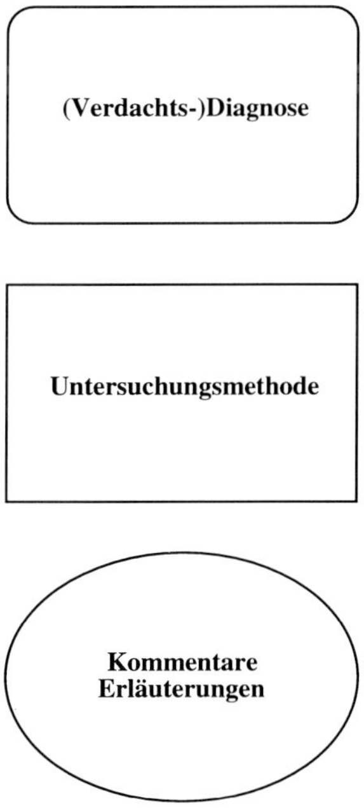

7.1 Instabilität

(Anamnese, Beschwerdebild, klinische Untersuchung)

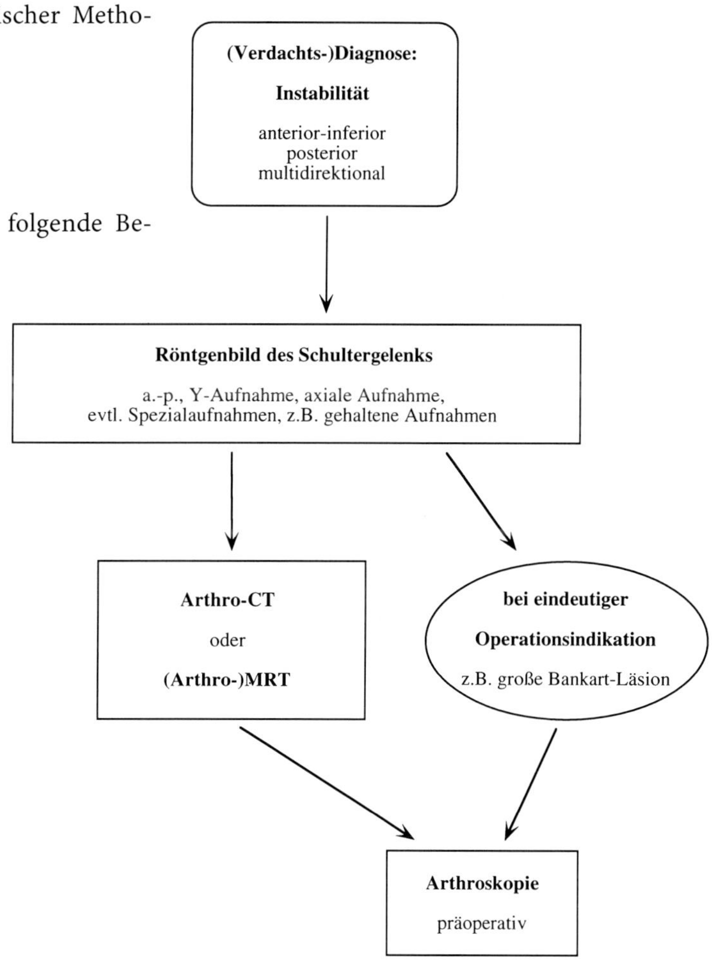

7.2 Pathologien der Rotatorenmanschette

(Anamnese, Beschwerdebild, klinische Untersuchung)

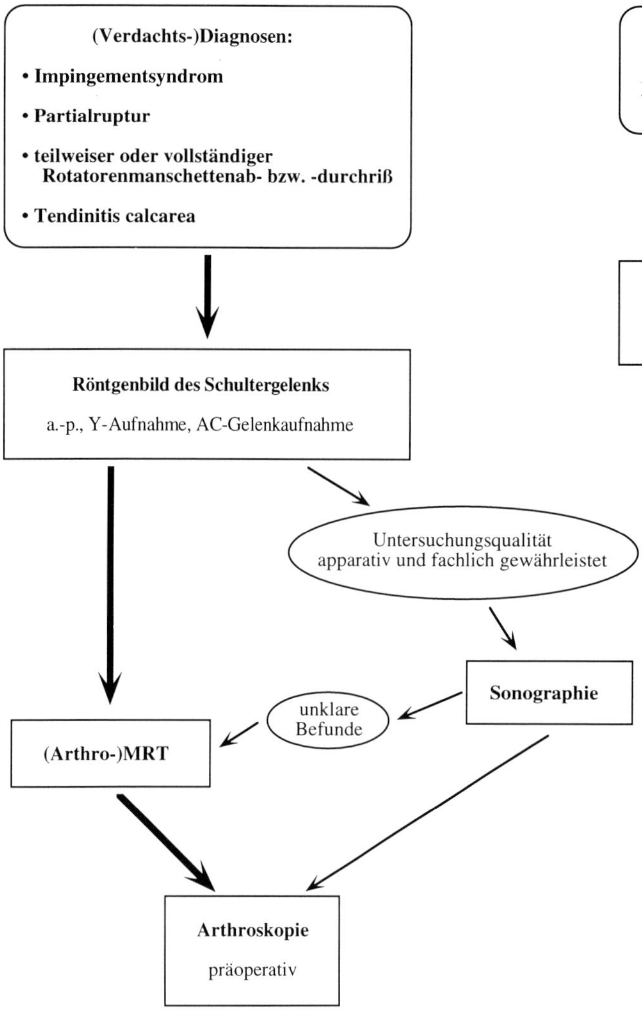

7.3 Kombinationspathologien

(Anamnese, Beschwerdebild, klinische Untersuchung)

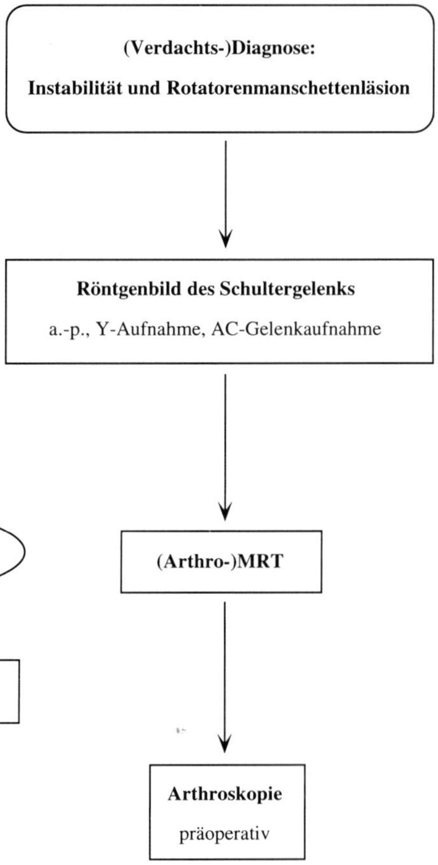

7.4 Pathologien der Bizepssehne (Anamnese, Beschwerdebild, klinische Untersuchung)

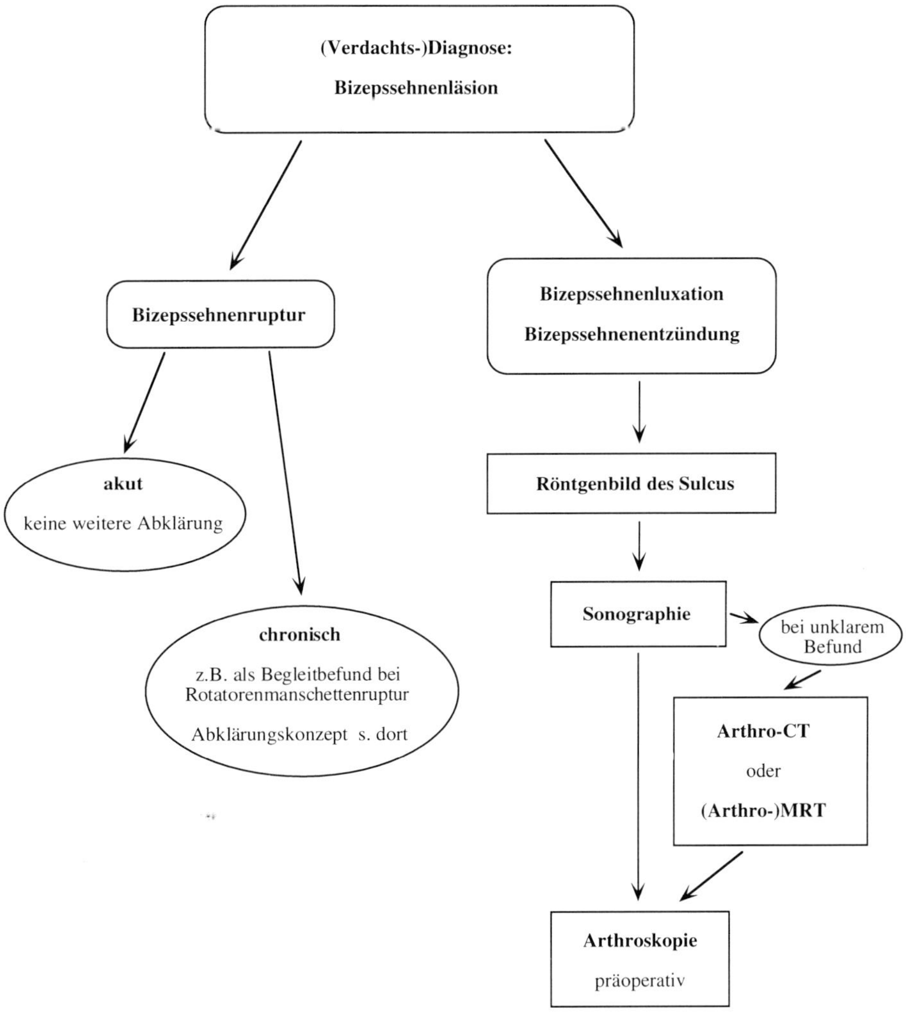

7.5 Entzündliche Erkrankungen

(Anamnese, Beschwerdebild, klinische Untersuchung, Labor)

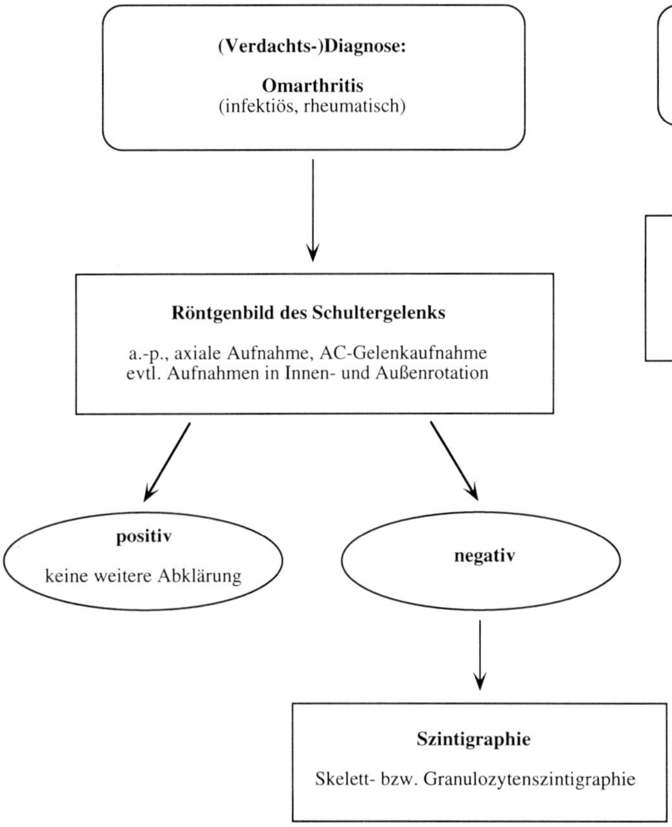

7.6 Omarthose

(Anamnese, Beschwerdebild, klinische Untersuchung)

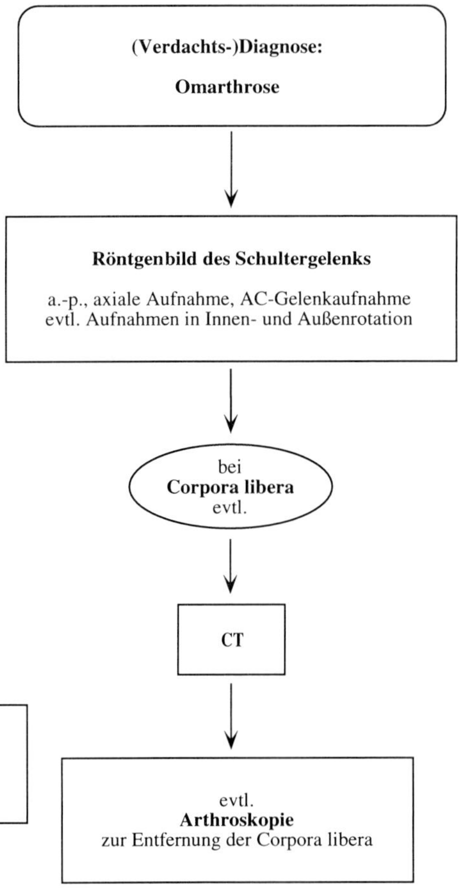

7.7 Tumoren (Anamnese, Beschwerdebild, klinische Untersuchung)

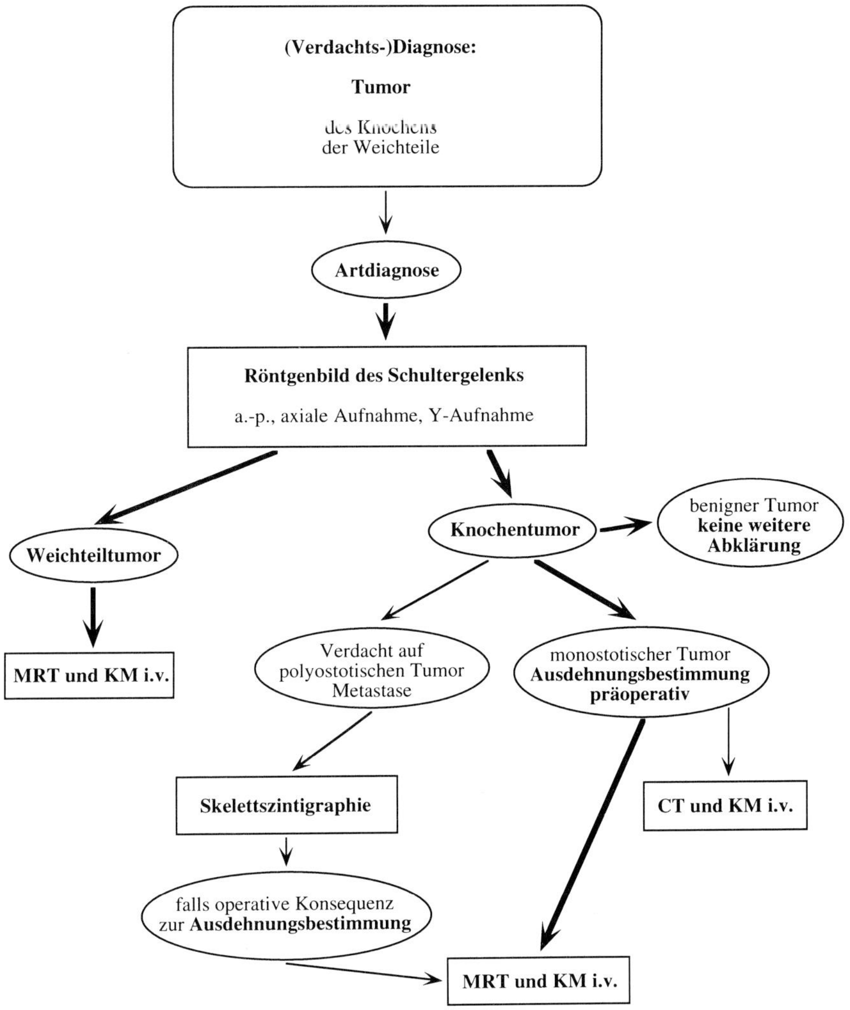

7.8 Trauma (Anamnese, Beschwerdebild, klinische Untersuchung)

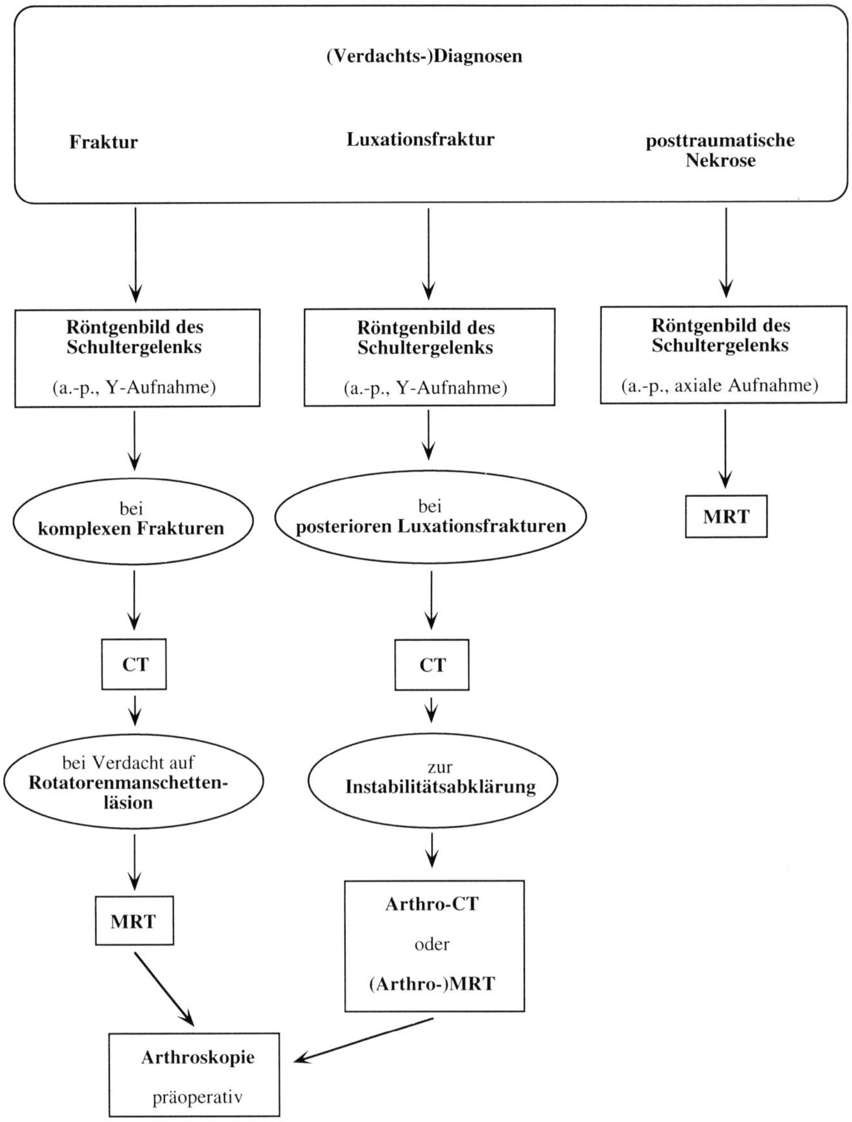

Weiterführende Literatur

Konventionelle Radiographie

Arndt JH, Sears AD (1965) Posterior dislocation of the shoulder. AJR 94: 639–645

Bloom MHW, Obata WG (1967) Diagnosis of posterior dislocation of the shoulder with the use of Velpeau axillary and angle-up roentgenographic views. J Bone Joint Surg [Am] 49: 943–949

Cisternino SJ, Rogers L, Stufflebam BC, Kruglik GD (1978) The trough line: A radiographic sign of posterior shoulder dislocation. AJR 130: 951–954

Clark KC (1973) Positioning in radiography. Heinemann, London

Cone RO, Resnick D, Danzig L (1984) Shoulder impingement syndrome: Radiographic evaluation. Radiology 150: 29–33

Cone RO, Danzig L, Resnick D, Goldman AB (1983) The bicipital groove: Radiographic, anatomic and pathologic study. AJR 141: 781–788

Gerber Ch, Ganz R (1984) Clinical assessment of instability of the shoulder. J Bone Joint Surg 66 [Br]4: 551–556

Gold RH, Seeger LL, Yao L (1993) Imaging shoulder impingement. Skeletal Radiol 22: 555–561

Hafner E, Meuli HC (1975) Röntgenuntersuchung in der Orthopädie, Methode und Technik. Huber, Bern

Holt PD, Keats TE (1993) Calcific tendinitis: a review of the usual and unusual. Skeletal Radiol 22: 1–9

Jim YF, Chang CY, Wu JJ, Chang T (1992) Shoulder impingement syndrome: Impingement view and arthrography study based on 100 cases. Skeletal Radiol 21: 449–451

Jungbauer M (1992) Röntgen – Einstelltechnik (Schultergürtel, Halswirbelsäule). Reinhardt, Basel

Kornguth PJ, Salazar AM (1987) The apical oblique view of the shoulder: Its usefulness in acute trauma. AJR 149: 113–116

Morrison DS, Bigliani LU (1987) The clinical significance of variations in acromial morphology. Orthop Trans 11: 234

Neer CSII (1983) Impingement lesions. Clin Orthop 173: 70

Resnick D, Niwayama G (1988) Diagnosis of bone and joint disorders, 2nd edn. Saunders, Philadelphia

Rockwood CA, Szalay EA, Curtis RJ, Young DC, Kay SP (1990) X-Ray evaluation of shoulder problems. In: Rockwood CA, Matten III FA (eds) The shoulder. Saunders, Philadelphia

Rubin SA, Gray RL, Green WR (1974) The scapular „Y": A diagnostic aid in shoulder trauma. Radiology 110: 725–726

Ruwe PA, Wright J, Randall RL, Lynch JK, Jokl P, McCarty V (1992) Can MR Imaging effectively replace diagnostic arthroscopy. Radiology 183: 335–339

Sutton DA (1993) Textbook of radiology and imaging, vol. 1, Part 1, 5th edn. Churchill Livingstone, Edinburgh

Ziegler R (1981) Die Röntgenuntersuchung der Schulter bei Luxationsverdacht. Z Orthop 119: 31–35

Arthrographie

Ahovuo J, Paavolainen P, Jääskinen J (1988) Arthrotomography of the unstable shoulder. Acta Orthop Scand 59: 681–683

Ahovuo J, Paavolainen P, Saarinen O (1989) Shoulder arthrography with sodium meglumine metrizoate and iopamidol. Skelet Radiol 18: 89–92

Andren L, Lundberg B J (1965) Treatment of rigid shoulders by joint distension during arthrography. Acta Orthop Scand 36: 45–53

Bernageau J (1990) Roentgenographic assessment of the rotator cuff. Clin Orthop 254: 87–91

Braunstein EM, O'Connor G (1982) Double-contrast arthrotomography of the shoulder. J Bone Joint Surg [Am] 64 2: 192–195

Calvert PT, Packer NP, Stoker DJ, Bayley JL, Kessel L (1986) Arthrography of the shoulder after operative repair of the torn rotator cuff. J Bone Joint Surg [Br] 68: 147–150

El-Khoury GY, Albright JP, Abu Yousef MM, Montgomery WJ, Truck SL (1979) Arthrotomography of the glenoid-labrum. Radiology 131: 333–337

Fukuda H, Mikasa M, Yamanaka K (1987) Incomplete thickness rotator cuff tears diagnosed by subacromial bursography. Clin Orthop 223: 51–58

Ghelman B, Goldman AB (1977) The double contrast shoulder arthrogram: evaluation of rotator cuff tears. Radiology 124: 251–254

Goldman AB, Ghelman B (1978) The double contrast shoulder arthrogramm. A review of 158 studies. Radiology 127: 655–663

Goldman AB, Dines DM, Warren RF (1982) Shoulder arthrography: Technique, diagnosis and clinical correlation. Little Brown, Boston, pp 11–27

Hall FM, Goldberg RP, Wyshak G, Kilcoyne RF (1985) Shoulder arthrography: comparison of morbidity after use of various contrast media. Radiology 154: 339–341

Kilcoyne RF, Matsen FA (1983) Rotator cuff measurement by arthropneumo-tomography. AJR 140: 315–318

Lie S, Mast WA (1982) Subacromial bursography. Radiology 144: 626–630

Lindblom K (1939) Arthrography and roentgenography in rupture of the tendons of the shoulder joint. Acta Radiol 20: 548–562

Mink JH, Harris E, Rappaport M (1985) Rotator cuff tears: evaluation using double contrast shoulder arthrography. Radiology 157: 621–623

Newberg AH, Munn CS, Robbins AH (1985) Complications of arthrography. Radiology 155: 605–606

Resnick D (1981) Shoulder arthrography. Radiol Clin North Am 19: 243–253

Resnick D, Sartoris D (1987) Subacromial bursography and rotator cuff tendinitis. J Rheumatol 14: 179

Resnick D (1988) Arthrography, tenography, and bursography. In: Resnick D, Niwayama G (eds): Diagnosis of bone and joint disorders, vol 1. Saunders, Philadelphia pp 302–440

Stiles RG, Resnick D, Sartoris DH, Andre MP (1988) Rotator cuff disruption: diagnosis with digital arthrography. Radiology 168: 705–707

Tirmann RM, Nelson CL , Tirmann WS (1981) Arthrography of the shoulder joint. State of the art. CRC Critical Reviews in Diagnostic Imaging pp 19–76

Wirth W, Mihicic I (1989) Arthrographie In: Dihlmann W, Frommhold W (Hrsg): Radiologische Diagnostik in Klinik und Praxis, Knochen - Gelenke - Weichteile, Bd VI/l. Thieme, Stuttgart, S. 291–356

Sonographie

Brandt T, Cardone BW, Grant TH, Post M, Weiss CA (1989) Rotator cuff sonography: A reassessment. Radiology 173: 323–327

Collins RE, Gristina AG, Carter RE, Webb LX, Voytek A (1987) Ultrasonography of the shoulder: Static and dynamic imaging. Orthop Clin North Am 18: 351–360

Crass JR, Craig EV, Feinberg SB (1986) Sonography of the postoperative rotator cuff. AJR 146: 561–564

Crass JR, Craig EV, Feinberg SB (1987) The hyperextended internal rotation view in rotator cuff ultrasonography. J Clin Ultrasound 15: 416–420

Crass JR, Craig EV, Goldberg SB (1988) Ultrasonography of rotator cuff tears: A review of 500 diagnostic studies. J Clin Ultrasound 16: 313–327

Hall FM (1989) Sonography of the shoulder. Radiology 173: 310

Mack LA, Nyberg DA, Matsen FR, Kilcoyne RF, Harvey D (1988 a) Sonography of the postoperative shoulder. AJR 150: 1089–1093

Mack LA, Nyberg DA, Matson FA (1988 b) Sonographic evaluation of the rotator cuff. Radiol Clin North Am 26: 161–177

Middleton WD, Reinus WR, Totty WG, Melson GL, Murphy WA (1986 a) US evaluation of the rotator cuff and biceps tendon. J Bone Joint Surg [Am] 68: 440–450

Middleton WD, Reinus WR, Melson GL, Totty WG, Murphy WA (1986 b) Pitfalls in rotator cuff sonography. AJR 146: 55–560

Miller CL, Karasick D, Kirtz AB, Fenlin JM (1989) Limited sensitivity of ultrasound for detection of rotator cuff tears. Skeletal Radiol 18: 179–183

Arthrocomputertomographie (Arthro-CT)

Beltran J, Gray LA, Bools JC, Zuelzer W, Weis LD, Unverferth LJ (1986) Rotator cuff lesions of the shoulder: Evaluation by direct sagittal CT arthrography. Radiology 160:161–165

Dihlmann W, Bandick J (1987) Computertomographie (CT) der Schulterweichteile. Teil 2: Rotatorenmanschette. Fortschr Röntgenstrahlen 147 (1987) 147–151

Hodler J, Wirth W (1992) Gelenkdiagnostik mit bildgebenden Verfahren: Schulter. Thieme, Stuttgart

Hunter JC, Blatz DJ, Escobedo EM (1992) SLAP lesions of the glenoid labrum: CT arthrographic and arthroscopic correlation. Radiology 184: 513–518

Kieft G, Bloem J, Rozing P, Obermann W (1988) MR imaging of recurrent anterior dislocation of the shoulder: Comparison with CT arthrography. AJR 150: 1083–1087

Nottage WM, Duge WD, Fields WA (1987) Computed arthrotomography of the glenohumeral joint to evaluate anterior instability: Correlation with arthroscopic finding. Arthroscopy 3: 273–276

Pennes DR, Jonsson K, Buckwalter K, Braunstein E, Blasier R, Wojtys E (1989) Computed arthrotomography of the shoulder: Comparison of examinations made with internal and external rotation of the humerus. AJR 153: 1017–1019

Rafii M, Firooznia H, Golimbu C, Minkoff J, Bonamo J (1986) CT arthrography of capsular structures of the shoulder. AJR 146: 361–367

Resch H, Helweg G, Nedden D zur, Beck E (1988) Double contrast computed tomographic examination techniques in habitual and recurrent shoulder dislocations. Eur J Radiol 8: 6–12

Wilson AJ, Trotty WG, Murphy WA, Hardy DC (1989) Shoulder joint: Arthrographic CT and long term follow up with surgical correlation. Radiology 173: 329–333

Magnetresonanztomographie (MRT)

Burk DL, Karasick D, Kurtz AB, et al. (1989) Rotator cuff tears: Prospective comparison of MR imaging with arthrography, sonography and surgery. AJR 153: 87–92

Chandnani VP, Yeager TD, DeBerardino T, et al. (1993) Glenoid labral tears: Prospective evaluation with MR imaging, MR arthrography, and CT arthrography. AJR 161: 1229–1235

Erickson SJ, Cox IH, Hyde JS, Carrera GF, Strandt JA, Estkowski LD (1991) Effect of tendon orientation on MR imaging signal intensity: A manifestation of the „magic angle" phenomenon. Radiology 181: 389–392

Erickson SJ, Fitzgerald SW, Quinn SF, Carrera GF, Black KP, Lawson TL (1992) Long bicipital tendon of the shoulder: Normal anatomy and pathological findings on MR imaging. AJR 158: 1091–1096

Farley TE, Neumann CH, Steinbach LS, Jahnke AJ, Peterson SS (1992) Full-tickness tears of the rotator cuff of the shoulder: Diagnosis with MR imaging. AJR 58: 347–351

Flannigan B, Kursunoglu-Brahme S, Snyder S, Karzel R, Del Pizzo W, Resnick D (1990) MR Arthrography of the shoulder: Comparison with conventional MR imaging. AJR 155: 829–832

Garneau RA, Renfrew DL, Moore TE, El-Khoury GY, Nepola JV, Lemke JH (1991) Glenoid labrum: Evaluation with MR imaging. Radiology 179: 519–522

Hodler J, Kursunoglu-Brahme S, Snyder S, et al. (1992) Rotator cuff disease: Assessment with MR arthrography versus standard MR imaging in 36 patients with arthroscopic confirmation. Radiology 182: 431–436

Kaplan, PA, Bryans KC, Davick J P, Otte M, Stinson WW, Dusault R G (1992) MR imaging of the normal shoulder: Variants and pitfalls. Radiology 184 (1992) 519–524

Kieft GJ, Bloem JL, Rozing PM, Obermann WR (1988 a) Rotator cuff impingement syndrome: MR imaging. Radiology 166: 211–214

Kieft GJ, Bloem JL, Rozing PM, Obermann WR (1988 b) MR imaging of recurrent anterior dislocation of the

shoulder: Comparison with CT arthrography. AJR 150: 1083–1087
Kneeland JB, Middleton WD, Carrera GF, Zeuge RC, Jesmanowicz A, Froncisz W, Hyde JS (1987) MR imaging of the shoulder: Diagnosis of rotator cuff tears. AJR 149: 333–337
Legan JL, Burkhard TK, Goff II WB et al. (1991) Tears of the glenoid labrum: MR imaging of 88 arthroscopically confirmed cases. Radiology 179: 241–246
Neumann CH, Petersen SA, Jahnke AH (1991) MR imaging of the labral-capsular complex: Normal variations. AJR 157: 1015–1021
Palmer WE, Brown JH, Rosenthal DI (1993) Rotator cuff: Evaluation with fat-suppressed MR Arthrography. Radiology 188: 683–687
Rafii M, Fitooznia H, Sherman O et al. (1990) Rotator cuff lesions: Signal patterns at MR imaging. Radiology 177: 817–823
Seeger LL, Gold RH, Bassett LW, Ellman H (1988) Shoulder impingment syndrome: MR findings in 53 shoulders. AJR 150: 343–347
Smith AM, McCauley TR, Jokl P (1993) SLAP lesions of the glenoid labrum diagnosed with MR imaging. Skeletal Radiol 22: 507–510
Zlatkin MB (1992) Magnet Resonance Tomography of the shoulder. Raven, New York
Zlatkin MB, Iannotti JP, Roberts MC et al. (1989) Rotator cuff tears: Diagnostic performance of MR imaging. Radiology 172: 223–229

Skelettszintigraphie

Becker W, Börner W, Fischbach W, Borst U (1988) Kinetics of 99 m-Tc and 123 I- labelled monoclonal antigranulocyte antibodies: Preliminary in-vivo and in-vitro results In: Höfer R, Bergmann H (Hrsg): Radioaktive Isotope in Klinik und Forschung. Schattauer, Stuttgart
Feine U, Müller-Schauenburg W (1989) Skelettszintigraphie – Knochendiagnostik mit neuen Verfahren. Wachholz, Nürnberg
Fischman AJ, Rubin RH, Khaw BA et al. (1988) Detection of acute inflammation with 111-In-labelled nonspecific polyclonal IgG. Sem Nucl Med 18: 335
Hotze A, Rüther W, Briele B, Bockisch A, Möller F, Ruhlmann J, Biersack HJ (1988) Vergleich von 99 m-Tc-markierten-Leukozyten, 99 m-Tc-Antigranulozyten-Antikörper (AGAK) und 99 m-Tc-Nanokolloid bei orthopädischen Patienten mit Verdacht auf ossäre Infektion. Nuc Compact 19:176
Joseph K, Höffgen H, Damann V (1987) In-vivo-Markierung von Granulozyten mit 99 m-Tc-markierten monoklonalen Antikörpern: Erste klinische Ergebnisse. Nuc Compact 18: 223
Kaps HP, Georgi P, Becker W (1985) Die 111 – In – Leukozytenszintigraphie bei entzundlichen Erkrankungen des Haltungs- und Bewegungsapparates – Erste Ergebnisse. Z Orthop 123: 880
Schümichen C, Schölmerich J (1986) Tc-99 m HM-PAO labelling of leukocytes for detection of inflammatory bowel disease. Nuc Compact 17: 274
Streule K, Schrijver M de, Fridrich R (1988) 99 m-Tc-labelled HSA – nanocolloid versus 111 -In oxine – labelled granulocytes in detecting skeletal septic process. Nucl Med Commun 9: 59

Arthroskopie

Andrews JR, Carson WG, Ortega K (1984) Arthroscopy of the shoulder: Technique and normal anatomy. Am J Sports Med 12: 3–7
Blachut W, Day B (1989) Arthroscopic anatomy of the shoulder. Arthroscopy 5: 1–10
Caborn DNM, Fu FH (1991) Arthroscopic approach and anatomy of the shoulder. Operat Tech Orthop 1/2: 126–133
Gächter A, Seelig W (1992) Arthroscopy of the shoulder joint. Arthroscopy 8: 89–97
Hintermann B, Gächter A (1994) Arthroscopic assessment of the unstable shoulder. The Theo van Rens prize. Knee Surg Sports Traumatol Arthroscopy 2: 64–69
Snyder SJ, Karzel RP, Del Pizzo W (1990) S. L. A. P. lesions of the shoulder. Arthroscopy 6: 274–279
Vangsness CT, Jorgenson SS, Watson T, Johnson DL (1994) The origin of the long head of the biceps from the scapula and glenoid labrum. An anatomical study of 100 shoulders. J Bone Joint Surg [Br] 76/6: 951–954
Williams MW, Snyder SJ, Buford D (1994) The Buford complex – The „Cord – like“ middle glenohumeral ligament and absent anterosuperior labrum complex: A normal anatomic capsulolabral variant. Arthroscopy 10/3: 241–247

Sachwortverzeichnis

Springer-Verlag und Umwelt

Als internationaler wissenschaftlicher Verlag sind wir uns unserer besonderen Verpflichtung der Umwelt gegenüber bewußt und beziehen umweltorientierte Grundsätze in Unternehmensentscheidungen mit ein.

Von unseren Geschäftspartnern (Druckereien, Papierfabriken, Verpackungsherstellern usw.) verlangen wir, daß sie sowohl beim Herstellungsprozeß selbst als auch beim Einsatz der zur Verwendung kommenden Materialien ökologische Gesichtspunkte berücksichtigen.

Das für dieses Buch verwendete Papier ist aus chlorfrei bzw. chlorarm hergestelltem Zellstoff gefertigt und im pH-Wert neutral.